シリーズ編集
野村総一郎 日本うつ病センター・副理事長
中村 純 産業医科大学・名誉教授
青木省三 川崎医科大学精神科学・教授
朝田 隆 東京医科歯科大学医学部・特任教授
水野雅文 東邦大学医学部精神神経医学・教授

外来で診る
統合失調症

編集
水野 雅文
東邦大学医学部精神神経医学・教授

医学書院

〈精神科臨床エキスパート〉
外来で診る 統合失調症
発　行　2015年6月1日　第1版第1刷Ⓒ

シリーズ編集　野村総一郎・中村　純・青木省三・
　　　　　　　朝田　隆・水野雅文
編　集　水野雅文
発行者　株式会社　医学書院
　　　　代表取締役　金原　優
　　　　〒113-8719　東京都文京区本郷1-28-23
　　　　電話 03-3817-5600（社内案内）
印刷・製本　三美印刷

本書の複製権・翻訳権・上映権・譲渡権・公衆送信権（送信可能化権を含む）は㈱医学書院が保有します．

ISBN978-4-260-02170-8

本書を無断で複製する行為（複写，スキャン，デジタルデータ化など）は，「私的使用のための複製」など著作権法上の限られた例外を除き禁じられています．大学，病院，診療所，企業などにおいて，業務上使用する目的（診療，研究活動を含む）で上記の行為を行うことは，その使用範囲が内部的であっても，私的使用には該当せず，違法です．また私的使用に該当する場合であっても，代行業者等の第三者に依頼して上記の行為を行うことは違法となります．

JCOPY 〈出版者著作権管理機構　委託出版物〉
本書の無断複製は著作権法上での例外を除き禁じられています．複製される場合は，そのつど事前に，出版者著作権管理機構（電話 03-3513-6969，FAX 03-3513-6979，info@jcopy.or.jp）の許諾を得てください．

■執筆者一覧

針間　博彦	東京都立松沢病院精神科・部長	
中根　秀之	長崎大学大学院医歯薬学総合研究科医療科学専攻リハビリテーション科学講座　精神障害リハビリテーション学分野・教授	
水野　雅文	東邦大学医学部精神神経医学講座・教授	
松本　和紀	東北大学大学院医学系研究科精神神経学分野・准教授	
根本　隆洋	東邦大学医学部精神神経医学講座・准教授	
福田　正人	群馬大学大学院医学系研究科神経精神医学・教授	
加藤　忠史	理化学研究所脳科学総合研究センター精神疾患動態研究チーム・チームリーダー	
本田　秀夫	信州大学医学部附属病院子どものこころ診療部・診療教授	
佐久間寛之	独立行政法人国立病院機構久里浜医療センター精神科・医長	
樋口　進	独立行政法人国立病院機構久里浜医療センター・院長	
塚本　千秋	岡山大学大学院教育学研究科・教授	
高橋　晶	筑波大学医学医療系災害精神支援学・講師	
水上　勝義	筑波大学大学院人間総合科学研究科・教授	
池淵　恵美	帝京大学医学部精神神経科学講座・主任教授	
辻野　尚久	東邦大学医学部精神神経医学講座・講師	
長谷川憲一	榛名病院・病院長	
澤　温	社会医療法人北斗会さわ病院・院長	
安西　信雄	帝京平成大学大学院臨床心理学研究科科長・教授	
来住　由樹	地方独立行政法人岡山県精神科医療センター・院長	
相澤　欽一	福島障害者職業センター・所長	
藤井　千代	国立研究開発法人国立精神・神経医療研究センター精神保健研究所・社会復帰研究部・部長	
原　敬造	原クリニック・院長	
松本ハウス	サンミュージックプロダクション	

(執筆順)

■精神科臨床エキスパートシリーズ 刊行にあたって

　近年，精神科医療に寄せられる市民の期待や要望がかつてないほどの高まりを見せている．2011年7月，厚生労働省は，精神疾患をがん，脳卒中，心臓病，糖尿病と並ぶ「5大疾患」と位置づけ，重点対策を行うことを決めた．患者数や社会的な影響の大きさを考えると当然な措置ではあるが，「5大疾患」治療の一翼を担うことになった精神科医，精神科医療関係者の責務はこれまで以上に重いと言えよう．一方，2005年より日本精神神経学会においても専門医制度が導入されるなど，精神科医の臨床技能には近時ますます高い水準が求められている．臨床の現場では日々新たな課題や困難な状況が生じており，最善の診療を行うためには常に知識や技能を更新し続けることが必要である．しかし，教科書や診療ガイドラインから得られる知識だけではカバーできない，本当に知りたい臨床上のノウハウや情報を得るのはなかなか容易なことではない．

　このような現状を踏まえ，われわれは《精神科臨床エキスパート》という新シリーズを企画・刊行することになった．本シリーズの編集方針は，単純明快である．現在，精神科臨床の現場で最も知識・情報が必要とされているテーマについて，その道のエキスパートに診療の真髄を惜しみなく披露していただき，未来のエキスパートを目指す読者に供しようというものである．もちろん，エビデンスを踏まえたうえでということになるが，われわれが欲して止まないのは，エビデンスの枠を超えたエキスパートの臨床知である．真摯に臨床に取り組む精神科医療者の多くが感じる疑問へのヒントや，教科書やガイドラインには書ききれない現場でのノウハウがわかりやすく解説され，明日からすぐに臨床の役に立つ書籍シリーズをわれわれは目指したい．また，このような企画趣旨から，本シリーズには必ずしも「正解」が示されるわけではない．執筆者が日々悩み，工夫を重ねていることが，発展途上の「考える素材」として提供されることもあり得よう．読者の方々にも一緒に考えながら，読み進んでいただきたい．

　企画趣旨からすると当然のことではあるが，本シリーズの執筆を担うのは第一線で活躍する"エキスパート"の精神科医である．日々ご多忙ななか，快くご執筆を引き受けていただいた皆様に御礼申し上げたいと思う．

本シリーズがエキスパートを目指す精神科医，精神科医療者にとって何らかの指針となり，目の前の患者さんのために役立てていただければ，シリーズ編者一同，望外の喜びである．

　2011 年 9 月

シリーズ編集　野村総一郎
中村　　純
青木　省三
朝田　　隆
水野　雅文

■序

　統合失調症の軽症化が語られて，すでに久しくなります．この間，わが国の精神科サービスもさまざまな進展を遂げ，昨今では外来診療を中心とした地域ケアの重要性が強調されるようになりました．

　今日，わが国の特に都市部における診療場面においては，急性で劇的な興奮や激しい緊張のために，ただちに入院を要する統合失調症の病態は影をひそめています．統合失調症が，さまざまな精神疾患のなかで特異な光彩を放ちながらも，地域のなかで診療することが可能なケースが増えてきたことについては，多くの精神科医の意見が一致するところでしょう．

　しかしながら，その診療がやさしくなったという話は耳にしません．むしろ長期間にわたり外来で維持し，回復の機会をうかがいつつ患者さんの人生に伴走するなかで，さまざまな困難に直面することが増えているように感じています．

　人類を取り巻く環境の変化や時代とともに移ろう気質の変容が，精神疾患の本質を変えうるか否かを見極めるのは至難です．しかし事実として，治療の場における統合失調症の姿は明らかに変貌を遂げています．困難な病に見舞われても，希望をもって治療に臨んでいる患者さんを前にすると，あんな難治の人を外来で診られるはずがない，という医療者の先入観を取り払わなければならないという思いに駆られます．新たな治療方法のもつ可能性や多様性に寛大な社会の成熟を，まずは精神科医をはじめとする専門職が正しく認識していくことが大事だと感じています．

　昨今では若手の臨床教育においても，いわゆる病棟ケースカンファレンスだけでなく，外来診療におけるケースカンファレンスが求められる時代になってきています．急性期や再燃期に入院の必要性を適切に判断できることも，外来治療を成功させるうえでの重要な技能です．

　本書では，機会があれば診療や面接の場面に陪診し，是非とも学ばせていただきたいと編者が願うエキスパートの先生方に，統合失調症の外来診療やさまざまな地域支援のなかでのノウハウを披歴していただきたく，ご執筆をお願いさせていただきました．また精神障害をもつ当事者であることをオープンにして活躍するお笑いコンビの松本ハウス（ハウス加賀谷，松本キック）のお二人に，これからの精神科医療への期待

を中心にお話を伺いました．

《精神科臨床エキスパート》シリーズは精神科の医師が臨床経験をじっくり整理したいときや，ふとした疑問や迷いが生じたときにも参照できる一書を目指しております．本書が，読者諸氏の日常の精神科臨床のお役にたつなら，編者にとって望外の喜びです．

2015年5月

編集　水野雅文

目次

第1部 統合失調症は軽症化したのか　1

第1章　疾患概念の変遷　（針間博彦）　2

- 統合失調概念の歴史的背景……2
  1. Kraepelin E：早発性痴呆　2
  2. Bleuler E：統合失調症群　2
  3. Schneider K：症状の等級付け　3
- DSM-Ⅲ以前の米国における統合失調症概念……4
- DSM-Ⅲの登場と変遷……5
  1. DSM-Ⅲにおける診断基準　5
  2. DSM-Ⅲ-R，DSM-Ⅳ　6
  3. DSM-5　7
  4. ICD-10との異同　8

第2章　疫学—国際的視点から　（中根秀之）　10

- はじめに—統合失調症と社会……10
- 疫学から考えうる「軽症化」……10
  1. 症状自体が変化しているのか　10
  2. 転帰は改善しているといえるのか　11
  3. 発症率について　12
  4. 日本における状況—患者調査から　13
- おわりに……15

第3章　軽症化への着目と治療戦略の見直し　（水野雅文）　18

- はじめに……18

- 統合失調症をめぐる新たな概念……………………………………………………… 18
- 早期精神病における精神科医の認識と治療判断…………………………………… 20
- 軽症化に応える新たな視点：臨床病期分類（staging model）…………………… 21
- 早期介入推進の必要性………………………………………………………………… 22
- おわりに………………………………………………………………………………… 24

第2部　外来で診る統合失調症の診断　27

第1章　早期診断と早期介入　（松本和紀）28

- はじめに………………………………………………………………………………… 28
- 統合失調症を疑う事例のなかに，狭義の統合失調症はどれだけ存在するのか？… 29
- 疾患の早期に確定診断を行うことの難しさ………………………………………… 30
- 前駆期とARMS………………………………………………………………………… 31
  1. 前駆期　31
  2. ARMS　31
  3. ARMSから精神病への移行　32
- 精神病の"閾値"の評価………………………………………………………………… 32
  1. 妄想の評価　33
  2. 幻覚の評価　34
  3. Schneiderの一級症状について　35
- 心理社会的支援のためのアセスメント……………………………………………… 35
- 事例からみる早期介入の意義………………………………………………………… 37
- おわりに………………………………………………………………………………… 38

第2章　重症度評価のポイント　（根本隆洋）41

- 統合失調症における重症度の評価…………………………………………………… 41
- 重症度の評価方法……………………………………………………………………… 41
- 評価の領域と枠組み…………………………………………………………………… 42
  1. 認知機能の評価　43
  2. 精神症状の評価　44
  3. 社会機能の評価　44
  4. 総括的な評価尺度　45
- 障害支援区分認定における重症度の判定…………………………………………… 46
- 重症度評価の活用……………………………………………………………………… 46

第3章　臨床検査の有用性の現状とその意味　　　　　　　　　　（福田正人）48

- 精神疾患の臨床検査 …………………………………………………………………………… 48
    1. 精神疾患の臨床検査の現状　48
    2. 精神疾患の臨床検査は可能か？　48
    3. 精神疾患の臨床検査の意味　49
    4. single-subject 研究への注目　50
- 統合失調症の臨床検査 ………………………………………………………………………… 50
    1. MRI　50
    2. 事象関連電位・眼球運動・神経心理学的検査　51
    3. 近赤外線スペクトロスコピー(NIRS)　52
- バイオマーカーと診断 ………………………………………………………………………… 53
    1. バイオマーカーの効果量　53
    2. 脳機能に基づく精神科診断学　53
- 臨床検査を実用化することの意義 …………………………………………………………… 54
    1. 当事者にとっての臨床検査の役割　54
    2. 症状に基づいて診断することの意味　54
    3. 医療における臨床検査の役割　54
- 研究の成果を日常診療へと発展させる ……………………………………………………… 55

第3部　軽症の統合失調症と鑑別を要する疾患・症候　59

第1章　気分障害　　　　　　　　　　　　　　　　　　　　　（加藤忠史）60

- 疾患・症候の概念と特徴 ……………………………………………………………………… 60
- 診断・鑑別診断のポイント …………………………………………………………………… 60
    1. うつ病を統合失調症と誤診する場合　60
    2. 統合失調症をうつ病と誤診する場合　62
    3. 統合失調症と躁状態の鑑別　63
    4. 緊張病状態の鑑別　64
    5. うつ病の診断　65
    6. 抑うつエピソードの診断基準　65
    7. 精神病性障害および双極性障害との鑑別　68
    8. 躁病エピソードの診断基準　69
    9. その他の注意点　71
    10. 持続性抑うつ障害(気分変調症)　71
- 治療のポイント ………………………………………………………………………………… 71

第2章　自閉スペクトラム症 （本田秀夫） 73

- 疾患・症候の概念と特徴 ……………………………………………………………… 73
- 診断・鑑別診断のポイント …………………………………………………………… 74
  1. 症状による鑑別診断　74
  2. 経過からみた両者の関係　76
  3. 診療現場での鑑別の実際　77
- とくに鑑別が難しいケースとその対応 ……………………………………………… 78
- 治療のポイント ………………………………………………………………………… 80

第3章　インターネット依存症 （佐久間寛之，樋口 進） 82

- 疾患・症候の概念と特徴 ……………………………………………………………… 82
  1. インターネット依存症の概略　82
  2. インターネット依存症の疫学　82
- 診断・鑑別診断のポイント …………………………………………………………… 83
  1. インターネット依存症の症状と診断　83
  2. インターネット依存症の併存症　84
  3. インターネット依存症の予後　84
  4. インターネット依存症と早期の統合失調症の類似点・相違点　85
- 治療のポイント ………………………………………………………………………… 87
  1. 併存例への対応　87
- おわりに ………………………………………………………………………………… 88

第4章　社会的ひきこもり （塚本千秋） 90

- 疾患・症候の概念と特徴 ……………………………………………………………… 90
- 診断・鑑別診断のポイント …………………………………………………………… 91
  1. 「ひきこもり」と称する事例の多彩さ　91
  2. ひきこもりの診立て　92
  3. ひきこもりと鑑別診断　92
- 治療のポイント ………………………………………………………………………… 93
  1. ひきこもり支援の枠組み　93
  2. 家族面談の実際　94
- 統合失調症とひきこもり ……………………………………………………………… 95
  1. 統合失調症と家族面談　96
  2. 自我の希薄さとそれについての家族の気づきのよわさ　96
  3. 統合失調症とひきこもり　97

第5章　初老期の認知症　　　　　　　　　　　　　　　　（高橋　晶，水上勝義）　99

- 疾患・症候の概念と特徴………………………………………………………………99
  1. 統合失調症との鑑別が必要な初老期認知症　99
  2. 器質性疾患にみられる幻覚や妄想の特徴　99
- 診断・鑑別診断のポイント……………………………………………………………100
  1. 鑑別診断の流れ　100
  2. 統合失調症と鑑別を要する代表的な認知症疾患　101
- 認知症の幻覚・妄想に対する治療のポイント………………………………………104
  1. 非薬物療法と薬物療法　104
  2. 幻覚に対する治療　105
  3. 妄想に対する治療　105
- おわりに…………………………………………………………………………………105

第4部　外来で診る統合失調症の治療　　107

第1章　精神療法・認知行動療法・心理社会的治療　　（池淵恵美）　108

- 外来という治療の場の構造……………………………………………………………108
  1. どのような場で治療を行っているかが治療の質に影響する　108
  2. 生活支援の必要性　108
  3. 長期的な視野をもつことの大切さ　109
- 薬物療法との統合………………………………………………………………………110
  1. 薬物療法のサポートとしての心理社会的治療　110
  2. 薬物療法と心理社会的治療との相補的作用　110
- 地域における社会資源との連携………………………………………………………111
  1. 生活支援と外来治療をどのように連携させるか　111
  2. ピアサポートの活用　112
- デイケアや入院の活用…………………………………………………………………112
  1. 入院治療　112
  2. デイケア　113
- 外来で行う精神療法……………………………………………………………………113
  1. 外来治療の枠組みで行えること　113
  2. 治療関係づくりに役立つ技術　114
- 外来で行う心理教育・認知行動療法…………………………………………………114
  1. 外来で行えるとよい心理社会的治療プログラム　114
- 外来における統合失調症の治療を阻むもの…………………………………………117

1. 回復が順調でないときの工夫　117
2. 現在の治療で残されている課題　118
- 統合失調症の外来治療を支えるもの……………………………………………………119

第2章　薬物療法　（辻野尚久）　122

- 抗精神病薬の変遷………………………………………………………………………122
- 各抗精神病薬の薬理作用と効果比較…………………………………………………123
  1. CATIE study　124
  2. Leuchtらのメタアナリシス　124
  3. 患者の個別性に合わせた薬物選択　127
- 服薬を開始するうえで必要な医師患者関係…………………………………………127
- 抗精神病薬の用量設定と変薬…………………………………………………………128
- 抗精神病薬と身体的モニタリング……………………………………………………129

第3章　家族支援　（長谷川憲一）　132

- ケアラーの権利擁護運動………………………………………………………………132
- 統合失調症とケアラー支援……………………………………………………………133
  1. 保護者制度　133
  2. 家族病因論　133
- 家族はどんな支援を求めているか……………………………………………………134
- 外来での家族支援………………………………………………………………………134
  1. 初診時　135
  2. 再診，臨界期　135
  3. 継続受診，臨界期以降　136
  4. 家族成員の変化　136
- 家族教育の新たな流れ…………………………………………………………………136
- 地域型精神科サービスの進展と家族支援……………………………………………137

第4章　入院必要性の判断　（澤　温）　138

- はじめに…………………………………………………………………………………138
- 外来治療の意義…………………………………………………………………………138
  1. 入院治療から外来治療への移行　138
  2. 外来医療のメリット　138
  3. 外来治療に必要な4要素　139
- 統合失調症患者が入院せず継続した生活者として生きていくために………………140

1. 薬物療法の進歩　141
2. 生活障害評価　141
- 外来医療より入院医療が必要な場合……………………………………142
- おわりに……………………………………………………………………142

第5章　再発予防—外来維持療法の要点　　　（安西信雄）　145

- はじめに……………………………………………………………………145
- 統合失調症の経過と再発問題……………………………………………146
  1. 再発の定義　146
  2. 統合失調症の経過と再発　147
- 再発を引き起こしやすい要因にはどのようなものがあるか……………147
- 再発しかかっていることをどうやって見つけだすか……………………148
- 再発防止の対策……………………………………………………………149
  1. アドヒアランスを高める SDM　149
  2. 服薬自己管理モジュールと症状自己管理モジュール，退院準備プログラム　149
  3. 家族心理教育　150
- おわりに……………………………………………………………………150

第6章　慢性化例・難治例への対応　　　（来住由樹）　153

- いわゆる難治例とはどのような状態か……………………………………153
- 難治例の治療………………………………………………………………155
  1. クロザピン　155
  2. 外来での多職種チーム医療・機関連携支援　157
- 外来で難治例をみることは可能なのか……………………………………159

第7章　就労・就学支援　　　（相澤欽一）　160

- はじめに……………………………………………………………………160
- 精神障害者の就職状況……………………………………………………160
- 障害者雇用制度の基礎……………………………………………………161
  1. 雇用率制度への適用　162
  2. その他の支援制度　162
  3. 障害者雇用促進法上の精神障害者の範囲　163
  4. 差別禁止と合理的配慮の影響　163
- 就学支援の現状……………………………………………………………163
- 医療機関に求められる就労・就学支援の視点……………………………164

1. 就労・就学支援における医療機関の役割　164
2. 本人の主体性・能動性を前提にした取り組み　164
3. 企業や学校を支援する　166
4. 連携の問題　167

第5部　外来診療における新たな視点　169

第1章　統合失調症の予防と教育　（藤井千代）　170

- はじめに　170
- 統合失調症の「予防」とは　170
- 予防的介入の試み　172
  1. 海外での取り組み　172
  2. わが国の取り組みと課題　173
- 通常の精神科外来でできること　174
- おわりに　176

第2章　多機能型精神科診療所の役割と可能性　（原 敬造）　177

- はじめに　177
- 多機能型精神科診療所とは　178
- なぜ多機能型精神科診療所なのか　180
  1. 精神科診療所の理念　180
  2. 多機能型精神科診療所をハブとした地域生活支援ネットワークの構築を目指す　180
  3. 精神保健福祉センター的役割　181
- 多機能型精神科診療所をどう運営するのか　182
  1. 精神科デイケア　182
  2. 地域医療部　183
  3. 家族支援　183
  4. 障害者総合支援法の各種サービス　183
- おわりに──多機能型精神科診療所の可能性　184

鼎談　当事者・支援者の視点でみるこれからの統合失調症診療
（松本ハウス，水野雅文）　186

統合失調症と診断されるまで　187

早期受診を促すために　188
　　働くことが回復に果たす意義　190
　　支援者の心構え　192
　　外来で統合失調症を治療するために　193
　　当事者から医療者に伝えたいこと　195

● 索引 ……………………………………………………………………………………… 197

第 1 部

統合失調症は
軽症化したのか

第 1 章

疾患概念の変遷

　本章では統合失調症概念の歴史的背景に触れたのち，DSM および ICD にみられる疾患概念の変遷について述べる．

● 統合失調概念の歴史的背景

1 | Kraepelin E：早発性痴呆

　統合失調症(schizophrenia)という疾患概念の源泉は，ドイツの精神医学者 Kraepelin E の早発性痴呆(dementia praecox)に遡る．この用語をフランスの Morel BA から取り入れた彼によれば，早発性痴呆とは人生の比較的早期に始まり(「早発性」)，機能の多くの面において持続的な障害をきたし，大多数の患者が多かれ少なかれ精神的虚弱に至る(鈍化 Verblödung)というものであり，慢性再発性で予後不良であるという縦断的経過が重視された．

　彼はその教科書第 4 版(1893)[1]の中では，心的変性過程という概念のもとに早発性痴呆，緊張病，妄想性痴呆を別々の疾患としてあげていたが，これらは第 6 版(1899)[2]の中で早発性痴呆の概念に包含され，その臨床形態として破瓜型，緊張型，妄想型と呼ばれた．彼は特徴的な欠陥状態に至る早発性痴呆を，寛解ないし治癒が可能な躁うつ病に対置した．最後の版となった第 8 版(1913)[3]では，Bleuler E の単純統合失調症が取り入れられ，早発性痴呆の臨床形態は 8 つの群に分類された．

2 | Bleuler E：統合失調症群

　1911 年，スイスの精神医学者 Bleuler E[4]は，Kraepelin の早発性痴呆概念を踏襲しながら，心的機能の分裂という症状横断面での特徴を重視し，これを「統合失調症(Schizophrenie)群」と呼ぶことを提唱した．彼は持続的・特徴的な基本症状(連合弛緩 Assoziationslockerung，感情鈍麻 Affektverblödung，自閉 Autismus，両価性 Ambivalenz)の存在を主張し，これらは統合失調症の経過中に必ず認められるとした．一方，幻覚，妄想，緊張病症状，躁症状，うつ症状などは，他の疾患にもみられることから，副次症状として区別した．また，疾患過程に直接対応する 1 次症状と，

それに対して精神力動的に成立する2次症状の区別を試みた．彼は統合失調症の下位群として妄想型，緊張病，破瓜病のほか，副次症状を欠く単純統合失調症をあげる一方，最も頻繁にみられるのは単純統合失調症と質的に同じ特徴を軽度に有する潜伏性統合失調症であると考えた．

3 | Schneider K：症状の等級付け

　第二次大戦終結後の1946年にドイツのハイデルベルグ大学精神神経科教授に就任したSchneider K[5]は，Kraepelinによる統合失調症と躁うつ病という疾患分類学的二分法に変更を加える意図はなかったが，身体医学と同様に「統合失調症と循環病（躁うつ病）の診断は，経過ではなく状態像に基づく」と主張し，Bleulerと同様に横断面の症状を診断上重視した．ただしBleulerとは異なり，異常体験様式を診断上重視し，統合失調症の診断にとっての重要性から，一級症状，二級症状，表出症状という症状の等級づけを行った．一級症状は心理的に一次的であって二次的に存在しない異常体験様式であり，3種の幻声（考想化声，言い合う形の幻声，自身の行動とともに発言する幻声），妄想知覚，自我障害に大別され，自我障害には思考に関するもの（考想奪取，考想吹入，考想伝播），身体感覚に関するもの（身体的被影響体験），感情・欲動・意志の領域のものがある．一級症状は統合失調症を非精神病性の心的異常や循環病から鑑別するうえで特に重要な異常体験様式であるが，Bleulerの基本症状のように統合失調症の理論について述べたものではなかった．また，一級症状は統合失調症診断の必要条件とされたわけではなく，「二級症状（一級症状以外の異常体験様式）や表出症状のみに基づいて統合失調症診断を下さざるをえないことが少なくない」とされた．

　一級症状に関する彼の考え方は，「（一級症状という）体験様式が存在し，身体的基礎疾患を見出すことができない場合，われわれは臨床上，謙虚さをもちつつ統合失調症と呼ぶ」という言葉に集約される．すなわち，第1に，一級症状は身体疾患を基盤とした精神病状態にも時に出現するのであり，診断はJaspers K[6]の階層原則に基づいて行われる．階層原則とは，患者にさまざまな精神症状が同時あるいは継時的に出現する場合，精神病質性-神経症性，躁うつ病性，統合失調症性，精神器質性という順で，経過中に最も深く到達したものが診断にとって決定となる，というものである[7]．第2に，統合失調症は診断的慣習，作業仮説にすぎず，「と呼ぶ」ということはできても，「である」ということはできないことが強調された．

　Schneiderのこうした包括基準（一級症状の存在）と除外基準（身体疾患の除外）による診断は，のちの操作的診断基準の出発点となった．だが彼自身は内因性精神病に関して類型論的立場をとっていた．躁うつ病と統合失調症は不明な疾患の精神病理学的症状にすぎないので，鑑別は二者択一的な鑑別診断ではなく，鑑別類型学にすぎず，両者の間には病像における移行がみられるとされた．

DSM-Ⅲ以前の米国における統合失調症概念

　1933年にドイツで成立した「第三帝国」の反ユダヤ主義のため，多くの精神医学者が亡命を余儀なくされた．ハイデルベルグでJaspersの同僚であったMayer-Gross Wは，英国に亡命した．一方，Bleulerの同僚であったMeyer Aなど，多くの精神分析学者が米国に亡命したため，米国ではFreud Sの理論が広く知られるようになった．

　1952年，米国精神医学会（American Psychiatric Association；APA）はDSM-I[8]を作成した．そのなかで「統合失調症反応（schizophrenic reactions）」（表1-1）など，「反応」という用語や心理学的防衛機制に関する用語が使われていたのは，Meyerの「精神障害は心理的，社会的，生物学的要因に対する人格の反応を表している」という見解を反映するものであった．1968年に発表されたDSM-Ⅱ[9]では，「統合失調症反応」は「統合失調症」と呼称変更されたものの，なお精神力動学の影響が大きく，精神病（psychosis）は神経症（neurosis）の重症形態とみなされ，仕事や対人関係における機能障害の重症度によって規定された．

　第二次大戦後に米国で発展した精神分析と精神力動的な考え方に対する関心から，当時の米国の統合失調症概念はBleulerの考え方に著しく影響されたものであった．Bleulerが基本症状と考えた4つのA（連合弛緩，感情鈍麻，自閉，両価性）という非精神病性の症状が統合失調症を定義する特徴とされ，こうした症状がわずかでも認められれば，統合失調症と診断されることが少なくなかった．そのため，米国における統合失調症概念は著しく拡大された[10]．

　1960年代後半，抗精神病薬の導入などのため精神力動的な考え方が衰退を見せ始

表1-1　DSMにおける統合失調症カテゴリーの変遷

DSM-Ⅰ(1952)	DSM-Ⅱ(1968)	DSM-Ⅲ(1980)	DSM-Ⅲ-R(1987)	DSM-Ⅳ(1994)	DSM-5(2013)
統合失調症反応	統合失調症	統合失調症性障害	統合失調症	→	→
破瓜型	→	解体型	→	→	(亜型は削除)
緊張型	→	→	→	→	
妄想型	→	→	→	→	
	他の(鑑別不能)型	鑑別不能型	→	→	
残遺型	→	→	→	→	
単純型	→	(削除)			
小児期型	→				
急性鑑別不能型	急性統合失調エピソード	統合失調症様障害	→	→	→
		短期精神病性障害	→	→	→
慢性鑑別不能型	慢性鑑別不能型	(削除)			統合失調型(パーソナリティ)障害
	潜伏型				
統合失調感情型	統合失調感情型	統合失調感情障害	→	→	→

めた一方，多国間の研究によって精神疾患の診断が国際的に不揃いであることが認識されるようになった．英国の精神医学は Mayer-Gross を通じてハイデルベルク学派の影響を受け，また Schneider の「臨床精神病理学」が英訳され，彼の一級症状が広く知られるようになった．こうした影響のもと，1973 年にロンドン精神医学研究所の Wing J が世界保健機関（WHO）とともに行った，統合失調症に関する国際パイロット研究（international pilot study of schizophrenia；IPSS）の中で開発された現在症診察表（Present State Examination；PSE）[11]では，Bleuler が基本症状として強調した思考形式の障害に代わるものとして，Schneider の一級症状が統合失調症の中核症候群（nuclear syndrome）に採用された．精神病症状は「あるかないか」のどちらかであり，正常からの境界が比較的容易である，と考えられたからである．

　こうした国際研究から各国の診断的習慣を比較するデータを得たところ，米国では英国など他国に比べて，統合失調症の診断範囲が広く，躁うつ病のそれが狭いこと，したがって統合失調症が過剰診断されていることが明らかとなった．そのため米国では，診断習慣を再検討し，診断基準を作成する必要性が認識されるようになった．1972 年に発表された Feighner JP の基準（セントルイスの基準）[12]では，統合失調症の診断基準は予後不良な群を診断するために作成された．すなわち，6 カ月以上の持続期間と心理社会的適応水準の回復がないという基準によって，慢性進行性の経過という Kraepelin の概念を示し，それに横断的特徴として Bleuler の基本症状（連合弛緩）と副次症状（妄想・幻覚）を加えた形であった．一方，PSE 後の 1978 年に発表された研究用診断基準（research diagnostic criteria；RDC）[13]では，統合失調症の基準の中に妄想知覚と考想化声を除くすべての一級症状が採用されたが，これはのちの DSM-Ⅲ の基盤となった．

DSM-Ⅲ の登場と変遷

1 | DSM-Ⅲ における診断基準

　こうして 1970 年代に始まった米国の診断習慣に対する批判的な再検討は，1980 年に発表された DSM-Ⅲ[14]における次のような統合失調症（DSM-Ⅲ では統合失調症性障害と呼ばれた）の狭小化された定義に結実した．

　「この障害群の本質的特徴は，病前の機能水準からの低下，45 歳以前の発病，少なくとも 6 カ月の持続期間，そして種々の心理学的過程を含む特徴的な症状が，疾患の活動期に精神病性の特徴として存在することである．この障害は，感情障害や器質性精神障害によるものではない．疾患のある時期には，統合失調症性障害はつねに妄想，幻覚または思考形式の障害を含むものである」．

　この基準は，慢性の経過という Kraepelin の概念と Bleuler の基本症状のうち思考形式の障害を重視して組み合わせた Feighner の基準と，Schneider の一級症状を大幅に取り入れて Bleuler 的な統合失調症概念に制限をかけた RDC を掛け合わせた折

衷案であり，したがって Kraepelin, Bleuler, Schneider の概念の「パッチワーク」[15]であった．

DSM-Ⅲ において規定された，この統合失調症概念の中核は，①精神病症状の存在，②慢性の経過，③機能低下，④気分（感情）障害の除外，⑤器質性（および物質使用による）障害の除外と要約される．これらのうち，⑤は Jaspers の階層原則に従ったものであるが，他の①〜④はすべて統合失調症概念の狭小化をもたらす，ないしそれを目的とした規定であった．この中核概念は現在の DSM-5 に至るまで不変である．

(1) 精神病症状の存在

精神病症状として一級症状を中心とする幻覚，妄想があげられ，これらは特徴的症状として1つあれば十分なものと位置づけられた．一級症状のうち自我障害は，「奇異な妄想」に含められた．DSM-Ⅱで統合失調症の亜型とされた単純型と潜伏型は，明らかな精神病症状を呈さないことから，DSM-Ⅲでは削除された．そのうち潜伏型は，統合失調型パーソナリティ障害という呼称のもと，新たにパーソナリティ障害に位置づけられた（表 1-1）．

(2) 慢性の経過

前駆期，活動期，残遺期を含む疾病持続期間が6カ月以上であることを要件としたことから，DSM-Ⅱにおいて統合失調症性障害の1つとされた急性統合失調エピソードは，DSM-Ⅲでは短期精神病性障害と統合失調症様障害として，統合失調症とは別のカテゴリーが与えられた（表 1-1）．

(3) 機能低下

病前からの機能低下が統合失調症の要件とされ，たとえばこれを伴わずに妄想のみが持続する病態は，妄想性障害として区別された．

(4) 気分障害の除外

気分障害に対する統合失調症の範囲を制限するために，一級症状などの精神病症状よりも，気分症状が診断上優先されることになった．すなわち，精神病症状を伴う躁状態やうつ状態は，たとえ一級症状を伴うものであっても，気分障害と診断されることになった．また，継時的に精神病症状と気分症状を有する障害として，統合失調感情障害が統合失調症から分離された（表 1-1）．

2 | DSM-Ⅲ-R, DSM-Ⅳ

1987年の DSM-Ⅲ-R[16]，1994年の DSM-Ⅳ[17] において，記述の再編成はあるものの，統合失調症の診断基準の原則に大きな変更はない．DSM Ⅲ-R では，45歳以前

という発症年齢の基準が削除された．また，思考の貧困が基準から削除された．DSM-Ⅳでは，陰性症状として思考の貧困が会話の貧困（alogia）として再び取り上げられるとともに，意欲低下（avolition）も取り上げられた．DSM-Ⅳでは「陰性症状（negative symptoms）」という言葉が初めて登場し，統合失調症の特徴的症状（基準A）における精神病症状（妄想，幻覚），解体（解体した会話，行動），陰性症状という症状領域による配列が明確化された．

3 | DSM-5

2013年に発表されたDSM-5[18]においても，統合失調症の診断基準に重大な変更はない．主たる変更点は第1に，基準Aにおいて①妄想，②幻覚，③まとまりのない（解体した）発語のうち，いずれかが必須となったことである．これによって，統合失調症がpsychosisを伴う精神病性障害であることが明確にされた．ここでpsychosisという用語は，DSM-Ⅱまでのneurosisに対比される用法ではなく（これら2つの用語はDSM-Ⅲでいったん破棄された），DSM-5では妄想，幻覚，まとまりのない（解体した）発語という精神病症状の存在を示す記述的用語として復活した．同時に，あらゆる精神病性障害はこれら3種の精神病症状のいずれかを有することが要件とされた．

第2に，奇異な妄想とSchneiderの一級症状に含まれる幻聴は1つあれば特徴的症状として十分である，というDSM-Ⅲから-Ⅳまでの特例が削除された．これは，これらの症状が他の症状に比べて診断特異性が高いことは確認されず，したがってこれらの症状を疾病特異的なものとして扱う根拠がないという理由からである．しかし，DSM-Ⅲ以降，気分障害は統合失調症の除外基準であり，たとえば気分エピソードの期間内に精神病症状がみられる場合，それが一級症状など気分に一致しないものであっても，気分障害と診断された．この規定は，Jaspersの階層原則に基づき気分症状より一級症状を診断上優先するSchneiderの考え方に反するものであった．そのため，統合失調症の特徴的症状として一級症状および奇異な妄想は1つあれば十分であるとする規定は，気分障害との鑑別診断には影響を与えず，精神病性障害の中での鑑別診断上の価値しかなかった．したがって，DSM-5におけるこの規定の削除は，統合失調症と他の精神病性障害，とくに妄想性障害との鑑別にしか影響を与えない．

第3に，陰性症状のうち「会話の貧困」が再び削除され，また「感情の平板化」が「情動表現の減少」に変更された．

第4に，それまでの妄想型，解体型（破瓜型がDSM-Ⅲで呼称変更された），緊張型，鑑別不能型，残遺型という亜型分類が，診断安定性，信頼性，妥当性が乏しいという理由から廃止された（表1-1）．代わって，精神病症状重症度の評価尺度の併用が提案されている．この尺度に含まれる領域は，統合失調症の特徴的症状（基準A）に含まれる幻覚，妄想，まとまりのない（解体した）発語，緊張症症状を含む異常精神運動行動，陰性症状（情動表現の減少，意欲低下）に，認知機能低下，抑うつ，躁を加え

たものである．すなわち，DSM-5作成の過程で一時期検討された，統合失調症および他の精神病性障害と双極性障害，精神病性うつ病を"general psychosis syndrome（全般精神病症候群）"と総称するなどのパラダイムシフトは採用されず，従来のカテゴリー分類と次元評価を相補的に用いることが推奨されている．

なお，第1の変更点としてあげた精神病症状の重視に関連して，次の3点を指摘しておく．

1) 妄想，幻覚，まとまりのない（解体した）発語という精神病症状の「減弱形態（attenuated form）」を有するカテゴリーとして，「減弱精神病症候群（準精神病症候群）」が「今後の研究のための病態」の1つとしてあげられた．

2) これらの「減弱形態」の症状を有する従来のカテゴリーに，統合失調型パーソナリティ障害がある．DSM-5では，これは統合失調症スペクトラム障害の枠内に位置付けられた（表1-1）．減弱精神病症候群と統合失調型パーソナリティ障害の境界は，診断基準上は恣意的なものである[19]．

3) 一方，これらの精神病症状が「減弱形態」ですら存在せず，陰性症状，人格変化および機能低下を特徴とする単純型統合失調症は，DSM-Ⅲ以降消滅したままである．

4 | ICD-10 との異同

1992年にWHOが発表したICD-10[20]における統合失調症の診断ガイドラインは，症状面では広くSchneiderに一致し，一級症状がほとんど採用されている．DSM-Ⅲ以降とは反対に，気分障害は典型的な統合失調症性の幻覚や妄想がないことが要件である．すなわち，階層原則どおり統合失調症は気分障害の除外基準である．したがって，気分症状とともに一級症状が存在する場合であっても，気分障害は除外され，統合失調症ないし統合失調感情障害と診断される．これは，統合失調症と気分障害の鑑別におけるICD-10とDSM-Ⅲ以降との重大な相違点である．

症状以外の点では，ICD-10では統合失調症状が1カ月以上続くことのみが期間に関する要件であり，前駆期と残遺期の期間は統合失調症の診断上考慮されない．また，DSM-Ⅲ以降と異なり，機能低下は要件とされない．したがって，DSM-Ⅲ以降に比べ，縦断的経過よりも横断的病像が重視されており，診断は状態像に基づくというSchneiderの考え方により近い．

なお，2017年に発表予定のICD-11では，DSM-5とのすり合わせが検討されている．上記の相違点がいかなる変更を受けるかは，いまのところ不明である．

● 文献

1) Kraepelin E：Psychiatrie. Ein kurzes Lehrbuch für Studierende und Ärzte. 4 Auf. Johann Ambrosius Barth Verlag, Leipzig, 1893
2) Kraepelin E：Psychiatrie. Ein Lehrbuch für Studierende und Ärzte. 6 Auf. Johann Ambrosius Barth Verlag, Leipzig, 1899
3) Kraepelin E：Psychiatrie. Ein Lehrbuch für Studierende und Ärzte. 8 Auf. Johann Ambrosius

Barth Verlag, Leipzig, 1913〔西丸四方, 西丸甫夫(訳)：精神分裂病. みすず書房, 1986〕
4) Bleuler, E：Dementia praecox oder Gruppe der Schizophrenien. Franz Deuticke, Leipzig, 1911〔飯田 真, 下坂幸三, 保崎秀夫, 他(訳)：早発性痴呆または精神分裂病群. 医学書院, 1974〕
5) Schneider K：Klinische Psychopathologies. 15 Aufl. mit einem aktualisierten und erweiterten Kommentar von Huber G und Gross G. Thieme, Stuttgart, 2007〔針間博彦(訳)：クルト・シュナイダー 新版臨床精神病理学. 文光堂, 2007〕
6) Jaspers K：Allgemeine Psychopathologie. Neunte, unveränderte Aufl. Springer, Berlin Heidelberg New York, 1973
7) Huber G：Psychiatrie. Lehrbuch für Studium und Weiterbildung. 7. Aufl. Schattauer, Stuttgart, 2005
8) American Psychiatric Association：Diagnostic and Statistical Manual of Mental Disorders. APA, Washington, D.C., 1952
9) American Psychiatric Association：Diagnostic and Statistical Manual of Mental Disorders, 2nd ed. APA, Washington, D.C., 1968
10) Andreasen NC：The American concept of schizophrenia. Schizophr Bull 15：519-531, 1989
11) Wing JK, Cooper JE, Sartorius N：The measurement and classification of psychiatric symptoms. Cambridge Univ Press, Cambridge, 1974
12) Feighner JP, Robins E, Guze SB, et al：Diagnostic criteria for use in psychiatric research. Arch Gen Psychiatry 26：57-63, 1972
13) Spitzer RL, Endicott J, Robins E：Research diagnostic criteria：rationale and reliability. Arch Gen Psychiatry 35：773-782, 1978
14) American Psychiatric Association：Diagnostic and Statistical Manual of Mental Disorders. 3rd ed. APA, Washington, D.C., 1980
15) Berrios, GE：Schizophrenia：a conceptual history. In Gelder GM, Ibor JJL, Andreasen NC(eds)：New Oxford Textbook of Psychiatry. pp567-571, Oxford University Press, Oxford, 2000
16) American Psychiatric Association：Diagnostic and Statistical Manual of Mental Disorders. 3rd ed, Revised. APA, Washington, D.C., 1987
17) American Psychiatric Association：Diagnostic and Statistical Manual of Mental Disorders. 4th ed. APA, Washington, D.C., 1994
18) American Psychiatric Association：Diagnostic and Statistical Manual of Mental Disorders. 5th ed. APA, Washington, D.C., 2013
19) 針間博彦：統合失調症スペクトラム障害および他の精神病性障害群. 臨床精神医学 43：61-69, 2014
20) World Health Organization：The ICD-10 Classification of Mental and Behavioural Disorders；Clinical descriptions and diagnostic guidelines. 1992

〔針間博彦〕

第 2 章

疫学―国際的視点から

はじめに―統合失調症と社会

　従来の精神医学の教科書に記載されている古典的な精神病症例に接する機会が減ったことは1960年代からすでに指摘されている．冷戦終結後，1990年代からグローバリゼーションの流れが世界的に明確化し，社会・経済全般に関する多くが変化している．わが国でも1996年以降，第二世代抗精神病薬が承認され，治療の場も精神科クリニックが増加し，精神科医療機関は，明るく開けた雰囲気に変わってきた．最近では精神保健に関するリテラシー向上により，以前より精神科医療への敷居も低くなった感がある．統合失調症は，これら社会の変化に鋭敏に反応することが予想される．

　統合失調症の診療場面において，精神病理学的「激しさ」が減少し，「穏やか」な精神科患者が相対的に多く感じられ，統合失調症は「軽症化」したという印象がある．これまでも統合失調症の軽症化については，わが国でも論じられてきた[1]．しかし，これを実証するには，統合失調症の症状自体，経過や転帰，発症率の変化などを検証するべきであろう．本項では，以上の点を踏まえて統合失調症の軽症化の可能性について論じてみたい．

疫学から考えうる「軽症化」

1 症状自体が変化しているのか

　精神症状の量的変化については，Huber[2]が統合失調症を対象に，精神科薬物療法以前の1949〜54年のHeidelberg症例と，1962〜64年のBonn症例についてSchneiderの一級・二級症状の出現率を比較している．その結果，一級・二級症状はそれぞれHeidelberg症例では72％，97％であったのに対し，Bonn症例では42％，87％と少なかった．またHeidelberg症例では統合失調症の感情表出や，思考の障害が著しく多かった．精神科薬物療法導入後の統合失調症の病像は非特異的となっており，統合失調症の寡症状化[3]の可能性がある．

　発症様式については，世界保健機関（World Health Organization；WHO）が中心となった重度精神障害の転帰決定因子に関するWHO共同研究（WHO Collaborative

Study on the Determinants of Outcome of Severe Mental Disorder；DOSMeD)[4]で，発展途上国では，急性発症51.8%，潜伏性28.9%に対し，先進国では急性28.7%，潜伏性51.9%，であった[5]．先進国では，行動減少や感情鈍麻を伴いやすい潜伏性発症様式が，治療開始時点では軽症として認められるかもしれない．

また，統合失調症の亜型分類については，1960年代からすでにArieti[6]が，緊張型や典型的破瓜型の減少と妄想型の増加を指摘している．Hogartyら[7]は，1953年の米国メリーランド州における初回入院統合失調症では38%を緊張型が占めていたが，1960年には25%に有意に減少したことを報告している．Morrison[8]も，アイオワ州での緊張型統合失調症の入院の割合が，1920〜44年は14.20%だったが，1945〜66年に8.45%に減少しているとした．その後1970〜80年にかけても，緊張型統合失調症の割合が減少していると報告[9〜11]されている．またHare[12]は，Kraepelinの時代(20世紀初頭)に多くみられた緊張病や破瓜病の減少に代わって妄想型や分類不能型が増えていることを指摘した．以上の結果から，統合失調症の病像の変化が示唆される．

ただし病像の変化を考えるうえで，精神医学の診断基準や疾患概念の変化を考慮すべきであろう．前述のDOSMeD研究において，長崎における対象症例107例をICD-9からICD-10へ再分類する[13]と，ICD-9で破瓜型は53例(49.5%)であったが，ICD-10Fでは16例(15.0%)に，また妄想型はICD-9で31例(29.0%)だったがICD-10Fで33例(30.8%)となった．同じ症例であっても，このようにコンセプトが変わることでとらえ方も変化することに注意すべきであろう．

2│転帰は改善しているといえるのか

統合失調症の「軽症化」は，転帰の改善として現れる可能性がある．短期的あるいは中期的転帰については，寛解がその指標になろう(表1-2)[14]．Andreasenら[15]によって，操作的に定義され寛解率に関する研究が進んだ．その結果，対象者の違いや治療の影響を考慮しても，寛解率は高く，軽症化しているようにみえる．特に初発エピソード精神病に対して，抗精神病薬は反応性も高く[16]，第二世代抗精神病薬は，第一世代抗精神病薬の有効性を上回るとする報告[17,18]もあり，統合失調症の寛解に効果的であることが推察される．しかし，Robinsonら[19]の報告をみると，5年(臨界期)後の症状寛解率47.2%であるにもかかわらず，社会的機能の未回復74.5%，2年以上の完全回復は13.7%と厳しい数字であることから，以前と比較して改善しているとは言い難く，臨床症状の推移や治療との関係については詳細な検討が必要であろう．

一方，長期的転帰については，日本の先行研究では，林，秋元[20]が，1917〜38年と，1923〜35年に2,008人を対象に長期的転帰を調査した結果，転帰良好とされたのは18.9%であった．これ以降の1961〜92年に報告されたものでは，2〜27年の観察期間において20〜60%弱のレンジで概ね30%弱という数字を示している．長崎における15年経過のDOSMeD研究の結果[21]でも，症状持続型が36%であることが報告されている．また海外の研究でも，診断手法や転帰の基準が異なるため単純に比較は

表1-2 転帰研究における統合失調症寛解率

研究者	国	対象	症例数	寛解率
Bleuler M(1972)	スイス	慢性	208	57%
Huber et al(1975)	ドイツ	初回,慢性	502	53%
Tsuang et al(1979)	アメリカ	慢性	186	46%
Ciompi(1980)	スイス	慢性	289	53%
Ogawa et al(1987)	日本	初回	105	64%
Harding et al(1987)	アメリカ	慢性	82	68%
Loebel et al(1992)	アメリカ	初回	118	74%
McGorry et al(1996)	豪州	初回	98	91%
Whitehorn et al(1998)	カナダ	初回	115	89%
Harrison et al(2001)	世界14カ国	初回	1,171	48%
Robinson et al(2004)	アメリカ	初回	118	47%
Harrow et al(2005)	アメリカ	初回	64	41%
Gasquet et al(2008)	フランス	初回,慢性	933	61%

(針間博彦,他:統合失調症におけるremissionの定義とその歴史的意義. Schizophrenia Frontier 8:34-39, 2008 より改変)

できないが,臨床的に転帰良好とされるものの割合は20～28%,社会適応良好は39～69%であり,一定の傾向があるといえよう(表1-3).Bleuler[22]は,統合失調症の経過を2/3～3/4が良性,1/4～1/3が悪性と分類し,発症後20年以上を経過すると1/2～3/4が少なくとも5年間は安定した終末状態を呈するとした.現代の統合失調症の転帰はより肯定的にとらえられているが,社会的機能という観点からは,1/3が治療によって仕事に就くことができ,1/3は仕事ができるか否か判然とせず,1/3が仕事をする段階にないと考えられており,依然社会適応での困難さは存在する.また,DOSMeD研究では,軽度の経過を示したものの割合は発展途上国では55.7%であったが,先進国では38.9%とむしろ不良であった.このように,現在までは長期転帰研究からみる社会適応状況や精神症状の改善率をみると,従来の「1/3仮説」を覆すほどの大幅な改善のエビデンスは得られておらず,現時点では軽症化とは言い難い.寛解という短期・中期的転帰は,一定の改善を期待できるものの,回復あるいは長期転帰になると,改善率の向上はいまだ困難であると言わざるを得ない.

3 発症率について

Torrey[23]は,1800年代にイギリス,フランス,ドイツ,デンマーク,ロシアでは精神病の増加が問題となったこと,またアメリカにおいても,1840年から1880年にかけて人口10万対50.7人から183.3人と3倍以上の増加を認めたことを記している.一方で,1980年代後半から1990年代にかけて,統合失調症の発生率が低下しているという報告[24～29]もある.このような発症率の変動[30]が,軽症化を生み出すこともある

表 1-3　統合失調症の長期転帰

研究報告	平均追跡期間(年)	対象例数	臨床的に転帰良好(%)	臨床的に転帰不良(%)	社会適応良好(%)
Ciompi(1980)	37	289	27	42	39
Bleuler(1978)	23	208	20	24	51
Bland/Orne(1978)	14	90	26	37	65
Salokanngas(1983)	8	161	26	24	69
Shepherd(1989)	5	49	22	35	45
NAGASAKI(1998)	15	65	28	21	40

かもしれない．発症率が上昇すれば，軽症例が多く含まれている可能性もあるだろうし，周産期の医学の進歩によって減少していれば消えゆく疾患の傾向として軽症化しているかもしれない．

Kirkbrideら[31]は，ノッティンガムで，1978～80年，1993～95年，1997～99年の精神病の発症率を比較している．その結果，発症率は1978～80年 13.2/100,000(95% CI 9.6～16.8)，1993～95年 8.2/100,000(95% CI 5.5～10.8)，1997～99年 8.9/100,000(95% CI 6.2～11.6)であり，著明な減少を認めないことを明らかにした(表1-4)．

またSutterlandら[32]は，統合失調症に加え，統合失調症スペクトラム障害(schizophrenia spectrum disorder；SSD)も郊外地域より都市の貧困地域で，顕著に発症率が高いと報告している．人口密度の高い地域でSSDの発症率が高い理由は明らかではないが，若いときから都市部で育つことの影響を受けることの関与が示唆された．Vassosら[33]は，1990年代以降に発表された，北欧地域でICD-8，ICD-9，ICD-10によって診断された統合失調症発症の地域差についてメタ解析を行い，最も都市化の進んだ環境は，最も郊外の地域よりも統合失調症発症のオッズ比が2.37倍高いと報告した．統合失調症は，マクロ的にはその発生率と発病危険率は狭い範囲内で変動があり，ミクロ的にはランダムではない患者の集積と発生率の高い場所や小地域の変動を認めると考えられる．統合失調症の発生率研究から，軽症例が増加しているとは結論づけることは難しいが，発症率が高い都市部地域における増加症例についての詳細な検討が必要であろう．

4 ｜ 日本における状況―患者調査から

経済協力開発機構(OECD)は，人口当たりの精神科の病床数が，日本は加盟国平均の4倍と突出して多いとする報告書[34]をまとめている．2004年に厚生労働省が「精神保健医療福祉の改革ビジョン」を示し，現在は精神科病院における平均在院日数の短縮，福祉サービスの整備，うつ病など精神疾患への国民の理解は進み，現在のわが国の精神医療を取り巻く状況は徐々に変化している．これらを背景に，厚生労働省による630調査[35]を基に軽症化を考える．

表1-4 主な統合失調症発症率研究

報告者（発表年）	国	対象	方法	発症率（対1,000人）
ヨーロッパおよび北米				
Ødegaard (1946)	ノルウェー	Total population	First admissions, 1926〜35 (n=14,231)	0.24
Helgason (1964)	アイスランド	Total population	First admissions, 1966〜67 (n=2,388)	0.27
Häfner & Reimann (1970)	ドイツ	Mannheim (n=330,000)	Case register	0.54
Liebermann (1974)	ロシア	Moscow district (n=248,000)	Follow-back of prevalent cases	0.20（男性）；0.19（女性）
Castle et al (1991)	UK	London (Camberwell)	Case register 0.25 (ICD)；	0.17 (RDC)；0.08 (DSM-Ⅲ)
Nicole et al (1992)	カナダ	Quebec (n=338,300)	First admissions	0.31 (ICD)；0.09 (DSM-Ⅲ)
McNaught et al (1997)	UK	London health district (n=112,127)	Two censuses 5 years apart	0.21 (DSM-Ⅲ-R)
Brewin et al (1997)	UK	Nottingham	Two cohorts of first contacts (1978〜80, 1992〜94)	0.14 (0.09) (ICD-10)
Haukka et al (2001)	フィンランド	Finnish birth cohorts 1950〜1969	National hospital discharges register	0.62（男性）0.49（女性）
Scully et al (2002)	アイルランド	Two rural counties (n=104,089)	First contacts 1995〜2000	0.14（男性）(DSM-Ⅳ) 0.05（女性）
Kirkbride et al (2008)	UK	Nottingham	1978〜80 1993〜95 1997〜99	13.2/100,000 (ICD-10) 8.2/100,000 8.9/100,000
Sutterland et al (2013)	オランダ	Integrated Primary Care Information (IPCI) database (n=350,524)	Database register 1996〜2010	12/100,000 人年 (PY) (95% CI 10〜14) (ICPC-coded diagnoses)
Hardoon et al (2013)	UK	Health Improvement Network (THIN) database	Database register 2000〜10	9.2/100,000 人年 (PY) (95% CI 8.7〜9.6)
アジア，南米その他				
Raman & Murphy (1972)	モーリシャス	Total population (n=257,000)	First admissions	0.24 (Africans)；0.14 (Indian Hindus)；0.09 (Indian Moslems)
Lin et al (1989)	台湾	3 communities (n=39,024)	Household survey	0.17
Rajkumar et al (1993)	インド	Chennai (n=43,097)	Household survey	0.41
Hickling & Rodgers-Johnson (1995)	ジャマイカ	Total population (n=2.46 mln)	First contacts	0.24 (broad)；0.21 (restrictive)
Mahy et al (1999)	バルバドス	Total population (n=262,000)	First contacts	0.32 (broad)；0.28 (restrictive)
Selten et al (2005)	スリナム	Total population (n=481,000)	First contacts	0.18
Kodesh et al (2011)	イスラエル	Health maintenance organization (HMO)	Database register 2003〜2009	4.2/1,000 (ICD-9)

精神科病院への新入院および退院患者では，統合失調症，統合失調症型障害および妄想性障害が最も多く，人数は漸増傾向にあるが，割合は40%弱で推移している．入院患者約32万人余りのうち，65%が1年以上の入院であるが，新規入院者のうち88%は1年未満で退院している．さらに，1年以内の社会復帰率では，1997年が71.4%，2009年が73.7%と若干の増加がみえる．このような事実から軽症化が期待されるが，在院長期化の直接的理由は社会的要因が重要である[36]ことも考慮すると，間接的な指標として考えることができるかもしれない．

おわりに

　ここまでみてきたように，多くの精神科医が臨床で感じる「軽症化」については，現在まで残念ながら直接エビデンスに基づいた「軽症化」は証明されていない．統合失調症の寡症状化は認められ，症状自体に何らかの変化は観察されるといえよう．初回エピソード精神病において，その入院期間は短縮され，軽症化のほかに診断技術・治療効果の向上が関与している可能性も否定できない．また，統合失調症の短期あるいは中期的な転帰が改善していることが予想されるが，長期転帰については，軽症化を示す結果は得られていない．「軽症化」という言葉に精神科医の期待と困惑があるように感じられる．われわれ精神科医は，十分な治療を必要とするケースに対して見かけの軽症化に注意するべきであろう．

　「軽症化」を明らかにするためには，先行研究と比較対照できる診断・治療に関するツールが必要であろう．初発から入院，外来の治療についてのコホートを設定し，詳細な検討がなされることが必要と思われる．社会状況も大きく変化し，診断システムが改訂され，治療方法も発展している現在に改めて初発統合失調症を対象に長期にわたる追跡調査を実施して，さまざまな交絡因子を吟味し，初めて「真の軽症化」のエビデンスを得て議論できるのではないだろうか．グローバリゼーションは現在も進行しており，日本の社会構造も大きく変化してきている．今後も統合失調症の変化について，われわれは注意を払い続けることが重要であると考える．

●文献

1) 藤森英之：分裂病の軽症化をめぐる問題．上島国利（編）：精神医学レビュー No.7 現代社会と精神障害，pp50-61，ライフサイエンス，1993
2) Huber G：Symptomwandel der Psychosen und Pharmakopsychiatrie. In：Kranz H, Heinrich K（Hrsg）：Pharmakopsychiatrie und Psychopathologie, Thieme, Stuttgart, 1967
3) Schimel JL, Salzman L, Chodoff P, et al：Changing styles in psychiatric syndromes：a symposium. Am J Psychiatry 130：146-155, 1973
4) Hopper K, Harrison G, Janca A, et al：Recovery from schizophrenia：An international perspective：A report from the WHO Collaborative Project, The International Study of schizophrenia. Oxford University Press, New York, 2007
5) 中根允文：Mental Health Outcome Research 本邦からの報告　長期転帰（WHO 共同研究）．Schizophrenia Frontier 6：281-288，2005
6) Arieti S：Interpretation of schizophrenia, 2nd ed. Basic Books, New York, 1974〔殿村忠彦，笠原嘉

（監訳）：精神分裂病の解釈．みすず書房，1995〕
7) Hogarty R, Gross M：Preadmission symptom differences between first-admitted schizophrenics in the predrug and postdrug era. Comprehensive Psychiatry 7：134-140, 1966
8) Morrison JR：Changes in subtype diagnosis of schizophrenia：1920-1966. Am J Psychiatry 131：674-677, 1974
9) Donald AG, Pressley LC, Pitts WM Jr：Changes in the clinical picture of schizophrenia. South Med J 69：1406-1409, 1976
10) Bleuler M：The Schizophrenic Disorders：Long-term Patient and Family Studies. Yale University Press, New Haven, 1978
11) Tempter DI, Velebor DM：The decline of catatonic schizophrenia. J Orthomol Psychiat 10：156-158, 1981
12) Hare E：Schizophrenia as a recent disease. Br J Psychiatry 153：521-531, 1988
13) 中根允文：社会精神医学のいま―疫学的精神医学へのアプローチ．中山書店，2010
14) 針間博彦，五十嵐雅，岡崎祐士：統合失調症における remission の定義とその歴史的意義．Schizophrenia Frontier 8：34-39, 2008
15) Andreasen NC, Carpenter WT Jr, Kane JM, et al：Remission in schizophrenia：proposed criteria and rationale for consensus. Am J Psychiatry 162：441-449, 2005
16) Robinson DG, Woerner MG, Alvir JM, et al：Predictors of treatment response from a first episode of schizophrenia or schizoaffective disorder. Am J Psychiatry 156：544-549, 1999
17) Kahn RS, Fleischhacker WW, Boter H, et al：Effectiveness of antipsychotic drugs in first-episode schizophrenia and schizophreniform disorder：an open randomised clinical trial. Lancet 371：1085-1097, 2008
18) Leucht S, Corves C, Arbter D, et al：Second-generation versus first-generation antipsychotic drugs for schizophrenia：a meta-analysis. Lancet 373：31-41, 2009
19) Robinson DG, Woerner MG, McMeniman M, et al：Symptomatic and functional recovery from a first episode of schizophrenia or schizoaffective disorder. Am J Psychiatry 161：473-479, 2004
20) 林　暲，秋元波留夫：精神分裂病の予後および治療．精神神経誌 43：705-742, 1939
21) Kinoshita H, Nakane Y, Nakane H, et al：Nagasaki Schizophrenia Study：Influence of the duration of untreated psychosis on long-term outcome. Acta Med Nagasaki 50：17-22, 2005
22) Bleuler M：Die schizophrenen Gestesstörungen im Lichite langjähriger Kranken-und Familien-geschichten. Thieme, Stuttgart, 1972
23) Torrey EF：Schizophrenia and civilization Chap 2. Aronson, New York, 1980〔志村正子，野中浩一（訳）：分裂病と現代文明．三一書房，1983〕
24) Kendell RE, Malcolm DE, Adams W：The problem of detecting changes in the incidence of schizophrenia. Br J Psychiatry 162：212-218, 1993
25) Munk-Jørgensen P：Decreasing first-admission rates of schizophrenia among males in Denmark from 1970 to 1984. Changing diagnostic patterns? Acta Psychiatr Scand 73：645-650, 1986
26) Strömgren E：Changes in the incidence of schizophrenia? Br J Psychiatry 150：1-7, 1987
27) Eagles JM, Whalley LJ：Decline in the diagnosis of schizophrenia among first admissions to Scottish mental hospitals from 1969-78. Br J Psychiatry 146：151-154, 1985
28) Eagles JM, Hunter D, McCance C：Decline in the diagnosis of schizophrenia among first contacts with psychiatric services in north-east Scotland, 1969-1984. Br J Psychiatry 152：793-798, 1988
29) Takei N, Sham P, O'Callaghan E, et al：Prenatal exposure to influenza and the development of schizophrenia：is the effect confined to females? Am J Psychiatry 151：117-119, 1994
30) 畑田けい子，太田保之：日本における疫学的精神医学の資料と研究動向．融　道男，南光進一郎（編）：臨床精神医学講座 24 精神医学研究方法，pp469-488, 中山書店，1999
31) Kirkbride JB, Croudace T, Brewin J, et al：Is the incidence of psychotic disorder in decline? Epidemiological evidence from two decades of research. Int J Epidemiol 38：1255-1264, 2009
32) Sutterland AL, Dieleman J, Storosum JG, et al：Annual incidence rate of schizophrenia and schizophrenia spectrum disorders in a longitudinal population-based cohort study. Soc Psychiatry Psychiatr Epidemiol 48：1357-1365, 2013
33) Vassos E, Pedersen CB, Murray RM, et al：Meta-analysis of the association of urbanicity with schizophrenia. Schizophr Bull 38：1118-1123, 2012
34) OECD：Health policies and data. Mental Health Systems in OECD Countries. http://www.oecd.org/

els/health-systems/mental-health-systems.htm （2015年2月閲覧）
35) 精神保健医療福祉の改革研究ページ：630調査関連データ http://www.ncnp.go.jp/nimh/keikaku/vision/data.html （2015年2月閲覧）
36) 河野稔明, 白石弘巳, 立森久照, 他：精神科病院の新入院患者の退院動態と関連要因. 精神神経誌 114：764-781, 2012

（中根秀之）

第3章 軽症化への着目と治療戦略の見直し

はじめに

　統合失調症の軽症化が指摘されてすでに久しい．都市社会における無名性，匿名性の拡がりはライフスタイルにも多様性を生み，正常範囲の拡大を許容し，相対的に薄められた狂気が都市のなかで異彩を放たなくなったのだろうか．一方，心理教育などの治療技能や薬物療法などの治療手段の進化もアドヒアランスを高め，劇的な再発を妨げているのかもしれない．

　軽症化の要因を特定することはできないが，外来診療における治療対象がますます広がっていることは確かだろう．本項では外来診療において注目すべき統合失調症をめぐる新たな概念とそれに基づく治療戦略を紹介し，さらなる治療対象の拡がりに備えたい．

統合失調症をめぐる新たな概念

　2013年に改訂された米国精神医学会の精神疾患の診断・統計マニュアルDSM-5は，日本語訳が2014年に刊行された[1]．今回の改訂をめぐる統合失調症関連の最大の話題は，結論的には「減弱精神病症候群（準精神病症候群）」（attenuated psychosis syndrome；APS）と名付けられた，重症度と持続期間において統合失調症の診断基準は満たさないものの精神病状態に準じる状態の一群を，はたしてDSMの本編である第II部の「統合失調症スペクトラム障害および他の精神病性障害群」に含めるのか，それとも付録にあたる第III部の「今後の研究のための病態」に含めるのか，をめぐる一連の議論であった．

　結論から述べると，APSに関するこれまでの研究成果による疾患概念としての信頼性が不十分であること，その他の疾患との境界が不鮮明であること，さらにこうした顕在発症以前の状態に対して診断名を与えることの影響が考慮され，結局「今後の研究のための病態」の冒頭に掲載された．診断名をつけることの影響とは，統合失調症以外の疾患への移行も予見される一群に対して，過剰診断に基づく薬物療法が行われることへの危惧であり，さらに健常との連続性に関する議論への配慮もあった．

　精神科医であれば誰しも，精神病になりかけ，あるいは発症間際の症例に出くわ

し，何とか発症を阻止しようと工夫を凝らした経験があるだろう．そうした症例は，上述のように精神病状態の重症度においても，症状の持続期間においても，精神病を発症しているとするには至っていないものの，経験ある治療者には，ここに何か不運な一押しが加わればたちまち発症してしまうのではないかという危機とも脆弱性ともいえる何かがみてとれる．精神病の発症という重大な危機に瀕した状態でありながら，しばらく前までは，この状態に名を与え戦略的な治療あるいは予防方法が検討されることはなかった．

このようなハイリスク研究が系統的になされるようになったのは，Alison Yung，Patrick McGorry によるその後のさまざまな研究の嚆矢となる 1996 年の論文発表以降のことである[2]．当初 Yung らは，①「短期間の間歇的な精神病状態(brief intermittent psychotic state；BIPS)」，②「閾値下の微弱な陽性症状の継続(attenuated positive symptoms state；APS)」，③「遺伝的なリスクと社会機能の低下(genetic risk and deterioration state；GRD)」の 3 条件のいずれかを満たす症例を集めると，約 40% が 1 年以内に精神病状態となることを見出し報告した．すなわちこれら 3 条件は後の精神病発症を予測する診断基準となることから，各地で驚きとともに追試が行われたが，はたして次々と近似のデータが発表された．

この頃より顕在発症以前の病態に対する支援と，症候そのものの検討，さらに精神病の病因研究についての関心は高まり続け，1998 年には国際早期精神病学会(International Early Psychosis Association；IEPA)が誕生，その後学会誌 Early Intervention in Psychiatry が創刊され，2014 年には東京で第 9 回大会が開催された．この 20 年間の研究の発展により，Yung があげた病態は顕在発症以前のいわゆる前駆状態全体への研究に拡がり，立場により at-risk mental state(ARMS，精神病発症危険状態)，clinical high risk，ultra high risk(UHR)，initial prodromal state などと呼ばれている．DSM-5 の精神病性障害ワーキンググループでは，当初エール大学の Thomas McGlashan らがまとめた Psychosis-Risk Syndrome[3] の用語と概念を検討したが，BIPS は短期精神病性障害や統合失調症様障害，GRD は統合失調症型パーソナリティ障害との重複のために除外され，ARMS の 9 割以上を占める Yung のあげた APS だけが検討対象となった．

これに対して筆者も含む早期介入研究の専門家グループは，Yung のあげた APS はたとえ精神病の閾値下の症状であっても実際にその症状による苦痛を訴え，機能障害をきたしており，治療を要する医療の対象であること，そのためにも過剰診療やスティグマなどの懸念を払拭するべくさらなる研究が進められるべきであることを表明した[4]．

実際，現在行われている ARMS または減弱精神病症候群(APS)のコホート研究のなかで世界最大の NAPLS 研究の結果でも，1 年間の追跡で約 35% が発症する．約 24% は寛解を得るものの，残りの約半数(21%)は抗精神病薬の処方を受け，半数(20%)は APS の状態に留まっており，4 人に 3 人は何らかの不調が継続していることが示されている[5]．特に当初の 6 カ月で 13%，次の 6 カ月で 9% が発症したとい

う[6]．これらの点は，わが国の東北大学のデータ[7]や，富山大学，東邦大学を加えた3大学のデータ[8]からも同様の傾向がうかがわれている．つまりAPSは，精神症状が比較的に軽症であるからといって，治療対象として与しやすいわけではない．

本書の中でも後述されるが，統合失調症の発症に先立つ前駆状態，あるいは前方視的にいえば，APSに当たる時期には，適切な支援により発症予防あるいは発症を阻止できる可能性が高まってきている．その多くは，統合失調症の好発年齢に先立ち，思春期から青年期前期が中心となる．治療者には，ハイリスクはハイリスクにすぎないという診断上の謙虚さを，もしかすると発症するという不安に近い恐れを抱えながらも保つことが求められる．思春期の若者に，こうした込み入った状況をすべて正確に伝えることは，必ずしも治療的とは限らないところにも難しさが残る．単なる思春期の心身不安定，社会的ひきこもりなどとの同一視，あるいは根拠の乏しい激励などにより治療や支援の機会から遠ざけることのないよう注意したい．

早期精神病における精神科医の認識と治療判断

こうした前駆状態の明確化や研究成果を，わが国の精神科医はどのようにとらえているのだろうか．

筆者らは2007年に，都内の精神科医を対象に仮想事例を用いたシナリオアンケート調査を実施し，ARMSあるいは減弱精神病症候群（APS）を初回エピソード統合失調症とどのように差別化し，早期精神病（early psychosis）をどのようにとらえ，いかなる治療観をもって，日常臨床にあたっているのかを検討した[9]．その結果，当時の調査では，今日のARMSまたはAPSに相当するMcGlashanらによるCOPS-Bと呼ばれる基準を満たした模擬症例に対して，「前駆」や「前駆状態」と回答した者は13%にすぎず，圧倒的多数が「統合失調症」と回答していた．

さらに治療法の選択では，統合失調症の顕在発症の基準を満たすより以前，すなわちAPSなどの陽性症状に対して，顕在発症例より相対的には少量ながらも抗精神病薬を使用する傾向があり，過剰な介入をもたらす可能性があることが示唆された．ARMSまたはAPS症例，顕在発症例いずれにおいてもリスペリドンを第一選択とする回答が最も多かったものの，その割合は顕在発症例で66%だったのに対しARMSまたはAPS症例においては48%と少なかった．一方で，ARMSやAPS症例においてはアリピプラゾールやペロスピロンを選択する回答が顕在発症例に比べて多かった．

前述の検討から10年近くが経過するにあたり，筆者が代表を務める日本医療研究開発機構（AMED）研究班では，2015年度新たにAPSの診断基準（表1-5）に基づいた模擬症例を用いて，わが国の臨床家に同様のアンケートを行いたいと計画中である．この間の研究の成果が，臨床現場に反映されていることを願うばかりである．

表 1-5 減弱精神病症候群（APS）の診断基準

A. 以下の症状のうち少なくとも1つが弱い形で存在し，現実検討は比較的保たれており，臨床的関与に値する程度の重症度または頻度を有している．
　(1) 妄想
　(2) 幻覚
　(3) まとまりのない発語
B. 上記の(1つまたは複数の)症状は，過去1カ月の間に少なくとも週1回は存在していなければならない．
C. 上記の(1つまたは複数の)症状は，過去1年の間に始まったか，あるいはその間に増悪していなければならない．
D. 上記の(1つまたは複数の)症状は，臨床的関与に値するほど苦痛を与え，能力を低下させている．
E. 上記の(1つまたは複数の)症状は，精神病性の特徴を伴う抑うつ障害または双極性障害を含む他の精神疾患によってうまく説明されるものではなく，物質または他の医学的疾患の生理学的作用によるものでもない．
F. どの精神病性障害の基準も満たされたことはない．

〔日本精神神経学会(日本語版用語監修)，髙橋三郎，大野 裕(監訳)：DSM-5 精神疾患の診断・統計マニュアル．p775，医学書院，2014 より〕

軽症化に応える新たな視点：臨床病期分類（staging model）

　減弱精神病症候群（APS）が信頼に足る疾患概念であるかという基本的な議論はさておき，精神病に前駆症状があろうことはその持続や消長の型はともあれ，その存在を疑う余地はない．しかし前駆状態は後方視的に振り返るからこそ確実に同定できるのであり，発症危険状態を前方視的にとらえる APS の概念では，確実に精神病状態へ進展するとは限らない．

　一方，発症早期，特に顕在発症後3〜5年の臨界期（critical period）における治療が長期予後に大きく影響することはもはや確固たるエビデンスである．すなわち統合失調症圏の疾患は，可能な限り早期からの集中的な治療が求められている．APSは，統合失調症や躁うつ病，精神病状態を伴ううつ病に発展するほか，年余にわたりその状態が継続することも多い．その一方で4人に1人はほどなく寛解する．だからこそ，多くの可能性がある，初期のマネジメントが大事な症候群であり，患者の将来や疾患の予後などを包括的に考えて取り組む必要がある．

　今後こうした状態の患者が，顕在発症を待たずに精神科専門医を受診することが期待されるが，一方でその状態が一見精神病症状としての重症度に乏しく，持続も短いことから，十分な治療計画のもとに支援されないことが懸念される．特に，かかりつけ医などの精神科非専門医がその病理性に気づかないために，治療の開始が遅れることはきわめて悔やまれる事態である．地域におけるかかりつけ医と精神科医の顔の見える連携を構築し，早期段階からの相談を可能にすることが重要になる．

　同様のことは医療の外でも起こりうる．精神疾患の早期発見や予防は，精神科専門医によって成し遂げられるものではなく，むしろ学校，企業，保健所など地域のさまざまな機関がネットワークを形成して，不調を見落とさず適切な援助につなげられる

機能をもつことが必要である．APSについては，健常者が示すさまざまな精神症状との連続性に対しても十分な注意を払い，発症予防の努力が求められる．

精神科における早期介入研究の先駆者の1人であるMcGorryは，早期介入の推進に際して臨床的にも有用な臨床病期分類(clinicopathological staging)概念の普及を提唱していることをかつて筆者が紹介した[10]．ここで改めて紹介する．

身体疾患において用いられている臨床病期分類は，特にがんなどの悪性腫瘍の"ステージ分類"として知られ，治療手段の選択に直結していることは周知のとおりである．病理所見，特に悪性腫瘍の臨床病理分類は病理組織診断や血液生化学所見，画像所見，診断的外科処置(diagnostic surgical procedures)などの所見が集約されたものである．手術や抗がん剤などの化学療法，放射線治療の選択など，治療方針の決定に，きわめて実際的で実用的なツールとして運用されている．

精神医学においても，近年の生物学的研究の進歩により，精神疾患の病態生理に直結する信頼に足るさまざまな生物学的指標(認知機能所見，神経画像所見，ミスマッチ陰性電位などの神経生理指標，睡眠・時間生物学的指標，神経内分泌，炎症や酸化ストレスマーカー，脂肪酸値など)が報告されている．これらを含む臨床病期分類を精神疾患に応用することの利点のひとつは，とりわけ初期ないし前駆期における治療的支援においての，治療指針の選択ないし予後予測を可能にすることであり，顕在発症間際の状態に関しても明確な診断的位置づけがなされる．タイミングを逃さず，適切な治療的介入を実現するためには，旧来のカテゴリー診断概念に照らし合わせた顕在発症を待つことなく，予防的あるいは先制的な(pre-emptive)介入を可能とする工夫が必要である．結果として，発病のおそれがあるとか，疑わしいから処方しましょうというような説明ではなく，根拠に基づく治療戦略を患者や家族も参加して相談するshared decision makingをも可能にするだろう．

表1-6に，McGorryら[11]が提唱する精神病ないし気分障害の臨床病期分類案を提示する[12]．各段階での治療反応性の検討など詰めなければならない問題は多々あるものの，ロジカルな治療を導く有効な手段になるように思われる．

早期介入推進の必要性

医療者の側が，早期のより軽症な統合失調症や寡症状の統合失調症に対する支援策を備えても，その段階で当事者がうまく支援につながるとは限らない．

精神病未治療期間(duration of untreated psychosis；DUP)は精神病症状を呈してから初めて専門家の治療を受け始めるまでの治療の遅れを指す公衆衛生上の指標であるが，わが国の数値は医療先進国のそれとしては残念なものと言わざるを得ない．2005年に筆者らが都内の大学病院精神科外来と都内の指定精神科病院で調査したDUP値では，全対象者のDUPの平均値は17.6±26.9カ月であった．また，中央値は5カ月で，大学病院では3カ月，精神科病院では10.5カ月であった．対象を欧米の多くの先行研究にあわせて15〜54歳とした場合のDUPの平均は，11.1±18.7カ月で，

表 1-6 精神病性障害における病期モデル[a]の枠組み

臨床病期	定義	ターゲットとなりうる対象	可能な介入	指標となる生物学的因子やエンドフェノタイプマーカー
0	精神病性障害の発症リスクが元々高い群 現在は無症状	10代の第1度親族	補足的なメンタルヘルス・リテラシー 家族教育 薬物に関する教育 短時間の認知機能訓練	素因因子やエンドフェノタイプ（例．眼球探索運動，P50，ナイアシン感受性，視野闘争，プレパルス抑制，ミスマッチ電位，嗅覚異常）
1a	認知機能障害を含む軽度あるいは非特異的な精神病性障害の症状 機能低下は軽度	10代を対象とするスクリーニングの陽性者 プライマリケア医やスクールカウンセラーから紹介されたケース	構造化されたメンタルヘルス・リテラシー 家族心理教育 構造化されたCBT 積極的な物質依存への介入	サンプルの大きさに従って適用される素因因子や状態因子
1b	UHR 中等度であるが閾値を超えない程度の症状 中等度の認知機能障害 全般的機能の低下は「事例化」のレベル（GAF<70）	教育機関，プライマリケア医，救急医療機関，福祉機関から紹介されたケース	家族心理教育 構造化されたCBT 積極的な物質依存への介入 エピソードに対する低用量の抗精神病薬治療 併発する気分症状に対する抗うつ剤や気分安定剤による治療	ナイアシン感受性 葉酸欠乏 脳容積の変化（MRIやMRS） 視床下部-下垂体-副腎系のホルモン異常
2	初回エピソード精神病 精神病状態の閾値を満たす 中等度から重度の症状 認知機能障害 全般的機能の低下（GAF 30〜50）	プライマリケア医，救急医療機関，福祉機関，専門医療機関，薬物・アルコール依存に対するサービスなどから紹介されたケース	家族心理教育 構造化されたCBT 積極的な物質依存への介入 エピソードに対する低用量の抗精神病薬治療 抗うつ剤や気分安定剤による治療 職業リハビリテーション	状態因子 素因因子 疾患の進行に関するマーカー
3a	初回エピソードに対する治療後も残る不完全な寛解（そのまま4期に移行するケースもある）	プライマリケア医，専門医療機関から紹介されたケース	2期の介入に加えて，完全な寛解を目指す医学的/心理社会的な戦略により重点が置かれる	状態因子 素因因子 疾患の進行に関するマーカー
3b	精神病症状の再燃 GAFレベルは固定 残遺症状の持続 認知機能は初回エピソードからの寛解後も元のレベルには達しない	プライマリケア医，専門医療機関から紹介されたケース	3a期の介入に加えて，再発防止のための戦略や「早期警告サイン」の確認などにより重点が置かれる	状態因子 素因因子 疾患の進行に関するマーカー
3c	繰り返される再発 臨床上の悪化，疾患が与える影響が外からも明瞭となる	専門医療機関から紹介されたケース	3b期の介入に加えて，長期の安定が維持されることにより重点が置かれる	状態因子 素因因子 疾患の進行に関するマーカー
4[b]	重度かつ持続的な症状あるいは症状や認知機能，障害の基準から判断しても未寛解のレベル	専門医療機関から紹介されたケース	3c期の介入に加えて，クロザピンや他の治療選択肢の検討，持続する障害を乗り越えての社会参加の促進などにより重点が置かれる	状態因子 素因因子 疾患の進行に関するマーカー

CBT：cognitive behavioural therapy，GAF：Global Assessment of Functioning scale

a：臨床病期モデルは施行可能な介入の効用や，費用対効果，リスク-ベネフィット，可能性などを検討するうえできわめて有用である．各病期における臨床病理学的な関連性や予後予測性などは，神経発達の一連の枠組みの中でも適用される．
b：臨床上のあるいは機能上の特定の基準によって最初にこの病期に（2期から）移行する場合もあれば，治療が奏功せずに（3a期から）移行する場合もある．

〔McGorry PD, et al：Clinical staging of psychiatric disorders：a heuristic framework for choosing earlier, safer and more effective interventions. Aust N Z J Psychiatry 40：616-622, 2006 より〕

全体の中央値は 3.5 カ月であった[13]．今般，約 10 年ぶりに同じ単科精神科病院と，キャッチメントエリアが重なる系列の診療所で調査したところ，DUP の値は，単科精神科病院においても，診療所においても，10 年前の上記データに比べて有意な短縮はみられなかった[14]．専門家間では精神科領域における早期治療の重要性が少し認識されてきているものの，国民の行動となって効果が出るのはまだ先のことのようである．

おわりに

　早期で軽症の統合失調症を診るには，出会う場の設定が大事であり，医療だけでなく教育，保健，福祉などさまざまな領域がより軽度のあるいは早期の精神疾患を地域で支援し，重症化させず，地域のなかで包摂しながら社会機能を獲得するという成長まで見届ける姿勢が欠かせない．時に急性期の入院が必要になることにも備えた，スティグマの低い精神科病床を地域に用意することも重要である．そのためには，精神疾患の予防や早期支援をめぐる活動は，地域で面として拡がる必要がある．精神科医療の場が病院から地域へと移りゆくなかで，その構築が急がれている．

●文献

1) American Psychiatric Association：Diagnostic and Statistical Manual of Mental Disorders, 5th edition (DSM-5). American Psychiatric Publishing, Arlington, 2013〔日本精神神経学会（日本語版用語監修），髙橋三郎，大野　裕（監訳）：DSM-5 精神疾患の診断・統計マニュアル．医学書院，2014〕
2) Yung AR, McGorry PD, McFarlane CA, et al：Monitoring and care of young people at incipient risk of psychosis. Schizophr Bull 22：283-303, 1996
3) McGlashan TH, Walsh BC, Woods SW：The Psychosis-Risk Syndrome：Handbook for Diagnosis and Follow-up. Oxford Univ Press USA, NewYork, 2010〔水野雅文（監訳），小林啓之（訳）：サイコーシス・リスク　シンドローム―精神病の早期診断実践ハンドブック．医学書院，2011〕
4) Yung AR, Woods SW, Ruhrmann S, et al：Whither the attenuated psychosis syndrome? Schizophr Bull 38：1130-1134, 2012
5) Addington J, Cornblatt BA, Cadenhead KS, et al：At clinical high risk for psychosis：outcome for nonconverters. Am J Psychiatry 168：800-805, 2011
6) Cannon TD, Cadenhead K, Cornblatt B, et al：Prediction of psychosis in youth at high clinical risk：a multisite longitudinal study in North America. Arch Gen Psychiatry 65：28-37, 2008
7) Katsura M, Ohmuro N, Obara C, et al：A naturalistic longitudinal study of at-risk mental state with a 2.4 year follow-up at a specialized clinic setting in Japan. Schizophr Res 158：32-38, 2014
8) Katsura M, Tsujino N, Nishiyama S, et al：Early intervention for ultra-high risk youth in Japan：clinical practice in three leading centres. Early Intervention Psychiatry 8(supple1)：48, 2014
9) 辻野尚久，片桐直之，小林啓之，他：早期精神病における精神科医の意識と治療判断について．精神医学 52：1151-1160, 2010
10) 水野雅文：精神疾患に対する早期介入．精神医学 50：217-225, 2008
11) McGorry PD, Hickie IB, Yung AR, et al：Clinical staging of psychiatric disorders：a heuristic framework for choosing earlier, safer and more effective interventions. Aust N Z J Psychiatry 40：616-622, 2006
12) Jackson HJ, McGorry PD：Recognition and Management of Early Psychosis：A Preventive Approach, 2nd ed. Cambridge University Press, Cambridge, 2009〔水野雅文，鈴木道雄，岩田仲生（監訳）：早期精神病の診断と治療．医学書院，2010〕

13) Yamazawa R, Mizuno M, Nemoto T, et al：Duration of untreated psychosis and pathways to psychiatric services in first-episode schizophrenia. Psychiatry Clin Neurosci 58：76-81, 2004
14) 鈴木航太，山澤涼子，新村秀人，他：精神科クリニックにおける精神病未治療期間(DUP)調査―精神科指定病院との比較．第34回日本社会精神医学会抄録集 84, 2015

〔水野雅文〕

第 2 部

外来で診る
統合失調症の診断

第1章 早期診断と早期介入

● はじめに

　統合失調症をどのような概念でとらえ，どのような枠組みで診断を行うかについては，時代的な変遷がある．これは，統合失調症の病態は解明されておらず，カテゴリー診断としての統合失調症の輪郭を裏付けるような客観的な指標が，いまだ見いだされていないことが大きな理由のひとつである．

　統合失調症を入院中心の医療で診ることの多かった20世紀から，外来中心で診る21世紀へと時代は移っている．この間，精神医学に対する要請は，入院中心から外来/地域中心へ，重症例から軽症例へ，中核群から辺縁群へ，典型群から非典型群へ，そして慢性例から早期例へと移行してきている（図2-1）．従来の精神医学のなかで中核群と考えられてきた慢性，重症例の人々に対する診療の仕方を，そのまま早期，軽症例に当てはめるやりかたは，こうした人々の回復を滞らせるだけではなく，むしろ経過を悪化させる恐れさえある．

　本項では，早期段階の診断と早期介入という視点から，外来で診る統合失調症と，これに関連する病態の診断やアセスメントについて述べたい．

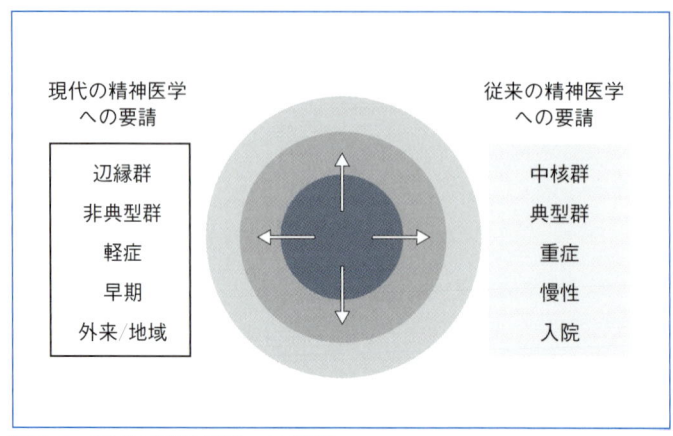

図2-1　現代の精神医学への要請

統合失調症を疑う事例のなかに,狭義の統合失調症はどれだけ存在するのか?

　近年の疫学調査にしたがうと,統合失調症の生涯有病率は0.3〜0.7%であり[1],この数値は米国精神医学会の診断基準であるDSM-5でも採用されている.これは,従来通説とされてきた1%前後という値と比べると,随分低いと思われる方もいるだろう.信頼性を重視する操作診断は統合失調症の範囲を狭めてきたのかもしれないし,また,病像が変遷し統合失調症の診断基準に該当するほどの重症例や慢性例が減少しているのかもしれない.

　一方,精神病状態をきたす精神疾患(精神病,psychosis)の有病率は3.5%前後とされており[1],疫学的な数値でみる限りは,統合失調症のおよそ5〜10倍以上にものぼる.実際,DSM-5の「統合失調症スペクトラム障害および他の精神病性障害群」では,統合失調症以外にもさまざまな診断カテゴリーが準備されている(図2-2).また,感情障害圏に位置づけられる双極性障害やうつ病も,精神病症状を伴う場合には精神病(感情精神病,affective psychosis)のなかに含めて検討されることが多い.そのほかにも,早期の統合失調症は,強迫症/強迫性障害,社交不安症/社交不安障害(社交恐怖),心的外傷後ストレス障害(posttraumatic stress disorder;PTSD),解離症群/解離性障害群,自閉スペクトラム症/自閉症スペクトラム障害,境界性パーソナリティ障害などとの鑑別が必要となることがある[2].つまり,統合失調症を疑うような症状をきたす精神疾患のなかで,実際に統合失調症の診断基準を満たすのは,その一部ということになる.

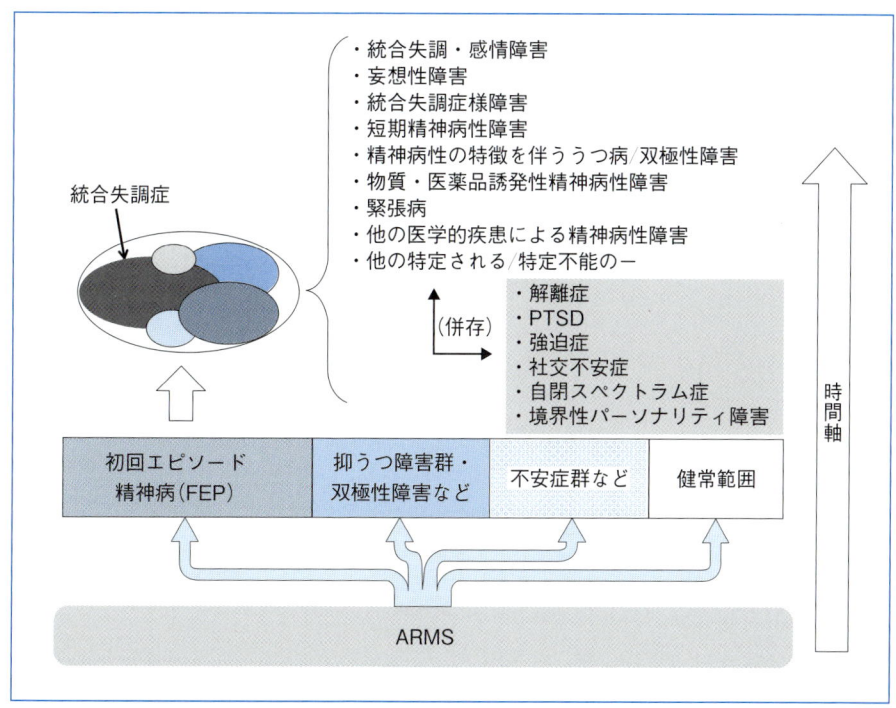

図2-2 早期段階の統合失調症と関連する病態
ARMS:at-risk mental state.

疾患の早期に確定診断を行うことの難しさ

　米国精神医学会の DSM-5 や国際疾病分類 ICD-10 では，統合失調症の診断には，幻覚，妄想，思考や会話の解体などの精神病症状のいずれかの存在を確認することが重要視されており，さらに，原則的に 1 カ月以上の期間，症状がほとんどいつも存在することが必要条件とされている．しかし，精神疾患の早期段階で外来を受診する場合，「明らかな精神病症状がほとんどいつも存在する状態が，1 カ月間以上持続」してから訪れる患者はむしろ少数かもしれない．外来で診る患者の場合，明らかな精神病症状が存在したとしても，症状の出現頻度は散発的であったり，持続期間が 1 カ月に満たなかったりと，頻度や持続期間の点で基準の閾値に満たないこともしばしばである．また，精神病症状の内容は，明らかな精神病症状と呼ぶほどには重篤ではなかったり，症状に対する洞察力が保持されていたりすることも多く，精神病症状の強度の点で基準の閾値には至らないことも多い．このように，精神病症状が，頻度/持続期間，あるいは強度の点で，減弱した形式(attenuated)で出現するのである(減弱精神病症状，attenuated psychosis symptoms；APSs)．

　また，明らかな精神病状態を初めて呈した初回エピソード精神病(first episode psychosis；FEP)であっても，精神病症状の種類や内容，症状の組み合わせ，抑うつや躁などの気分症状との関係，症状の全体的な経過，社会生活機能への影響に応じて，統合失調症以外の診断カテゴリーがふさわしい場合，あるいは，特定の障害への分類が難しい場合がある．また，早期段階における精神病圏の精神障害の診断は，縦断的には変化しうることも知られている[2]．このため，FEP において正確な類型分類を行うためには，初回面接後 12〜24 カ月後に，患者が安定している時期を見計らって標準化された診断面接を用いて評価を行うのがよいと考えられており[3]，治療者は長期経過を見据えた縦断的な視点から診断のための作業を進めていくことが大切である．

　忙しい外来診療のなかで診察している医師の立場からは，診断をつけたうえで，投薬を含めた治療方針を手際よく決断する必要性に迫られるところであるが，ここで肝心なことは，確定診断としての「早期診断」を急がないことである．治療者にとって優先すべきことは，断定的に診断を下すことではなく，治療に必要な「診立て」を得るために，患者に対する理解を深めながら，治療を進めるうえで必要な情報を包括的に集め，重層的にアセスメントを行うことによって，想定される病態を定式化していくことである．

　減弱精神病症状：DSM-5 では，強度の点で減弱している場合のみを弱い妄想，弱い幻覚などと呼び，減弱精神病症候群の基準に含めている．

● 前駆期とARMS[2,4]

1 | 前駆期

　通常の外来診療場面では，後に顕在発症する統合失調症の真の前駆期に出合うよりは，これと鑑別を要する類似の状態の患者を診る機会のほうが，ずっと頻度は高いだろう．したがって，統合失調症の前駆期の概念を理解しておくことは，これと鑑別を要するさまざまな精神疾患の診療を行う点からも重要である．

　統合失調症の発症過程を後方視的に振り返ると，明らかな精神病状態をきたす前に前駆期が認められることがほとんどである．前駆期には，抑うつ，躁，不安，対人恐怖，強迫などの気分・不安症状，欲動の低下，思考の貧困，情動表出の減少などの陰性症状，さまざまな領域の認知機能障害などが認められうる．当初は，こうした症状があっても苦痛感が乏しかったり，社会生活への影響も少なかったりするが，顕在発症に近づくにつれて苦痛感が強くなったり，期待される社会機能の達成が困難となってしまう．ドイツのHäfnerら[5]の観察では，精神病症状が最初に出現する平均4.8年（中央値2.3年）前から，こうした最初の陰性症状や非特異的症状の徴候が認められ始めるという．

2 | ARMS

　前駆期は後方視的な概念であり，前方視的にこれを特異的に同定することは難しい．そのため，これに代わる概念として，FEPへ移行するリスクが高い精神状態をat-risk mental state（ARMS）と呼び，統合失調症の前駆期を含めた，さまざまな精神疾患に対する早期介入を行う指標となる状態像として用いることが一般的となってきている．ARMSを規定するための基準として一般的に用いられるのは，超ハイリスク（ultra high risk；UHR）基準であり，UHR基準は，①APSsを呈する群，②自然寛解する短期間欠性精神病症状（brief limited intermittent psychotic symptoms；BLIPS）を呈する群，③精神病に対する素因性の脆弱性をもち，最近の機能低下を認める素因と状態群の3つの下位群から構成されている．

　通常，UHRを評価するための評価方法としてはCAARMS（Comprehensive Assessment of At-Risk Mental State）[6]とSIPS/SOPS（the Structured Interview for Psychosis-Risk Syndromes/the Scale of Psychosis-Risk Symptoms）[7]が用いられる．3つの下位群のなかでは，一般的に，APSsの基準を満たしてUHRと判定される割合が高く，このAPSsはDSM-5の減弱精神病症候群（attenuated psychosis syndrome）と同等の概念である．しかし，DSM-5の減弱精神病症候群は，従来のARMSの基準とは異なっているところもあるため，その適用には注意が必要である．

3 | ARMS から精神病への移行

　ARMS から精神病への移行(図 2-2)は，Fusar-Poli らのメタ解析[8]によれば，6 カ月で 18%，1 年で 22%，2 年で 29%，3 年で 32%，3 年以上で 36% であり，移行者の半数は 6 カ月以内に移行している．また，メルボルン PACE クリニックの ARMS 416 名を平均 7.5 年間追跡した際の精神病への移行は，1 年で 17%，2 年で 20%，3 年で 25%，5 年で 30%，10 年以上で 35% であった[9]．移行者のおよそ半数が 1 年以内に移行しているが，一方で，3 年以上経過した後でも 10% に精神病の移行が認められている．こうした長期追跡の結果からは，ARMS の患者に対しては，初診からの半年～1 年の間が精神病移行の可能性が最も高い時期であり，この時期には細心の注意をもって診療に当たる必要がある．また，その後の数年間にも精神病の移行は認められており，長期的に慎重な経過観察が必要な一群が存在することにも留意する必要がある．

　ARMS から精神病へ移行する場合，精神病の閾値に近い状態の事例が，さらに病状を悪化させて移行する場合もあれば，それまでの症状とは連続性に乏しい形で急性に精神病状態に至る場合もある．これは，顕在発症前に，抗精神病薬を服用していたとしても防ぎきれるわけではない．抗精神病薬には，ARMS への移行を抑制する効果が期待されているが[10]，これまでの研究では，医師が任意に抗精神病薬の使用を選択できる条件にある場合，精神病に移行する患者のほうが，抗精神病薬を服用している割合が高いことが知られている[11,12]．

　最終的に精神病に移行しない ARMS の中には，完全寛解し，まったく精神医療を必要としなくなる一群も多いが，一方で，精神病に移行しないままではあっても，さまざまな精神症状を示したり，機能低下が持続する者も多く[13,14]，このために精神医療を継続的に，あるいは，断続的に必要とする一群もいる．

　ARMS に対して医療を提供することの利点のひとつに，ARMS から精神病に移行した場合，これまでの治療を継続し，病状に応じた治療をすみやかに提供できる点が挙げられる．このため，ARMS から精神病に移行したとしても，必ずしも長期的に予後が悪化するとは限らない．慢性的な機能低下をきたす例がある一方で，なかには，精神病状態への移行は一過性のエピソードとして経過し，その後に完全寛解に至る例もある．ARMS の患者が病状を悪化させた場合に，すみやかに治療の提供ができるように信頼関係を構築しておくことが重要であり，患者にとって満足のいく，敷居の低いサービスを提供できるように心がけておく必要がある．

● 精神病の"閾値"の評価

　精神病の明確な定義が存在しない現状において，精神病の"閾値"をどこに定めるのかについて科学的な根拠は乏しく，どのような定義を採用したとしても，閾値の恣意性を免れることはできない．DSM-5 では，妄想，幻覚，まとまりのない発語，緊張

病症状などの行動上の異常，陰性症状を統合失調症に特徴的な症状と位置づけており，このなかでも特に，妄想，幻覚，まとまりのない発語のいずれかの存在が診断には必須とされている．CAARMSにおいても，これら3つの症状のいずれかが精神病の閾値を超えて存在することが，精神病の診断に必要とされている．ここでは，特に，妄想と幻覚の評価，さらにはSchneiderの一級症状について触れる．

1 | 妄想の評価

妄想を，一次妄想(真性妄想)と二次妄想(妄想様観念)とに区別する考え方は，これまでの精神医学においては主流となる考え方であった．これは，精神病に身体の異常としての疾患性を仮定し，一次妄想こそが精神病性の妄想であり，これは心理学的にはそれ以上遡ることができない病的過程から発生するという考え方に基づいている．これに対して，近年では，一次妄想と二次妄想の二分法を批判し，連続体的にとらえる考え方が主張されるようになってきている[15,16]．DSM-5では，一次妄想と二次妄想との区別はなされておらず，二次妄想であっても，統合失調症の診断の根拠となる主要症状とみなされうることになる．

いずれの立場をとるにしても，妄想の評価を行う際に発生的了解の方法[17]を用いることには臨床上の意義があるだろう．治療者は患者についての情報を集め，患者の詳しい個人史や意味的状況を踏まえたうえで，患者の体験や信念について発生的了解を試みるべきである．そのうえで，生活発展の意味連続性の中断を，了解できるか否かという二分法の立場で解釈するのか，どの程度了解が可能かという連続体的な立場でとらえるのかは，評価する側の立場に委ねられることになる．ここでは，患者の体験や信念について了解を試みる過程そのものが重要であり，これに必要な情報を集め，患者の精神生活の全体像を思い描いていくことが治療的だと思われる．

妄想の評価において重要視されているメルクマールのひとつに，妄想の確信性や訂正不能性があげられる．たとえば，CAARMSに基づいて妄想性の思考を評価する場合，精神病的かつ重度とされる6点の症状は，「普通でない思考，独創的でとてもありそうにない内容を含み，妄想的確信を伴って信じられている(疑念なし)．行動に顕著な影響を与えるかもしれない」と定義されている．ここで，閾値より下にある重度5点の症状は「対象者は疑うことができる(妄想的確信を伴って信じられていない)，または，その対象者はそれをいつもずっと信じているわけではない」と記載されており，妄想的確信の有無が，精神病性とみなされるか否かの目安とされている．

対象者が妄想的確信を抱き，周囲からの訂正を受け入れない場合に，妄想と判断されることになるが，統合失調症であっても，妄想の確信度が揺らぎうるものであることは古くから知られている[18]．先述のとおり，DSM-5もICD-10も，診断に必要な精神症状が「ほとんどいつも」存在することを要件としているが，CAARMSでは，これを操作的に定義している．症状が精神病レベルであるためには，持続が1度に1時間未満の場合は毎日続くことを，持続が1時間以上の場合は，週に3回以上の頻度で

起こることを目安としている．そして，これが1週間以上持続する場合を精神病状態（psychosis）の定義として採用している．もちろん，妄想的確信の程度を客観的に計測することは不可能であるから，あくまでも，精神病状態の閾値を考えるうえでのひとつの目安として用いるわけである．

また，妄想を評価するうえで注意すべき点として，妄想の確信度は周囲の態度で変化するというよく知られた事実を指摘しておきたい．妄想は，否定すればするほど，その妄想に対する当事者の確信度は高まるため，当事者の周囲の人々や評価者が，その信念に対してどのような態度をとっているかも，症状の評価に影響しうる点を考慮しておく必要がある．妄想に伴う患者の苦痛や困難に共感的な態度を示しながらも，どの程度，本人がその信念に対して疑念を差し挟む余地が残っているのかを評価する．

2│幻覚の評価

幻覚は，妄想とともに代表的な精神病症状である．しかし，その診断的価値には，さまざまな限界があることが指摘されており，特に，"閾値下"と考えられるような，頻度の乏しい幻覚や孤発性の幻覚は，統合失調症との関連はそれほど高くない．もちろんそうした幻覚様の症状が前駆症状として出現することはあるのだが，ARMSに対する縦断研究においても，閾値下の幻覚は精神病を予測するための指標としては限界があることが指摘されている[19]．

幻覚は，PTSDや解離症群などにおいてもよく認められるが，このような統合失調症以外の原因で起こる幻覚を，統合失調症性の幻覚と見誤らないようにすることは大切である．しかし，統合失調症の幻覚とそれ以外で起こる幻覚とは，症候学的に区別が難しいことも指摘されている[20,21]．両者の鑑別を行うためには，個別的な症状にだけ目を奪われるのではなく，虐待を含めた不遇体験やトラウマを引き起こすような出来事を経験していたかなどの既往をよく確認するとともに，その他の症状との関連を検討し，精神生活全体の中での症状の意義や位置づけ，苦痛感や社会生活への影響などの文脈についても十分検討することが大切である[2]．

幻覚の評価について，CAARMSでは「真の幻覚．すなわち声や会話を聞く，何かが体を触ると感じる」を精神病性の症状と定義しているが，ここでは，前述したような統合失調症以外でも認められる幻覚と統合失調症で認められる幻覚との区別は想定されていない．これは，DSM-5においても同様であり，単に，幻覚の有無を評価することだけでは，治療に必要な診立てを行うことはできない．

幻覚の頻度や持続期間の評価は重要であり，CAARMSでは前述した妄想の場合と同様の基準が適用される．幻覚の好発時刻とおおよその持続時間と終わり方，好発状況を聞くことの大切さについては，患者に対する治療的な観点から中井も指摘している[22]．幻覚の有無だけではなく，幻覚が，患者の生活にどのような影響を及ぼし，患者が幻覚をどのように解釈しているのか．幻覚に対する態度や向き合い方のなかに，

統合失調症性の幻覚とそれ以外の幻覚の違いが現れることもあるだろう．

　一方で，統合失調症の患者に解離性の幻覚が出現することもある．また，統合失調症の患者が，幻覚体験そのものを破局的に解釈することで，パニック症状や興奮が生じたり，これに引き続いて妄想性の体験が惹起されることもある．こうした例では，幻覚にまつわる症状のなかには，正常心理と連続性をもった反応性の要素が加味されている場合があり，認知行動療法などの心理的働きかけが効果を発揮しうる．

3 | Schneider の一級症状について

　統合失調症の診断において一定の価値を有すると目されてきた Schneider の一級症状[23]は，統合失調症以外の精神病性障害，うつ病や双極性障害，また，解離症群でも認められることが知られており[2,21,24]，統合失調症の診断に対する価値は相対的に低下するようになったとされている．こうした状況を反映して，DSM-5 への改訂では，Schneider の一級症状に相当する症状について与えられていた統合失調症の診断評価における優位性が消失した．一方，一級症状の存在は，統合失調症の不良な予後を予測したり，精神病性うつ病から統合失調症/統合失調感情障害への移行を予測するなど[25,26]，一定の価値を有することも指摘されている．また，東北大学におけるARMS の追跡調査においても，減弱した形で存在する一級症状を示す ARMS は，その後に精神病に移行するリスクが高いことが明らかにされている[27]．

　柴山は，Schneider の一級症状を，さまざまな精神疾患にもみられうる症状として広くとらえたうえで，個々の症候の構造的差異に着目することと，病像の全体をとらえることの重要性を指摘している[21]．たとえば，解離性同一症/解離性同一障害での対話性幻聴の内容は，患者自身の気分との連続性を認め，自我親和的なものであり，統合失調症における思考伝播では，事後的な体験として筒抜けになっていると確信したり，体験の背後に無名の他者が隠れているなどの特徴が記載されている．

　Schneider は[23]，一級症状の診断的意義を記述する一方で，一級症状よりも診断にとって意義が小さい，二級症状や表出症状に基づいて統合失調症を診断することも少なくないと述べている．そして，ここで重要なのは，臨床的な全体関連であり，症状の頻度や結びつき方であるという．こうした考え方に基づくと，現代の操作的診断や評価尺度に不足していることのひとつは，症状間の結びつき方や全体関連についての評価ということになるだろう．Schneider の一級症状の存在を疑う場合にも，症状の全体的な意義を十分に検討し，診断や治療に活かす必要がある．

心理社会的支援のためのアセスメント

　入院する患者に対する治療と比べ，外来診療だけで経過する統合失調症の場合，入院患者や慢性例に対してであれば実施されるような心理社会的支援が提供される機会がないままに経過する恐れがある．少量の薬物療法で陽性症状を中心とした急性期の

症状は急速に改善したものの，軽度の陰性症状や認知機能障害が残存したり，就学や就労がうまくいかずに経過するような事例などがここでは問題となる．デイケアなどを利用する場合には，そこで心理社会的支援を提供することもできるが，早期段階の患者は，慢性例が多い一般的なデイケアを必ずしも好まなかったり，就学や就労に直接結びつく支援を求める場合も多い．

一方で，FEPに対する早期介入として海外で成果が上がっているのは，地域で提供する継続的な心理社会的支援であり[28,29]，家族介入，再発予防，就労支援，認知行動療法などを疾患の早期段階から提供することが大切だと考えられている[3]．ここで重要なことは，疾患の早期段階の特徴を十分に理解したうえで，症状よりはむしろ，心理社会的な機能の回復に焦点を当てた介入を行うことであり，これに必要な包括的なアセスメントとこれに基づく支援[30,31]を外来で実施することである（表2-1）．特に，早期介入においては，患者が治療や支援の枠組みから外れてしまわないように，治療関係の構築と同盟関係の維持が最重要視されており，このためには，患者の好みや自律性を尊重することが大切である．

また，患者が寛解した場合には，回復の度合いを総合的に評価し，薬物中断のリスク/ベネフィットを十分に検討したうえで，薬物療法の中断を治療計画の中に組み入れることもある．計画された薬物療法の中断は，アドヒアランス低下による薬物中断よりも安全性が高く，再発した場合の早期介入が可能になるなどの利点がある．最近の研究では，薬物の減量や中止を目指す治療は，短期的には再発のリスクを高めるが，長期的には低用量の薬物療法が行われ，良好な機能的予後をもたらす可能性を高めることが示されている[32]．

表2-1 バーミンガム早期介入サービスにおける運営の指針

A 初回エピソード精神病に対する実践的な最善の管理
　　1. 精神病の早期発見と評価ストラテジー
　　2. 治療関係の構築と維持に焦点を当てる
　　3. 包括的なアセスメント
　　4. 診断的不確かさの容認
　　5. 制限の少ない治療環境と低用量の薬物療法
B 心理的適応と社会的役割の維持に焦点を当てる
C 家族全体に焦点を当てる
D 再発と治療抵抗性の予防

(Spencer E, et al：Management of first-episode psychosis. Advances in Psychiatric Treatment 7：133-142, 2001を参考に作成)

事例からみる早期介入の意義

統合失調症に対する適切な診断と早期介入の意義を考えるためのモデル事例を提示する．なお，モデルとなる個人が特定されることがないように内容には修正を加えている．

〈症例1：統合失調症の"早期診断"の弊害を経験した事例〉

Aさんは，10代半ばから内気なところが目立つようになり，そのうち不登校から自宅にひきこもるようになった．面接場面では，言葉も少なく，ボソボソと途切れ途切れの言葉しか話せず，自宅では，時々，興奮して暴れて泣きじゃくることがあった．しかし，本人に理由を聞いても「わからない」と答えるだけであった．1人で，部屋にいると，「バカ」という声がぼんやりと聞こえることが，2度ほどあった．18歳のときに受診したクリニックの精神科医は，感情鈍麻，思考の貧困，"了解不能"な興奮や行動，幻聴などの"症状"から統合失調症と診断し，本人と家族に告知を行い，抗精神病薬による治療を開始した．

統合失調症はストレスで悪化するという説明を受け，患者も家族も，できるだけ無理をしない生活を1年間ほど続けていた．患者は，見かけ上，陰性症状を中心とした慢性の経過を辿っているようであり，その後も自宅に引きこもりがちで，時に大声を出して家族に当たり，定期薬に加えて頓服の抗精神病薬でこれを鎮めるという生活を続けていた．しかし，それ以上の改善が得られないため，家族の希望で，19歳のときに筆者の元を受診した．

病歴聴取において精神病症状を疑わせる症状は，知覚性が曖昧な数回の幻聴様体験の既往だけであった．診察室では言葉は少ないが，母や祖父母の前では支障なく話し，自宅内では活動的に過ごすことができるという情報が得られた．診察を続けるうちに，面接場面での会話も増え，大声を上げるのは，将来への不安や，思うとおりにいかない自分に腹が立ち，行き場のない感情を発散させるためであることがわかった．抗精神病薬は中止することができ，中止により，倦怠感は改善し，表情も柔らかさや生気感が出るようになった．祖父が入院したとき（21歳時）に，看病を任される時間が増え，看病で接する看護師とも会話ができるようになった．自信を取り戻し始めたAさんは，その後，みるみる回復し，最終的には1人での外出も可能となり，アルバイトを始め，経過観察の後に治療終結となった．

この事例は，結果として統合失調症ではなかったと考えられる．問題は，最初の段階で診断を誤ったことではなく，患者の体験や行動を，すべて，治療者の考える統合失調症像から解釈することで，医原性に古典的な破瓜型の統合失調症のような病像を作り上げてしまったことである．統合失調症の診断は，治療的な悲観主義を引き起こす恐れがある．疾患早期の診断は慎重に行い，常に，見直しを図ることが大切である．

〈症例2：完全寛解後の再発を経験した事例〉

　25歳のBさんは，「テレビが，自分が考えていることを放送しているようだ」という体験を訴え，怖いから助けてほしいと家族に電話をし，家族とともに精神科を受診した．症状の出現は当初は間欠的であったが，次第に，自分は以前に人を殺したことがあるのではないかという観念も出現するようになった．妄想知覚，妄想着想，考想伝播などの複数の症状を認め，精神病状態にあると判断され，抗精神病薬による治療が開始された．数カ月間の経過で精神病症状は消失し，その後しばらく軽度の意欲低下や集中力低下が残存した．この間，初回精神病についての個別的な心理教育や再発予防のためのプログラムを受け，家族にも心理教育が行われた．その後，精神保健福祉士とも相談しながら就労支援サービスを利用し，仕事にも就くようになった．28歳時には，完全寛解の状態が1年以上続き，本人と家族の希望もあり，再発時の対応などについて相談したうえで抗精神病薬を中止して経過をみることにした．しかし，服薬なしのまま半年ほど通院を続けていたところ，数日間のうちに，以前のような陽性症状が出現した．Bさんは，すぐに精神科外来を受診し，抗精神病薬の再開にすみやかに応じた．仕事は休むことになり，再び寛解となるまで3カ月間ほどの期間を要した．今回の再発を契機に，Bさんにとっては，必要最小限の抗精神病薬を継続することが必要だということについて確認し，その後は別の仕事に就いて寛解を維持している．

　統合失調症の事例であり，外来で必要な心理社会支援を受け，就労をすることができていた．完全寛解に至ったため，観察下で抗精神病薬を中止して経過をみていた．観察期間中に再発したが，すぐに外来を受診し，抗精神病薬の再開はスムーズに受け入れられた．患者の，抗精神病薬を止めてみたいという意志を尊重することで，結果として再発はしたが，経過を通して治療関係を良好に保つことができており，現在も寛解を維持し，別の仕事を続けながら治療を続けている．

おわりに

　外来で診る統合失調症の早期診断では，過剰診断に注意する必要がある．統合失調症以外の病態によって，統合失調症の早期段階に類似した症状が引き起こされることは多く，個々の患者の病態に応じた治療を行うことが大切である．たとえ，統合失調症と診断された場合でも，患者の症状には，心理社会的要因が関わっていることがしばしばであり，また，患者にとっては心理社会的回復が，より大切なことが多い．適切な薬物療法を行うとともに，心理社会的側面についてのアセスメントを行い，これに応じた治療・支援を提供していくことが求められる．

●文献

1) van Os J, Kapur S：Schizophrenia. Lancet 374：635-645, 2009
2) 松本和紀：第2部 疾患別の早期段階における徴候，治療，対応―統合失調症 A. 早期徴候．水野雅文（編）：重症化させないための精神疾患の診方と対応，pp80-92, 医学書院，2014
3) Jackson HJ, McGorry PD (eds)：The recognition and management of early psychosis：a preventive approach, 2nd ed. Cambridge University Press, 2009〔水野雅文，鈴木道雄，岩田仲生（監訳）：早期精神病の診断と治療．医学書院，2010〕
4) 松本和紀：前駆期．日本統合失調症学会（監），福田正人，糸川昌成，村井俊哉，他（編）：統合失調症，pp633-639, 医学書院，2013
5) Häfner H, Maurer K, Ruhrmann, S, et al：Early detection and secondary prevention of psychosis：facts and visions. Eur Arch Psychiatry Clin Neurosci 254：117-128, 2004
6) Yung A, Phillips L, Simmmons, MB, et al：CAARMS（Comprehensive Assessment of At Risk Mental State）Monthly Version 2006. The PACE clinic, 2006〔松本和紀，宮腰哲生（訳）：ARMSの包括的評価尺度．東北大学病院精神科，2007〕
7) McGlashan T, Walsh B, Wood S：The Psychosis-Risk Syndrome：Handbook for Diagnosis and Follow-up. Oxford University Press, New York, 2010〔水野雅文（監訳），小林啓之（訳）：サイコーシス・リスク シンドローム 精神病の早期診断実践ハンドブック．医学書院，2011〕
8) Fusar-Poli P, Borgwardt S, Bechdolf A, et al：The psychosis high-risk state：a comprehensive state-of-the-art review. JAMA Psychiatry 70：107-120, 2013
9) Nelson B, Yuen HP, Wood SJ, et al：Long-term follow-up of a group at ultra high risk（"prodromal"）for psychosis：the PACE 400 Study. JAMA Psychiatry：793-802, 2013
10) McGlashan TH, Zipursky RB, Perkins D, et al：Randomized, double-blind trial of olanzapine versus placebo in patients prodromally symptomatic for psychosis. Am J Psychiatry 163：790-799, 2006
11) Cornblatt BA, Lencz T, Smith, CW, et al：Can antidepressants be used to treat the schizophrenia prodrome? Results of a prospective, naturalistic treatment study of adolescents. J Clin Psychiatry 68：546-557, 2007
12) Kim E, Jang, JH, Park HY, et al：Pharmacotherapy and clinical characteristics of ultra-high-risk for psychosis according to conversion status：a naturalistic observational study. Early Interv Psychiatry 6：30-37, 2012
13) Addington J, Cornblatt BA, Cadenhead KS, et al：At clinical high risk for psychosis：outcome for nonconverters. Am J Psychiatry 168：800-805, 2011
14) Carrión RE, McLaughlin D, Goldberg TE, et al：Prediction of functional outcome in individuals at clinical high risk for psychosis. JAMA Psychiatry 70：1133-1142, 2013
15) 熊崎 努，秋久長夫，阪井恵子，他：英語圏の妄想論．鹿島晴雄，古城恵子，古茶大樹，他（編）：妄想の臨床，pp30-44, 新興医学出版社，2013
16) Garety PA, Hemsley DR：Deslusions：Investigations into the psychology of desusional reasoning. Oxford University Press, New York, 1994〔丹野義彦（監訳）：妄想はどのようにして立ち上がるか．ミネルヴァ書房，2006〕
17) Jaspers K：Allgemeine Psychopathologie. Verlag von Julius Springer, Berlin, 1913〔西丸四方（訳）：精神病理学原論．みすず書房，1971〕
18) Huber G, Gross G：Eine deskriptiv-phänomenologische Untersuchung schizophrenen Wahns. Enke, Stuttgart, 1977〔木村 定，池村義明（訳）：妄想―分裂病妄想の記述現象学的研究．金剛出版，1983〕
19) Simon AE, Umbricht D, Lang UE, et al：Declining transition rates to psychosis：The role of diagnostic spectra and symptom overlaps in individuals with attenuated psychosis syndrome. Schizophr Res 159：292-298, 2014
20) Jessop M, Scott J, Nurcombe B：Hallucinations in adolescent inpatients with post-traumatic stress disorder and schizophrenia：similarities and differences. Australas Psychiatry 16：268-272, 2008
21) 柴山雅俊：解離の構造―私の変容と〈むすび〉の治療論．岩崎学術出版社，2010
22) 中井久夫：統合失調症の有為転変．みすず書房，2013
23) Schneider K：Klinische Psychopathologie. Mit einem aktualisierten und erweiterten Kommentar von Gerd Huber und Gisela Gross. 15. Auflage. Georg Thieme, Stuttgart, 2007〔ゲルト・フーバー，

ギセラ・グロス(解説), 針間博彦(訳):クルト・シュナイダー 新版臨床精神病理学. 文光堂, 2007〕
24) Ross CA, Keyes B:Dissociation and schizophrenia. J Trauma Dissociation 5:69-83, 2004
25) Salvatore P, Baldessarini RJ, Khalsa HM, et al:Predicting diagnostic change among patients diagnosed with first-episode DSM-IV-TR major depressive disorder with psychotic features. J Clin Psychiatry 74:723-731;quiz 731, 2013
26) Rosen C, Grossman LS, Harrow M, et al:Diagnostic and prognostic significance of Schneiderian first-rank symptoms:a 20-year longitudinal study of schizophrenia and bipolar disorder. Compr Psychiatry 52:126-131, 2011
27) Katsura M, Ohmuro N, Obara C, et al:A naturalistic longitudinal study of at-risk mental state with a 2.4 year follow-up at a specialized clinic setting in Japan. Schizophr Res 158:32-38, 2014
28) Bertelsen M, Jeppesen P, Petersen L, et al:Five-year follow-up of a randomized multicenter trial of intensive early intervention vs standard treatment for patients with a first episode of psychotic illness:the OPUS trial. Arch Gen Psychiatry 65:762-771, 2008
29) Craig TK, Garety P, Power P, et al:The Lambeth Early Onset(LEO)Team:randomised controlled trial of the effectiveness of specialised care for early psychosis. BMJ 329:1067, 2004
30) Spencer E, Birchwood M, McGovern D:Management of first-episode psychosis. Advances in Psychiatric Treatment 7:133-142, 2001
31) 松本和紀:早期精神病の治療. 佐藤光源, 丹羽真一, 井上新平(編):統合失調症の治療—臨床と基礎, pp 514-522, 朝倉書店, 2007
32) Wunderink L, Nieboer RM, Wiersma D, et al:Recovery in remitted first-episode psychosis at 7 years of follow-up of an early dose reduction/discontinuation or maintenance treatment strategy:long-term follow-up of a 2-year randomized clinical trial. JAMA Psychiatry 70:913-920, 2013

〔松本和紀〕

第 2 章

重症度評価のポイント

統合失調症における重症度の評価

　　診察に訪れた初診患者やその家族を前にして，われわれは疾病の診断に加えて，症状や機能の低下による苦痛や支障の範囲や程度，すなわち重症度を見極めようとする．精神疾患のなかでも特に統合失調症においては，つい目が奪われがちな精神症状のみならず，社会生活に及ぶような広い範囲にわたる評価が不可欠である．統合失調症の本質は社会との関わりにおける困難にあるからである．初診から間もない時期の重症度評価は精神症状の評価が主体となり，日常生活や社会生活における障害に関する評価は慢性期により重要となろう．しかし，統合失調症における発症から治療開始までのタイムラグ（精神病未治療期間，duration of untreated psychosis；DUP）が平均で約1〜2年にもなることを考えると，初診時にも精神症状のみならず社会生活上も相応の支障が生じているのは明らかである．そして，そのような広範囲にわたる評価は，その後も長く継続して行われていく必要がある．それは統合失調症が前述のように慢性疾患であり，時間の経過に伴って及びうる日常生活や社会生活への影響を的確に把握しなければならないからである．一方で，慢性期においては生活に関する話題に終始して，あえて精神（精神病）症状に関する聴取をあまり行わないこともしばしばあるが，やはり常に「再発」に留意してその評価を怠らないことも重要である．

重症度の評価方法

　　初診から間もない時期における重症度評価は，健常者との比較や患者「群」のなかでの軽重の程度を把握しようとするものである．その後は，時間経過や治療による変化をみる患者「内」での経時的な比較が主となる．診察での網羅的な聴取そのものが重症度の評価につながり，加えて的確に診療録に記載がなされていれば，後方視的にでもその時どきの重症度を推し測ることができる．しかし，現場における現実的な時間の制約のなかで，十分にそれを達成していくのは容易なことではない．

　　そうしたなかで，評価尺度がしばしば用いられる．重症度が数値化されていれば，短期間の微細な変化の把握や，長期的視野に立った，より正確な評価に役立つ．また，他の医療従事者と情報を共有する際にも非常に有用な指標となる．しかし，臨床に

おいて評価尺度はあくまで補助的に用いられるべきもので，患者の具体的な言動が記述されず評価数値ばかりが並ぶ診療録にあまり意味がないことは，容易に想像できる．

評価尺度をつけるのにもそれなりの時間を要するので，実際に日常の臨床で用いられることは多くはないかもしれない．しかし，記述が十分であるからそんな尺度はもともと必要ない，と言えるような診療録も決して多いわけではない．通常の記載のうえに，時に，できれば定期的に尺度を用いた評価も加えていけばかなり充実した記録となり，診療に加えて研究などのかたちでもより広く医療に貢献しうるものになる．

評価の領域と枠組み

さて，統合失調症の重症度評価においては，生物学的-心理学的-社会学的(bio-psycho-social)の広い範囲にわたっての評価が必要である．評価領域を適切に区分し，それぞれに対して的確に評価していくことが望まれる．評価領域の区分については，国際生活機能分類(International Classification of Functioning, Disability and Health；ICF)に準じて考えると整理しやすいと思われる(図2-3)．ICFでは身体，個人，社会の視点に立ち，人間の生活機能(functioning)を「心身機能・身体構造(body functions and structures)」「活動(activities)」「参加(participation)」の3つの次元，および「環境因子(environmental factors)」と「個人因子(personal factors)」の2つの背景因子に区分して考える．3つの次元において困難な状態(障害，disability)を，それぞれ「機能障害(impairments)」「活動の制限(activity limitation)」「参加の制約(participation restriction)」とする．その枠組みは，国際的に承認された唯一の共通概念である．

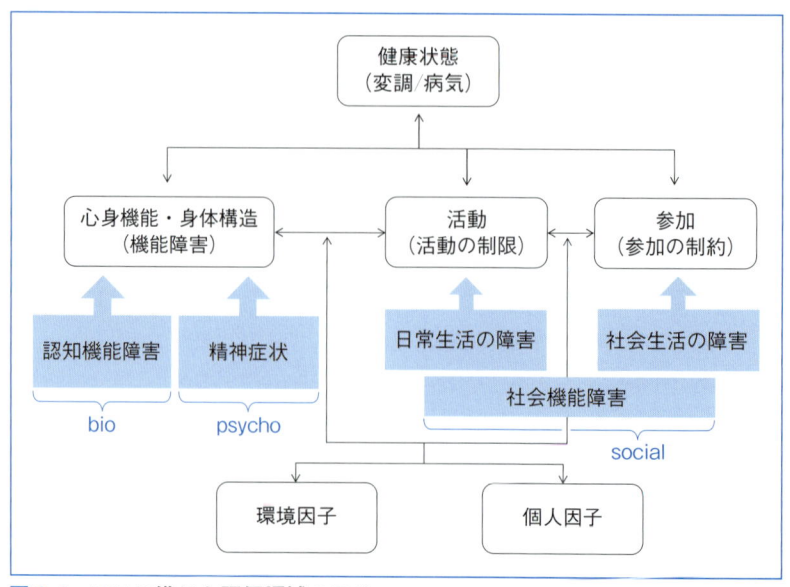

図2-3　ICFに準じた評価領域の区分

統合失調症における「機能障害」は，認知機能障害と精神症状ということになる．「活動の制限」は個人が身の回りの活動を行うときに生じる困難さのことであり，「参加の制約」とは個人が社会生活やさまざまな人生場面に関わるときに経験する困難さのことであるが，それらを併せて社会機能障害として考えるのがよい．以上のように，認知機能障害，精神症状，社会機能障害の評価が網羅的な重症度評価の基本といえ，認知機能障害は生物学的(bio)，精神症状は心理学的(psycho)，社会機能障害は社会学的(social)な次元の困難とも位置づけられる．これらに加えて，生活の質(quality of life；QOL)，病識などの評価も検討されうる．領域ごとにさまざまな評価尺度が存在しているが，評価にかなり長い時間を要するような研究での使用を想定したものではなく，実臨床においても使用が可能な尺度について，取り上げたい．

1 認知機能の評価

統合失調症における認知機能障害は，社会機能障害の重要な決定因子として注目を集めており，認知機能リハビリテーションの開発や臨床実践も盛んになりつつある．

(1) 統合失調症認知機能簡易評価尺度(BACS)

統合失調症認知機能簡易評価尺度(Brief Assessment of Cognition in Schizophrenia；BACS)は統合失調症を対象として，簡便かつ実用的にその認知機能を評価するために作成された．「言語性記憶と学習」「ワーキング・メモリー」「運動機能」「言語流暢性」「注意・情報処理速度」「遂行機能」の6つの領域について，神経心理学的検査バッテリーを用いて評価し，領域および総合得点(composite score)を算出するもので，日本語版が作成され原版同様の優れた信頼性と妥当性が確認されている[1]．検査実施の所要時間は40分ほどであり，広く一通りの認知機能を評価するツールとして実用性が高い．

(2) 認知機能評価尺度(CAI)

認知機能評価尺度(Cognitive Assessment Interview；CAI)は統合失調症患者の認知機能障害を心理検査によらず評価する手法として作成されたものである．神経心理学的検査はその所要時間や患者の負担感から，実施は決して容易ではない．CAIは半構造化面接により認知機能障害の重症度やその変化，さらにはこれらの障害が日常生活にどのような影響を与えているかについて評価する[2]．「ワーキング・メモリー」「注意/覚醒度」「言語的の学習と記憶」「論理的思考と問題解決」「処理速度」「社会認知」の6つの領域について面接に基づき重症度の評価を行う．その基本的な評価基準は表2-2の通りである[2]．日本語版の信頼性と妥当性の検証作業は筆者らが行っているところである．

表 2-2　CAI の重症度分類と評価基準

重症度	評価基準
N/A	あてはまらない，適切な情報が得られない
1	正常，全く障害が認められない
2	最小限の認知機能障害が認められるが，全体的には有効に機能している
3	軽度の認知機能障害が認められ，機能に常にいくらかの影響を与えている
4	中等度の認知機能障害が認められ，明らかに機能に影響を与えている
5	日常生活の機能を妨げるほどの深刻な認知機能障害が認められる
6	自立生活を非常に困難にしうるほどの重篤な認知機能障害が認められる
7	自他ともに危険が及ぶほどの非常に重篤な認知機能障害が認められる

2 ｜ 精神症状の評価

　統合失調症患者は多様な精神症状を有することが多く，通常の診察では語られないものも少なくない．それらを漏れなく十分に把握し理解するのに，精神症状評価尺度の使用は非常に有用である．

(1) 陽性・陰性症状評価尺度 (PANSS)

　陽性・陰性症状評価尺度 (Positive and Negative Syndrome Scale；PANSS) は統合失調症における精神症状を広く評価するために開発された．評価項目の内訳は，陽性症状尺度 7 項目，陰性症状尺度 7 項目，総合精神病理尺度 16 項目で，各項目は 1 (なし) から 7 (最重度) の 7 段階で評価される[3]．それぞれの項目ごとに，重症度評価のための具体的なアンカーポイントが明記されているが，表 2-3 のような全般的なレベルの定義が基本となっている[3]．症状が 2 つの評点の間にあるような場合は，より高い評点を選択することになっている．また，「1 (なし)」は絶対的に症状が存在しないことが確信される場合にのみ使用される．評価には 40～50 分ほどを要する．

3 ｜ 社会機能の評価

　社会機能とは，社会的関係性のなかで個人が相応の社会的役割を果たすために発揮すべき機能を指し，さらに役割に対する満足度，セルフケア能力，余暇を楽しむ能力なども社会機能を構成する．精神障害のなかでも特に統合失調症においては，社会機能の障害が日常社会生活におけるさまざまな困難や制約をもたらし，予後を規定する大きな要因であると考えられており，その評価は非常に重要である．

(1) 社会機能評価尺度 (SFS)

　社会機能評価尺度 (Social Functioning Scale；SFS) は外来患者を対象とした自記式評価尺度である．基本技能や社会的行動に関するさまざまな項目が列挙されており，その存否を問うことにより評価する．自立生活技能については「能力」の有無と環境要因により影響を受ける「実行」の有無を区別して測定することにより，より的確に機能

表2-3 PANSSにおける評価体系

ポイント	重症度	レベル
1	なし	症状は存在しない
2	ごく軽度	軽微か不確かで病理性が疑われるもの，あるいは正常範囲の上限にある
3	軽度	さほど深刻ではなく日常的な機能にほとんど影響ないが，症状が確実に存在している
4	中等度	重大な問題を呈しているものの，その出現が散発的であったり，あるいは日常生活にごくわずかの影響しか及ぼさない
5	やや重度	機能を完全に停止させはしないが，その影響が確実に認められる．通常は自ら抑制できている
6	重度	非常に頻回に出現し，患者の生活を深く侵し，頻繁に直接的な援助を要するような著しい病理性が存在している
7	最重度	患者の有するほとんど，あるいはすべての重要な生活機能は根底から蝕まれており，患者は多くの生活領域において直接的な指導と援助が必要である

の評価ができるよう工夫されている[4]．筆者らは原著者の許可を得て，日本の文化的背景も考慮に入れた社会機能評価尺度日本語版を作成し，その信頼性と妥当性を確認した[5]．

評価尺度は日常生活を送るための基本的な技能と社会的行動に関する計75の項目からなり，各項目は7つの下位尺度のいずれかに属し，下位尺度得点および総得点で評価される．具体的には，①ひきこもり，②対人関係，③社会参加，④娯楽，⑤自立（能力），⑥自立（実行），⑦就労，の各下位尺度に属する質問項目に対し，回答者はそれらの行動を，どの程度の頻度で行ったか（全くしなかった，ほとんどしなかった，たまにした，よくした），あるいはそれらの行動をどの程度適切にできるか（やり方を知らない，できない，援助があればできる，適切にできる）などについて，最も当てはまると考えられる回答欄を選択し記入するように指示される．各項目は0～3の4段階に得点化され，各下位尺度は構成する項目の合計点によって表される．得点が高いほど機能が高いことを示す．SFSの施行に要する時間は10～15分程度で，非常に実用的である．

4 総括的な評価尺度

以上は各機能領域における評価尺度について述べたが，全体込みで重症度を評価するのが総括的な評価尺度である．

(1) 機能の全体的評定尺度（GAF Scale）

機能の全体的評定尺度（Global Assessment of Functioning Scale；GAF）はDSM-Ⅳの多軸診断において，患者の全般的機能を0～100点で評価する尺度であり，精神症状と社会機能障害について総合的に判断する[6]．精神症状と社会機能障害の重症度について解離がある場合，より重度の領域を優先して評価する．

(2) 臨床的全般印象度-重症度（CGI-S）

臨床的全般印象度-重症度（Clinical Global Impressions-Severity of Illness Scale；CGI-S）は精神疾患をもつ患者に対する評価者の総合的な臨床経験に基づいて，その患者がどの程度精神医学的に病的な状態にあるかを評価する尺度で，「正常（Normal, not at all ill）」「ごく軽度（Borderline mentally ill）」「軽度（Mildly ill）」「中等度（Moderately ill）」「やや重度（Markedly ill）」「重度（Severity ill）」「最重度（Among the most extremely ill patients）」の7段階で評価する[7]．

障害支援区分認定における重症度の判定

2006年に障害者自立支援法が施行され，必要な障害福祉サービスを明らかにするために障害者の心身の状態を表す「障害程度区分」が設けられた．その後2013年に改正された障害者総合支援法の下で「障害支援区分」に改められた[8]．障害支援区分の認定のための医師意見書において，精神症状と能力障害それぞれにおいて重症度を判定することが求められる（表2-4）[8]．また，具体的な生活障害として，「食事」「生活リズム」「保清」「金銭管理」「服薬管理」「対人関係」「社会的適応を妨げる行動」の7項目についての評価を行う．

重症度評価の活用

重症度評価を行う目的は，その患者の症状や機能を的確に評価し必要な治療や支援に結びつけることである（図2-4）．評価はしばしば，実施したことで満足されてしまって治療に活かしきれていないことが少なくない．Assessmentに続いてplanを

表2-4 障害支援区分認定時の能力障害評価

1. 精神障害や知的障害を認めないか，または，精神障害，知的障害を認めるが，日常生活および社会生活は普通にできる．
   - 適切な食事摂取，身辺の清潔保持，金銭管理や買い物，通院や服薬，適切な対人交流，身辺の安全保持や危機対応，社会的手続きや公共施設の利用，趣味や娯楽あるいは文化的社会的活動への参加などが自発的にできるあるいは適切にできる．
   - 精神障害をもたない人と同じように日常生活および社会生活を送ることができる．
2. 精神障害，知的障害を認め，日常生活または社会生活に一定の制限を受ける．
   - 「1」に記載のことが自発的あるいはおおむねできるが，一部支援を必要とする場合がある．
3. 精神障害，知的障害を認め，日常生活または社会生活に著しい制限を受けており，時に応じて支援を必要とする．
   - 「1」に記載のことがおおむねできるが，支援を必要とする場合が多い．
4. 精神障害，知的障害を認め，日常生活または社会生活に著しい制限を受けており，常時支援を要する．
   - 「1」に記載のことは常時支援がなければできない．
5. 精神障害，知的障害を認め，身の回りのことはほとんどできない．
   - 「1」に記載のことは支援があってもほとんどできない．

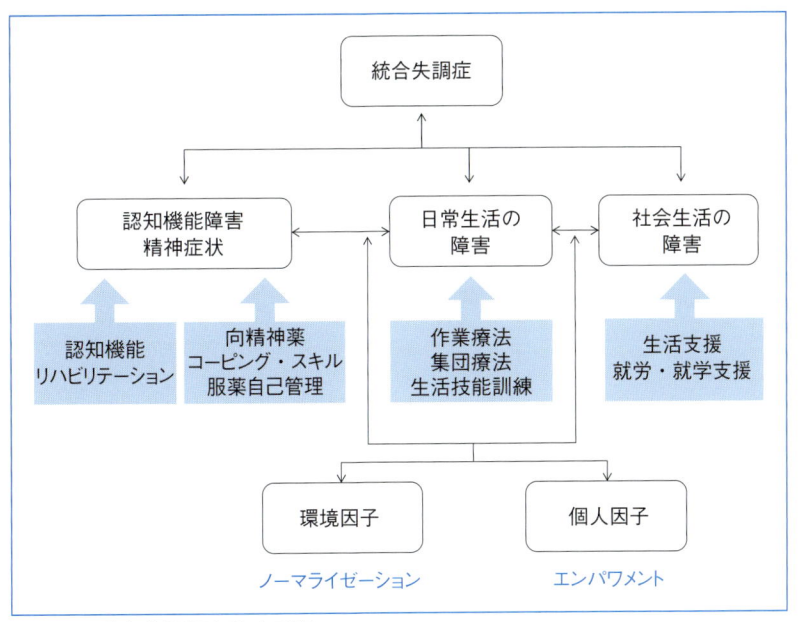

図 2-4 重症度評価と治療手段

検討するのは当然であるし，的確な plan の作成には適切な assessment が必須であるといえる．

● 文献
1) Kaneda Y, Sumiyoshi T, Keefe R, et al：Brief assessment of cognition in schizophrenia：validation of the Japanese version. Psychiatry Clin Neurosci 61：602-609, 2007
2) Ventura J, Reise SP, Keefe RS, et al：The Cognitive Assessment Interview (CAI)：reliability and validity of a brief interview-based measure of cognition. Schizophr Bull 39：583-591, 2013
3) Key SR, Opler LA, Fiszbein A：Positive and Negative Syndrome Scale (PANSS) Rating Manual. Multi-Health Systems Inc., Ontario, 1991〔山田 寛，増井寛治，菊本弘次（訳）：陽性・陰性症状評価尺度(PANSS)マニュアル．星和書店，1991〕
4) Birchwood M, Smith J, Cochrane R, et al：The Social Functioning Scale. The development and validation of a new scale of social adjustment for use in family intervention programmes with schizophrenic patients. Br J Psychiatry 157：853-859, 1990
5) 根本隆洋，藤井千代，三浦勇太，他：社会機能評価尺度(Social Functioning Scale；SFS)日本語版の作成および信頼性と妥当性の検討．日社精医会誌 17：188-195, 2008
6) Guy W：Clinical Global Impressions. ECDEU Assessment Manual for Psychopharmacology Revised, 1976. US Department of Health and Human Services Publication(ADM), Rockville, 1976
7) American Psychiatric Association：Diagnosis and statistical manual of mental disorders, fourth ed. American Psychiatric Association, Washington, DC, 1994
8) 厚生労働省社会・援護局障害保健福祉部：障害者総合支援法における障害支援区分 医師意見書記載の手引き(案)．2014

（根本隆洋）

第3章 臨床検査の有用性の現状とその意味

● 精神疾患の臨床検査

1｜精神疾患の臨床検査の現状

　「血糖値が測定できないなかで糖尿病を診断し治療しなければならない状況，精神疾患の医療の現状はそう例えられます」　精神科医以外の方には，このように精神医療の現状を説明するようにしている．

　DSM-5への改訂に向けて，診断基準に臨床検査の所見を含めることが検討されたが，認知症や軽度認知障害の病因をアルツハイマー病と確実に診断するうえで「原因となる遺伝子の変異の証拠がある」点を挙げたことに留まり，統合失調症を始めとするいわゆる精神疾患の診断基準に臨床検査は含まれなかった．

　研究の進歩により，脳器質性とはされてこなかった精神疾患の多くにも脳構造や脳機能に変化を認めることが明らかになってきた．しかしそれはまだ，研究段階と位置づけられている．検査法や解析法が複雑で標準化されていないというだけでなく，認められる変化は群間差としてのもので，個別のデータを評価できるとまで言えるものではないからである．こうしたことが，精神疾患の臨床検査の現状の背景にはある．

　しかし他方で，個別のデータからでも精神疾患ごとの変化をみてとれる場合があることを，診療のなかで時々経験する．こうした学問としての成果と診療における経験のギャップが，本項「臨床検査の有用性の現状とその意味」が設けられた理由である．

2｜精神疾患の臨床検査は可能か？

　そこで挙げられるのは，そもそも精神疾患の臨床検査は可能かという疑問である．

　統合失調症に限らず，精神疾患についての現在の疾患概念は心理学的に構築されたものである．ほとんどの精神科医は，その病因や病態，特に脳機能についての病因や病態が疾患ごとに単一であるとは考えていない．そのことを前提として，現在の疾患概念と脳についての検査データが，対応することがそもそもありうるのかという疑問がある．

　それはもっともな疑問で，そのことは具体的には検査の感度と特異度としてどの程

度の数値が得られるかに表れる．上記のような精神疾患概念の成立経緯を考えるならば，80%以上という高い数値が得られることは期待しにくいと考えるほうがむしろ自然である．バイオマーカーによる精神疾患診断の感度や特異度の再現性を検討した研究でせいぜい80%程度の数値しか得られないことは，そうした想定が正しいことを示唆している．

このように現在の疾患概念には，病因や病態としてさまざまな異種性が含まれていると考えられる．しかし，特に長い期間にわたって認められてきている疾患概念においては，final common pathwayとしての病態が比較的多くの異種性に共通している可能性が高い．たとえば統合失調症について言えば，ドパミン系の機能失調である．臨床検査は，そうした病態をとらえることを通じて，現在の疾患概念と対応することがありえる．臨床検査としての実用化はできないが，PET（positron emission tomography）やSPECT（single photon emission computed tomography）を用いて統合失調症のドパミン系機能を検討した研究においては，線条体での前シナプスのドパミン機能は亢進しているが〔効果量（effect size）0.79〕[1]，大脳皮質・視床・黒質のドパミンD_2/D_3受容体には変化を認めないという[2]．

3｜精神疾患の臨床検査の意味

臨床検査には，疾患を診断し，重症度を測定し，治療法を選択し，治療効果を評価し，再発可能性を予測し，さらには発症予防に利用するなど，さまざまな役割がある．当事者の立場からは，治療による改善可能性の程度やそれまでの期間を予測することは，重要な関心であろう．それぞれの役割に応じて，求められる点が異なる場合がある．たとえば，診断のために用いるうえでは個人間差が明瞭なことが必要であるが，重症度測定のためには個人内変動が優先されて，個人間差を認めないことが許される場合もありうる．また，スクリーニングとして用いることを想定すると健常者との間で差を認めればよいが，医療機関を受診した患者に利用することを考えると疾患の間に差を認めることが求められる．前者に比べると後者は格段に難しいことが多い．

こうしたことに対応して，概念を表す用語にも正確を期す必要がある[3]．病態における意義という点からは概念的に，精神疾患への素因を反映する「素因指標」，精神疾患の発症や罹患を反映する「発症指標」，発症後の症状の程度を示す「状態指標」，疾患としての病状の重症度を反映する「病状指標」に分けることができる．ひとつのバイオマーカーが複数の指標の意義をもつことがあり，一般的には，素因指標と発症指標，状態指標と病状指標はおおむね類似の病態を反映するという仮定のもとに，それぞれtrait markerとstate markerの用語を対応させることが多い．しかし，素因指標と発症指標を不用意に同等に取り扱うことは，非発症者を発症者と混同することに結びつく恐れがあり，また状態指標と病状指標を区別しないことは，治療による改善可能性についての判断に影響する可能性があるので，いずれも注意を要する．

4 | single-subject 研究への注目

　精神疾患の臨床検査が研究テーマとして明確に取りあげられるようになったのは，2010年以降である．それまでも病因研究や病態研究の成果を臨床検査として用いる試みはあったが，それはバイオマーカーの1つだけを取りあげて検討したものが多く，研究結果の応用であり副産物という位置づけであった．そうした事態が変わったのは，精神疾患についての研究の発展を基盤としたうえで，他の医学分野，特に神経疾患についてバイオマーカーが臨床検査として次々と実用化されはじめてからである．そのことを背景に精神疾患についても診断基準への導入が求められるようになり，その必要に応えられるように対象者の数としてもバイオマーカーの数としても多量のデータを得る研究が増え，多くのデータを解析する手法が発展した．

　具体的には，研究のテーマにsingle-subjectを取りあげてそれを論文タイトルとして用いるようになり[4]，そのデータの解析における機械学習の有用性が注目され[5]，それに基づいて臨床応用に焦点を当てた「第3世代」という考え方が出現してきた[6]．そこでは，精神疾患の現在の疾患概念には異種性が含まれており，精神疾患の脳病態は局在性のものではないと考えられることを踏まえたうえで，臨床検査には将来を予測したりそれを変える働きかけへの示唆を与える役割が期待される，ことが前提となっている．

　日本においては，装置の面で恵まれた状況にある磁気共鳴画像（magnetic resonance imaging；MRI）と近赤外線スペクトロスコピー（near-infrared spectroscopy；NIRS）を中心に，具体的な個別の症例へのsingle-subject応用の現状をまとめた検討がある[7]．

統合失調症の臨床検査

1 | MRI

　構造MRIやfunctional MRI（fMRI）を統合失調症の診断に有用な臨床検査として確立する試みでは，それぞれにおけるさまざまな指標を組み合わせる．それは上記のように，統合失調症の脳病態が局在性のものではなくネットワークとしてのものであるという前提に基づくものである．多数の指標を組み合わせて解析する方法として機械学習を用いることが多く，なかでもSVM（support vector machine）がよく用いられる．2005年から行われている研究をまとめると，正判別率は構造MRIでは70～80％程度，fMRIでは75～85％程度のことが多い[4]．

　この結果には，4点の注意が必要である．第一は，検討の対象となったのがDSM-IVの基準にもとづいて診断した統合失調症患者であったことである．つまり，検査をするまでもなく臨床的に明らかな統合失調症についての結果である．精神症状が軽度であるat risk mental state（ARMS）や初発の時点のMRI所見をその後の経過と対応

させた検討は少ない．第二は，比較の対象が健常者であったことで，他の精神疾患との鑑別を行った検討ではない．第三は，対象の症例数が少なく，再現性が検討されていない場合が多いことである．新たな多数の症例について再現性を検討すると，上記ほどの正判別率が得られないことがある．第四は，病態との関係が明らかにしにくいことである．機械学習のアルゴリズムはブラックボックスになりがちであるため，どのような病態をとらえることで判別が可能になったのかを明らかにしにくい．

治療反応性や予後との関連を明らかにする検討も行われているが，経過観察が必要となるため研究はより少なく，その結果の数値も診断についてよりも低くなっている．

2 | 事象関連電位・眼球運動・神経心理学的検査

脳の情報処理を反映する神経生理学的指標である事象関連電位（event-related potential；ERP）についても，single-subject という観点からさまざまな指標に機械学習を用いた研究成果が発表されるようになってきた．2指標による正答率が72.4%[8]，9指標を用いた ROC（receiver operating characteristic）曲線の AUC（area under the curve）が 0.737 という結果の報告がある[9]．また，ミスマッチ陰性電位（mismatch negativity；MMN）の振幅が初発統合失調症と健常者で異なり，ARMS のうち統合失調症に移行する群は初発群に近く，移行しない群は健常群に近いとする報告がある[10]．これら ERP の結果についても注意点として，MRI について指摘した4点がやはり該当する．

こうした脳の情報処理が反映される精神生理学的指標に，眼球運動がある．そのうちで診断について検討が行われたのは，注意課題における検査者の声かけへの反応としての探索眼球運動である．この指標を用いて統合失調症251名と他の精神疾患や健常者の389名について多施設で検討すると，感度73.3%，特異度79.2%での判別が可能となるという[11]．

より複雑な情報処理を反映するのは，神経心理学的検査である．統合失調症の endophenotype として神経心理検査・眼球運動・ERP の有用性を検討した大規模多施設研究の結果からは，有用な指標として Penn Computerized Neurocognitive Battery（効果量0.2～1.17），California Verbal Learning Test, second edition（0.93～1.10），文字数字リスト記憶（0.94～1.08），Continuous Performance Test（0.57～1.14），アンチサッケード（1.01～1.06），MMN 振幅（0.96），P3a 振幅（0.93），P300 振幅（0.62）が挙げられている[12]．日本人の the Wechsler Adult Intelligence Scase-Ⅲ（WAIS-Ⅲ）において低下が大きいのは，符号（効果量1.88）・記号探し（1.77）・理解（1.55）である[13]．

3 | 近赤外線スペクトロスコピー（NIRS）

(1) 保険診療としての光トポグラフィー検査

　NIRSの原理にもとづく光トポグラフィー検査は，「抑うつ症状の鑑別診断の補助に使用するもの」（診断報酬点数表D236-2の2）として2014年4月から保険適用となった．従来の「脳外科手術の術前検査に使用するもの」からの適用拡大で，2009年に認められた先進医療「光トポグラフィー検査を用いたうつ症状の鑑別診断補助」の5年間の実績に基づくものである．

　対象となるのは，「抑うつ症状を有している場合であって」「うつ病として治療を行っている患者であって，治療抵抗性であること，統合失調症・双極性障害が疑われる症状を呈すること等により，うつ病と統合失調症又は双極性障害との鑑別が必要な患者」で，「当該保険医療機関内に配置されている神経内科医又は脳神経外科医により器質的疾患が除外されている」場合である．つまり，認知症を含む脳器質疾患によるものではないことがその医療機関で確認されており，抑うつ状態を呈してうつ病と臨床診断されているが，症状や経過の特徴から双極性障害や統合失調症の可能性があると考えられる場合に有用になる[3]．

(2) 保険適用の根拠

　保険適用の根拠のひとつとなったのは，多施設共同プロジェクトの結果である[14]．この多施設共同プロジェクトは，全国7施設の双極性障害・うつ病・統合失調症の患者673名と健常者1,007名を対象としたもので，うちうつ状態を示している患者群について，うつ病と双極性障害・統合失調症を判定できる基準を1施設のデータに基づいて定めて，他の6施設のデータを検討した．

　データの判別に有用であったのは，酸素化ヘモグロビン濃度の前頭部平均波形の重心値であった．この重心値が言語流暢性課題60秒区間のうちの44秒より前にあればうつ病，44秒より後ろにあれば双極性障害・統合失調症という基準に基づくと，うつ病の74.6%，双極性障害・統合失調症の85.5%のデータを正しく分類できた．

　なお，保険適用が時期尚早であるとの批判については，別稿[3]に詳しく述べた．

(3) 統合失調症についてのNIRS研究

　NIRSの精神疾患への臨床応用についての英文原著論文は150編以上あり，統合失調症については40編以上にのぼる．前頭葉について検討を行い，精神疾患でその機能低下を示した報告が多い[15,16]．NIRSの多チャンネル装置の商品化で日本の医療機器企業が先行したことを背景にして，40編以上の報告のうち日本からのものが約2/3を占めている．

　保険適用となったNIRS検査の統合失調症における所見については，加齢による変化には健常者と差を認めないが[17]，臨床病期の進行とともに賦活低下が進行する[18]，前頭部のデータがGAF（Global Assessment of Functioning）得点と正の相関を示

す[19,20]ことが明らかとなっている．これらの結果は，前頭部のデータには病状指標としての意味がある可能性を示唆しており，治療反応性やその予測の指標としての意義について考察がある[21]．

バイオマーカーと診断

1 | バイオマーカーの効果量

統合失調症についてのさまざまなバイオマーカーの意義をメタ解析における効果量として比較すると，認知機能障害（言語性記憶 1.41，注意機能 1.16）＞神経生理指標（MMN 成分振幅 0.99，P300 成分振幅 0.85）＞脳機能画像（前頭葉賦活 0.81，前頭葉安静 0.65）＞脳構造画像（右海馬 0.58，左上側頭回 0.55），という順となる[22]．異なる研究領域で得られた効果量を比較することには統計学的な問題があるが，おおまかには統合失調症で認められる所見の健常者からの隔たりの程度は「認知機能＞神経生理機能＞脳機能画像＞脳構造画像」の順になるというもので，常識的にも理解しやすい結果である．

2 | 脳機能に基づく精神科診断学

こうして研究方法を洗練させていくと，それなりの成果は得られる．しかし，精神疾患についての現在の疾患概念が心理学的に構築されたものであることを，もう一度思い出す必要がある．従来の精神疾患概念を前提として，それぞれの精神疾患の脳機能を解明する方法には限界がある．その限界を乗り越えるために提唱されているのは，「疾患より脳心理機能」という方向性である[23,24]．これは，精神症状学は従来のままとしたうえで，疾患横断的に考える考え方によって，脳機能にもとづく精神症状学を目指そうとするもので，NIMH により the Research Domain Criteria（RDoC）というプロジェクトが実施されている．

こうした方向性をさらに進めて，疾患診断にも精神症状にも依存しない，脳機能に基づく精神疾患診断学を考えることができる．精神疾患も精神症状もさまざまな脳機能についての膨大なデータを，そのデータだけに基づいて分類するという方法である．そうして分類されたデータについて，後から臨床的な診断と症状がどのように対応するかを検討する方法が，そのひとつの可能性である．数学的には「教師なし学習」とされる．そうして得られた疾患分類がこれまでの精神疾患概念とどのように対応するか，症状分類が従来の精神症状学とどのように対応するかを明らかにできると，精神症状学と精神疾患診断学の脳機能に基づいた再構築に結びついていく[25]．

臨床検査を実用化することの意義

1│当事者にとっての臨床検査の役割

　診察室での症状や病歴についての問診に基づいて，重大かもしれない病名を告げ，仕事をしばらく休むよう勧め，長期間にわたる服薬を求める，そうした診療を精神科医は日々繰り返している．当事者の立場にたってみれば，検査結果がないなかで病気を認められずに病識をもてないこと，自覚症状がなくなると服薬を止めるためにアドヒアランスが悪いことは，無理もない面がある．

　高血圧や糖尿病の患者は，みずからの血圧や血糖値を知ることで，診断に納得し，運動や食事療法や服薬に励み，その効果を実感することができる．治療を「受ける」のではなく，能動的に治療に取り組む主体としての立場を可能にする手掛かりのひとつが，血圧や血糖値という検査結果である．臨床検査には，当事者中心の医療を実現する基盤としての役割がある．「当事者にとっての臨床検査の役割」である．

2│症状に基づいて診断することの意味

　精神疾患は臨床症状に基づいて診断している．それは「症状が認められるようになってからの診断」を意味する．がんも虚血性心疾患も糖尿病も，臨床的な症状が認められるようになってからの診断は，望ましいものではない．臨床症状を自覚する前に，病気の初期あるいはその前段階を臨床検査でとらえるよう努め，早期に治療や予防を図ることで，治療成果と予後の改善を目指している．

　それに対して，精神疾患の現状はそもそも予防を考えることが難しい構造である．精神疾患には症状が精神機能に現れることによる独自性があることを認めたうえで，なお他疾患と同じような取り組みで精神疾患の治療成果と予後の改善を実現できないか．そうした精神疾患を特別視しない普遍的な見方を，精神科医として考えなければならない時代を迎えてきている[25]．

3│医療における臨床検査の役割

　精神疾患についての臨床検査を考えるうえでは，医療における臨床検査の役割を改めて振り返ることが有用である．『異常値の出るメカニズム』の序論「検査値を正しく判断するために」は，医療現場において臨床検査がどう位置づけられているかについてこの危惧も含めてまとめたもので，精神科医が改めて振り返る基本となる[26]．

　臨床検査の対象について「臨床検査の対象となる生体の変化はファジーなものであり，無生物の剛体を計測するのとは根本的に異なる」という特徴を挙げ，その計測について「生体変化はファジーな性質をもっているので，目的によって計測技術を選ばなければならない…目的とする生体情報を取り出すためには，計測技術の選択とその

精度が重要である」と対象の特徴に応じた精度選択の必要性を指摘したうえで，得られるデータの利用について「臨床検査結果を判断するにはこうした検査数値をもう一度ファジーな現象に戻して，臨床的に判断することが要求される」と臨床的な判断の意味を強調し，そのうえで「同じ検査項目であっても，どのような病期に実施するか，ほかにどのような検査が実施されているか，によって診断的価値は大きく異なる」として診療における価値の視点を紹介している．

　こうしたことは精神疾患にも共通することである．そのうえで，精神疾患が他の疾患と異なるのは，現状では診断や治療に有用な臨床検査が皆無である点であるために，当事者や家族の臨床検査への期待が，他の疾患に比して高いことである．その点についての配慮が必要となる．

研究の成果を日常診療へと発展させる

　これまで述べてきたように，臨床検査には，当事者や家族が診断に納得し，治療に励み，その効果を実感することを可能にすることを通じて，能動的に治療に取り組む主体となる手掛かり，つまり当事者中心の医療を実現する基盤としての役割がある．先進医療としてNIRS検査を実施した施設は，「検査を受けて結果を目にすることで初めて診断に納得できた，治療を頑張ろうという気持ちになることができた」という患者の感想を共通して経験している．その背景にあるのは，目に見える検査結果がないままで精神疾患の診断や治療が進むことについての，当事者や家族の心許ない気持ちである．

　さらにこうした臨床検査には，診断が正しいかどうか，治療が順調に進んでいるかどうかなど，みずからが提供するサービスを医療職自身で評価する際の指標のひとつとなるという，サービスの質を向上する手掛かりとしての役割もある．そうした指標がないなかでは，質の低いサービスを提供していながらそのことに自分自身で気づくことができないということが起こりうる．

　こうした精神疾患についての研究の成果を臨床検査として保険診療のなかで実用化することの意義を精神科医が共通認識し，医学の専門家としての科学性と医療の専門職としての実用性との2つの立場のバランスを保ちながらこの課題に向き合い，そのことを通じて統合失調症の回復の増進に貢献することが求められる[27]．

●文献

1) Howes OD, Kambeitz J, Kim E, et al：The nature of dopamine dysfunction in schizophrenia and what this means for treatment. Arch Gen Psychiatry 69：776-786, 2012
2) Kambeitz J, Abi-Dargham A, Kapur S, et al：Alterations in cortical and extrastriatal subcortical dopamine function in schizophrenia：systematic review and meta-analysis of imaging studies. Br J Psychiatry 204：420-429, 2014
3) 福田正人：「抑うつ状態の鑑別診断補助」としての光トポグラフィー検査―精神疾患の臨床検査を保険診療として実用化する意義．精神経誌 117：79-93, 2015
4) Zarogianni E, Moorhead TW, Lawrie SM：Towards the identification of imaging biomarkers in

schizophrenia, using multivariate pattern classification at a single-subject level. Neuroimage Clin 3：279-289, 2013
5) Orrù G, Pettersson-Yeo W, Marquand AF, et al：Using Support Vector Machine to identify imaging biomarkers of neurological and psychiatric disease：a critical review. Neurosci Biobehav Rev 36：1140-1152, 2012
6) Borgwardt S, Fusar-Poli P：Third-generation neuroimaging in early schizophrenia：translating research evidence into clinical utility. Br J Psychiatry 200：270-272, 2012
7) 福田正人：精神疾患の脳画像ケースカンファレンス-診断と治療へのアプローチ．中山書店, 2014
8) Neuhaus AH, Popescu FC, Bates JA, et al：Single-subject classification of schizophrenia using event-related potentials obtained during auditory and visual oddball paradigms. Eur Arch Psychiatry Clin Neurosci 263：241-247, 2013
9) Neuhaus AH, Popescu FC, Rentzsch J, et al：Critical evaluation of auditory event-related potential deficits in schizophrenia：evidence from large-scale single-subject pattern classification. Schizophr Bull 40：1062-1071, 2014
10) Higuchi Y, Sumiyoshi T, Seo T, et al：Mismatch negativity and cognitive performance for the prediction of psychosis in subjects with at-risk mental state. PLoS One 8：e54080, 2013
11) Suzuki M, Takahashi S, Matsushima E, et al：Exploratory eye movement dysfunction as a discriminator for schizophrenia：a large sample study using a newly developed digital computerized system. Eur Arch Psychiatry Clin Neurosci 259：186-194, 2009
12) Swerdlow NR, Gur RE, Braff DL：Consortium on the Genetics of Schizophrenia (COGS) assessment of endophenotypes for schizophrenia：An introduction to this Special Issue of schizophrenia research. Schizophr Res 163：9-16, 2015
13) Fujino H, Sumiyoshi C, Sumiyoshi T, et al：Performance on the Wechsler Adult Intelligence Scale-Ⅲ in Japanese patients with schizophrenia. Psychiatry Clin Neurosci 68：534-541, 2014
14) Takizawa R, Fukuda M, Kawasaki S, et al：Neuroimaging-aided differential diagnosis of the depressive state. Neuroimage 85 Pt 1：498-507, 2014
15) Dieler AC, Tupak SV, Fallgatter AJ：Functional near-infrared spectroscopy for the assessment of speech related tasks. Brain Lang 121：90-9109, 2012
16) Ehlis AC, Schneider S, Dresler T, et al：Application of functional near-infrared spectroscopy in psychiatry. Neuroimage 85 Pt 1：478-488, 2014
17) Chou PH, Koike S, Nishimura Y, et al：Similar age-related decline in cortical activity over frontotemporal regions in schizophrenia：a multichannel near-infrared spectroscopy study. Schizophr Bull 41：268-279, 2015
18) Koike S, Takizawa R, Nishimura Y, et al：Different hemodynamic response patterns in the prefrontal cortical sub-regions according to the clinical stages of psychosis. Schizophr Res 132：54-61, 2011
19) Kinou M, Takizawa R, Marumo K, et al：Differential spatiotemporal characteristics of the prefrontal hemodynamic response and their association with functional impairment in schizophrenia and major depression. Schizophr Res 150：459-467, 2013
20) Takizawa R, Kasai K, Kawakubo Y, et al：Reduced frontopolar activation during verbal fluency task in schizophrenia：a multi-channel near-infrared spectroscopy study. Schizophr Res 99：250-262, 2008
21) Koike S, Nishimura Y, Takizawa R, et al：Near-infrared spectroscopy in schizophrenia：a possible biomarker for predicting clinical outcome and treatment response. Front Psychiatry 4：145, 2013
22) 福田正人：統合失調症の臨床診断と疾患概念．精神科診断学 1：28-38, 2008
23) Cuthbert BN, Insel TR：Toward new approaches to psychotic disorders：the NIMH Research Domain Criteria project. Schizophr Bull 36：1061-1062, 2010
24) Insel T, Cuthbert B, Garvey M, et al：Research domain criteria (RDoC)：toward a new classification framework for research on mental disorders. Am J Psychiatry 167：748-751, 2010
25) 福田正人, 青山義之：診断概念の変遷—DSM-Ⅲ以降（統合失調症スペクトラム障害および他の精神病性障害）．村井俊哉, 宮田久嗣（編）：DSM-5 を読み解く—伝統的精神病理, DSM-Ⅳ, ICD-10 をふまえた新時代の精神科診断—統合失調症スペクトラム障害および他の精神病性障害, 物質

関連障害および嗜癖性障害群,pp20-29,中山書店,2014
26) 河合 忠,屋形 稔,伊藤喜久,他(編):異常値の出るメカニズム,第6版.医学書院,2013
27) 三國雅彦,福田正人,功刀 浩:精神疾患診断のための脳形態・機能検査法.新興医学出版社,2012

〔福田正人〕

第3部

軽症の統合失調症と鑑別を要する疾患・症候

第 1 章 気分障害

疾患・症候の概念と特徴

　　　　気分障害には，うつ病と双極性障害が含まれる．ICD-10 では気分［感情］障害とされている．DSM-5 では，両者の生物学的差異などから，「気分障害」の大項目がなくなったが，両者の抑うつエピソードは症状のみでは鑑別できず，（軽）躁病エピソードの有無という経過のみによって鑑別されるため，やはり関連した疾患ととらえる必要がある．抑うつエピソードは，抑うつ気分，興味・喜びの喪失という中核症状により特徴づけられるが，ほとんどの場合，睡眠，食欲，精神運動制止または焦燥，易疲労性などの身体症状を伴う．うつ病は，中核群であるメランコリー型，パーソナリティー障害に伴うことの多い非定型うつ病から，高齢者における認知症の前駆症状としてのうつ病まで，さまざまな原因で起こる症候群と考えるべきものである．一方，双極性障害は，ゲノム要因が大きく関与する，生物学的要因の強い疾患と考えられている．

診断・鑑別診断のポイント

　　　　うつ病と統合失調症とでは当然ながら治療の目標から薬物選択，精神療法の方向性，リハビリテーションのあり方まで，多くの面で異なっているため，その鑑別は重要である．

　　　　DSM-5 のうつ病(大うつ病性障害)診断においては，D 項目に，その症状が統合失調症スペクトラム障害および他の精神病性障害によるものではない，という基準があり，うつ病よりも統合失調症や統合失調感情障害などの診断が優先される．すなわち，統合失調症などの精神病性障害を除外しなければうつ病とは診断できない．

1 | うつ病を統合失調症と誤診する場合

　　　　実際にはうつ病として治療すべきケースであるにもかかわらず，統合失調症と診断してしまう場合としては，精神病症状を伴ううつ病の場合がある．幻覚，妄想，緊張病症状など，統合失調症の DSM-5 診断基準の A 項目を満たす陽性症状が，抑うつ

エピソードの期間中のみに存在している場合には，精神病症状を伴ううつ病と診断される．こうした場合，幻覚，妄想の内容は，抑うつに関する主題に関わる微小妄想（貧困妄想，罪業妄想，心気妄想など）である場合が多い．これらは精神病理学においては，統合失調症に特徴的な一次妄想とは異なる二次妄想（あるいは妄想様観念）とされる．これは，事実と異なる内容を異常に高い確信度で信じており，訂正不能であるという点では妄想ではあるが，うつ病の症状である無価値感，罪責感，心気症状などが極度に高まった状態と理解することができ，うつ病の中核症状との連続性があるものである．

そのほか，うつ病でみられうる妄想に，不死妄想（自分は死ぬこともできず生き続けなければならない），否定妄想（内臓がない，など）があり，これらを伴う場合をコタール症候群と呼ぶ．DSM-5では，こうした抑うつに関わる主題以外の妄想ではなく，統合失調症に特徴的とされるSchneiderの一級症状を呈する場合であっても，それが抑うつエピソード中のみにみられる場合には，診断はうつ病となる．この場合，「気分に一致しない精神病性の特徴を伴う」との特定用語が添えられることになる．この場合は，うつ病という診断であっても，家族歴などの点で統合失調症に近い面もみられることから，うつ病と統合失調症の中間的な病態ととらえるべきであろう．

抑うつエピソードと繋がったかたちで，2週間以上，抑うつ症状なしに精神病症状が続く場合には，統合失調感情障害，抑うつ型となる．この場合には，診断名は異なっても，臨床的には統合失調症に近い．

〈症例1：27歳，女性〉

27歳時，特に誘因なく，家にひきこもるようになった．家族に対して妙に他人行儀なしゃべり方をし，話しかけてもほとんど口をきかず，突然道端で正座をして手を合わせて拝み始めるなどの奇妙な行動が現れたため，近医より精神科に紹介された．診察時，「謝りなさい」と命令する幻聴が存在することがわかり，統合失調症と診断され，抗精神病薬により治療したところ，早期に疎通性は改善し，陰性症状を残すことなく改善した．症状改善後，詳細に病歴を聴取したところ，今回のエピソードでは，抑うつ気分，興味・喜びの喪失などの症状から始まり，抑うつ状態が極期となり，強い罪責感に伴って上記の症状が出現してきたことが判明し，気分に一致する精神病性の特徴を伴ううつ病と診断された．

〈症例2：38歳，女性〉

精神運動興奮状態として，近医より精神科に紹介された．入院時，興奮状態で，不安・緊張は強いものの，抑うつ気分は明らかではなかった．医療スタッフに対し易怒的で，拒食，拒薬し，幻聴（隣の部屋の患者が「バカ」と言う声），幻嗅（部屋がガス臭い），妄想（親戚の葬式の通知が来た），幻覚・妄想に支配された行動（葬式の準備をする）がみられたため，統合失調症を疑い，抗精神病薬により治療を開始した．次第に接触が取れるようになり，詳細に面接を進めたところ，入院前より，抑うつ気分，自

責感などを中心とする抑うつ状態があり，次第に抑うつ的な主題に関する幻覚妄想が出現し，これらが前景に現れた幻覚妄想状態となっていたことが判明した．そのためうつ病と診断を変更し，抗うつ薬に変更した．症状は次第に改善し，完全寛解に至り，退院となった．

2 | 統合失調症をうつ病と誤診する場合

　一方，統合失調症と診断して治療すべきケースにもかかわらず，うつ病と診断してしまうケースとしては，情報不足の場合や初期の場合などがある．

　以前は，幻覚，妄想，緊張病症状などの陽性症状が全く存在しない場合でも，特徴的な陰性症状がみられれば，単純型統合失調症という診断がなされる場合があった．しかしながら，陰性症状のみで統合失調症を積極的に診断できるほど，陰性症状の診断一致率は高くないことから，現在のDSM-5では，このような診断は認められていない．

　実際は幻聴，妄想があるのに，患者がそれを隠す場合も少なからずあり，こうした場合はうつ病と誤診される可能性がある．統合失調症の陰性症状とうつ病の症状は，概念的には区別されている．たとえば，感情鈍麻，思考貧困といえば統合失調症の症状，抑うつ気分，思考制止といえばうつ病の症状であるが，診断における最大の問題は，実際の患者の徴候を，感情鈍麻，思考貧困と評価するかどうかという点にある．すなわち，うつ病における抑うつ気分であっても，それが極度になれば，感情鈍麻といってもよい程の症状となりうる．また，思考制止があまりにも強ければ，要素的な症候としては，思考貧困との鑑別は難しいかもしれない．診断基準のうえでは，形式上は，まず個々の症候を診断し，症候の組み合わせで症候群を診断し，疾患診断に至ることになっているが，実際には，症候の組み合わせのパターンからまず症候群を疑い，そのなかの個別要素の症状名について，症候群に合わせた症状名として理解する，というのが実際のプロセスと言えるであろう．ただし，こうしたやり方が行きすぎれば，一歩間違えると，直感的な診断に陥る危険もあるため，症候から症候群へ，症候群から症候へという双方向性に検討を行いながら，注意深く診断を進める必要がある．

　統合失調症の前駆期(at risk mental state；ARMS)の場合には，当然ながら統合失調症の基準を満たさず，精神病リスク症候群の診断名もDSM-5に取り入れられなかったことから，うつ病と診断するほかないケースもあると思われる．そもそも精神病リスク症候群が診断基準に採用されなかった背景には，こうした状態にある者全員が統合失調症に進展するわけではないため，過剰診断，過剰治療が避けられないことや，スティグマの問題などがある．

　統合失調症の前駆期の特徴的な症状とされる弱められた幻聴，知覚過敏，関係念慮などは，発達の経過中一過性に出現する場合があり，思春期には一定程度の割合でみ

られるため，これらがみられ，統合失調症の前駆期が疑われた場合でも，結論を急ぎすぎないよう，注意が必要であろう．

〈症例3：16歳，男性〉

　高校2年時，理由なく泣けてしまう，人の中に入っていけない，といった症状が出現し，寝つきが悪く朝が起きられず，学校に行けなくなった．次第に家にひきこもるようになり，精神科を初診した．明らかな幻覚・妄想は認めず，抑うつ気分などの症状が認められたため，うつ病と診断し，経過を観察した．症状をよく聴いたところ，泣きたくないのに泣けてしまう，と述べ，感情に対する自己所属感の希薄化が背景にあると考えられた．軽い関係念慮，注察念慮などの陽性症状の萌芽と疑われる症状もみられ，統合失調症の前駆状態の可能性を疑い，少量の非定型抗精神病薬で治療したところ，次第に改善し，以前より，自分の行為についてコメントする幻聴が存在していたことを話すようになり，統合失調症と確定診断した．

〈症例4：26歳，男性〉

　25歳時，勤務していた会社が倒産し，これを機に次第に無気力，易疲労感，希死念慮が出現し，精神科を受診した．抑うつ気分，興味・喜びの喪失などを認め，うつ病の診断で抗うつ薬による治療を開始したが，すぐに来院しなくなった．1年後，再診したが，診察時，人と話すのが嫌，新しい医師とはあまり話したくない，と訴え，ほとんどしゃべらなかった．うつ病を疑いつつ，経過観察していたところ，次第に少しずつ自らのことを語るようになった．その結果，何年も前から，他人の話が自分のことを話しているように思えたこと，命令する幻聴などが聞こえ，幻聴と会話することができたことなどを話した．幻聴は今も時々あり，人と話すことに恐怖感があると述べた．統合失調症と診断を変更し，抗精神病薬による治療を開始したところ，幻聴はほぼ消失した．作業所への通所を促したところ，何とか通所を開始したが，他の人のことが気になり，なかなか適応できない状態が続いている．

3│統合失調症と躁状態の鑑別

　躁病エピソードにおいても，抑うつエピソードと同様，精神病症状がみられる場合が多い．気分に調和した精神病症状としては，誇大妄想が最も特徴的であり，これは躁病における誇大性が極端になったものであり，うつ病における微小妄想と同様の二次妄想である．

　また，躁病では，誇大妄想から発展して被害妄想へと進展する場合も多い．自分は重要人物なので，CIAに狙われている，といった具合である．

　さらに，DSM-5では，躁病においてもSchneiderの一級症状がみられる場合があるとされている．ただし，こうした気分に一致しない精神病症状を呈する場合には，

うつ病の場合と同様，その経過は統合失調症と双極性障害の中間的なものであると考えたほうがよいであろう．

　精神病症状を伴う躁病と統合失調症は，概念的には区別されるものであり，症状名の面でも，「観念奔逸」であれば躁病，「滅裂」「連合弛緩」であれば統合失調症ということになる．しかし，これもまた，うつ病と同様，単一の症状のみで区別しうるものとはいえず，躁病における観念奔逸が極度の場合，統合失調症における滅裂と何ら区別がつかない場合がある．躁病患者の場合，寛解後に滅裂な思考について問いただすと，どのような思考の流れでその滅裂な言動を行っていたかを聞き取れる場合もあり，後方視的な診断の確認には参考になるかもしれないが，急性期の診療においては確認のしようがない．実臨床においては，両者の鑑別が必ずしも容易ではないということを念頭におく必要がある．すなわち，幻聴・妄想が前景に出て，観念奔逸が顕著で思考が著しく解体した極度の躁状態は，統合失調症と区別がつけがたく，実際，初発の躁状態において統合失調症と誤診される双極性障害患者は少なくない．また，躁状態が混合性の特徴を伴う場合，鑑別はさらに困難となる．

　鑑別点としては，易怒性は両者でみられるが，爽快気分，高揚気分は躁状態の特徴であるので，単に易怒的であるのか，背景に爽快気分があるのかを見極める．そして何よりも，横断面のみでの鑑別は難しいと考え，経過に注目することが必要である．こうした状態では，本人から得られる情報には限りがあるため，家族など，周囲の者からの情報が必要である．高揚気分などを伴う躁状態から始まり，行動の増加とともに次第に易怒性，被害関係妄想へと進展してきたのか，被害関係念慮が元々あり，次第に興奮に至ったのか，その経過を明らかにして診断することが必要である．しかしながら，精神科救急現場ではそのような余裕はない．したがって，急性精神病においては，せめて，間違いなく統合失調症と診断できるケースなのか，双極性障害の躁状態による症状である可能性が否定できないため，診断のためには詳細な病歴聴取や客観的情報の収集を待つ必要があるのかを明確にし，診断が未確定であることを忘れずに治療を進めるべきであろう．急性期の治療はともかくとしても，寛解後の維持療法においては，双極性障害と統合失調症では，その目標も用いる薬剤も全く異なってくるからである．

　躁病エピソードの場合も，その前後に2週間以上，気分症状なしに精神病症状が続いた場合には，統合失調感情障害，双極型の診断となる．双極型の統合失調感情障害では，家族歴や臨床経過は，精神病症状を伴う双極性障害に近いと考えてよい．

4 | 緊張病状態の鑑別

　緊張病状態は，昏迷，あるいは無目的な行動過多に，反響言語，反響動作，カタレプシー，衒奇症などの特徴的な症状を伴う症候群である．
　日本では緊張病状態を呈する場合，統合失調症と診断されやすいと推測される．
　緊張病状態を呈する場合，まず除外すべきは器質性精神障害である．特に，最近に

なって見出された抗NMDA受容体脳炎は，緊張病に近い病像を示すため，歯を食いしばるような不随意運動などの特徴的な症状，卵巣奇形腫の併存などに注意し，脳脊髄液検査などにより鑑別診断を行う必要がある．

そして，DSM-5でうつ病，双極性障害の診断基準に「緊張病を伴う」という特定用語が示されている通り，うつ病，双極性障害のうつ状態，躁状態でも，緊張病を伴うことがある．緊張病状態に対する治療は，統合失調症であっても気分障害であっても，電気けいれん療法やベンゾジアゼピンを用いることとなり，大差はないと思われるが，その後の治療は異なってくることから，何による緊張病であるのかをしっかりと診断する必要がある．緊張病自体は，診断にかかわらず同様の状態を呈するため，横断面の症状だけでは鑑別は難しい．緊張病状態となるまでの経過をしっかりと判断することが重要である．

以前に非定型精神病と言われたような錯乱，昏迷のみを反復する症例も確かに存在し，こうした場合，特定不能の精神病性障害と診断するほかないが，前述の自己免疫性脳炎など，これまで診断されていなかった器質性精神障害の診断が可能になるにつれて，こうした診断に該当する症例は減少していくかもしれない．

5 うつ病の診断

上記のような統合失調症との鑑別点を踏まえ，うつ病の診断を行う．

うつ病の診断においては，
- 器質性，症状性の除外
- 薬剤性の除外
- 統合失調症などの他の精神病性障害の除外
- 双極性障害の除外
- 抑うつエピソードのA基準を満たすかどうかの確認
- 社会生活障害の確認
- 死別反応との鑑別

が重要となる．

6 抑うつエピソードの診断基準

抑うつエピソードのDSM-5診断基準では，必須症状項目のうちどちらかを必ず1つ含み，必須症状2つ，身体症状4つ，精神症状3つ，あわせて9項目中，5つがほぼ毎日，一日中存在することが必要である(表3-1)．

(1) 必須症状項目

このうち，少なくともどちらか一方が必ず含まれていなければならない必須項目は抑うつ気分および興味・喜びの喪失という2つの中核症状である．

表 3-1　うつ病の症状

必須症状項目	身体症状	精神症状
抑うつ気分	食欲	罪責感
興味・喜びの喪失	睡眠障害	集中困難，決断困難
	精神運動制止または焦燥	希死念慮
	易疲労性，気力低下	

　抑うつ気分は，何とも形容しがたい非常に嫌な気分が，一日中，毎日，2週間以上続くもので，普段感じたことがないほどのうっとうしい何とも言えない嫌な気分が，襲いかかってくるようなものである．単なる意欲がない，といった場合とは区別する必要がある．意欲は，報酬が少ないといったさまざまな理由で低下しうるものであり，意欲低下の病的意義の判断には注意が必要である．

　興味・喜びの喪失とは，大好きだったことを含め，ほぼすべてのことに対する興味を失うものであり，特定の対象に対する興味を失うだけではこの症状とは判断しない．いわゆる"新型うつ"騒ぎにおいては，会社には行けないが家では楽しく過ごせるといった症例がうつであると誤認されていた場合があるようであるが，これは興味・喜びの喪失という症状の定義をしっかり適用していなかったことによる誤解であろう．

　これら2つの中核症状のうち少なくとも1つが存在する場合のみ，うつ病の診断の可能性がある．

(2) 身体症状

　抑うつエピソードの基準に示されている4つの身体症状は，食欲，睡眠，精神運動制止・焦燥，易疲労性である．

　このうち，食欲，睡眠，精神運動の3つにおいては，食欲低下と過食，不眠と過眠，制止と焦燥という，2つの方向性のどちらの症状を満たしてもよいとされている．したがって，同じうつ状態でも，さまざまな場合があることになる．

　特に，過眠，過食は非定型症状とされ，季節性感情障害においては冬眠症状として，その診断において重視される．また，過眠，過食は双極性障害のうつ状態でもしばしばみられる特徴である．

　焦燥は，単なる焦燥感ではなく，実際にじっとしていられなくなり，立ったり座ったりと，身体が動いてしまう場合である．したがって，抗精神病薬の副作用であるアカシジアとの鑑別も重要となる．うつ状態においては，精神運動制止と焦燥の2つが入り混じって現れることも多い．

(3) 精神症状

　その他，罪責感，決断困難・集中困難，希死念慮などの特徴的な精神症状が診断基準項目に含まれている．罪責感は，自責感という形で現れる場合も多い．

DSM-5における抑うつエピソードの診断基準を**表3-2**に示す．

(4) 著しい苦痛と社会的，職業的な障害

抑うつエピソードのB基準は，その存在が忘れられがちであるが，著しい苦痛，または社会的，職業的な機能障害を引き起こしているという，精神疾患全般に共通す

表3-2　DSM-5による抑うつエピソードの診断基準

A. 以下の症状のうち5つ(またはそれ以上)が同じ2週間の間に存在し，病前の機能からの変化を起こしている．これらの症状のうち少なくとも1つは，(1)抑うつ気分，または(2)興味または喜びの喪失である．

　注：明らかに他の医学的疾患に起因する症状は含まない．

　(1) その人自身の言葉(例：悲しみ，空虚感，または絶望感を感じる)か，他者の観察(例：涙を流しているように見える)によって示される，ほとんど1日中，ほとんど毎日の抑うつ気分(注：子どもや青年では易怒的な気分もありうる)

　(2) ほとんど1日中，ほとんど毎日の，すべて，またはほとんどすべての活動における興味または喜びの著しい減退(その人の説明，または他者の観察によって示される)

　(3) 食事療法をしていないのに，有意の体重減少，または体重増加(例：1カ月で体重の5%以上の変化)，またはほとんど毎日の食欲の減退または増加(注：子どもの場合，期待される体重増加がみられないことも考慮せよ)

　(4) ほとんど毎日の不眠または過眠

　(5) ほとんど毎日の精神運動焦燥または制止(他者によって観察可能で，ただ単に落ち着きがないとか，のろくなったという主観的感覚ではないもの)

　(6) ほとんど毎日の疲労感，または気力の減退

　(7) ほとんど毎日の無価値感，または過剰であるか不適切な罪責感(妄想的であることもある．単に自分をとがめること，または病気になったことに対する罪悪感ではない)

　(8) 思考力や集中力の減退，または決断困難がほとんど毎日認められる(その人自身の言葉による，または他者によって観察される)．

　(9) 死についての反復思考(死の恐怖だけではない)．特別な計画はないが反復的な自殺念慮，または自殺企図，または自殺するためのはっきりとした計画

B. その症状は，臨床的に意味のある苦痛，または社会的，職業的，または他の重要な領域における機能の障害を引き起こしている．

C. そのエピソードは物質の生理学的作用，または他の医学的疾患によるものではない．

注：診断基準A〜Cにより抑うつエピソードが構成される．抑うつエピソードは双極I型障害でしばしばみられるが，双極I型障害の診断には必ずしも必須ではない．

注：重大な喪失(例：親しい者との死別，経済的破綻，災害による損失，重篤な医学的疾患・障害)への反応は，基準Aに記載したような強い悲しみ，喪失の反芻，不眠，食欲不振，体重減少を含むことがあり，抑うつエピソードに類似している場合がある．これらの症状は，喪失に際し生じることは理解可能で，適切なものであるかもしれないが，重大な喪失に対する正常な反応に加えて，抑うつエピソードの存在も入念に検討すべきである．その決定には，喪失についてどのように苦痛を表現するかという点に関して，各個人の生活史や文化的規範に基づいて，臨床的な判断を実行することが不可欠である．

〔日本精神神経学会(日本語版用語監修)，髙橋三郎，大野　裕(監訳)：DSM-5 精神疾患の診断・統計マニュアル．pp125-126，医学書院，2014より〕
双極I型障害の項より転載．双極II型障害の項では，抑うつエピソードが双極I型障害の診断に必須ではない旨の注がない．また，うつ病の診断基準ではD，E項目が追加される．

る基準である．うつ病の診断においては，正常範囲の抑うつとの鑑別が必要であり，この項目はその意味で重要である．すなわち，特に苦痛を感じておらず，仕事や社会的な面で特に問題もない状態であれば，うつ病とは診断されない．

(5) 身体疾患の除外

うつ状態を引き起こすことが多い身体疾患は，主に内分泌疾患と神経疾患である．

内分泌疾患としては，甲状腺機能低下症，クッシング病，下垂体機能障害などがうつ状態を引き起こす．また，脳梗塞後のうつ病，パーキンソン病によるうつ病も多い．アルツハイマー病などの認知症では，前駆症状として抑うつ状態を呈する場合が多い．

これらの鑑別のため，必要に応じて内分泌学的検査，脳画像検査を行う．

(6) 薬剤性の除外

うつ状態を引き起こす可能性がある薬は多数あるが，主に依存性薬物と治療薬が含まれる．依存性薬物としてはアルコールがうつ状態を引き起こす可能性があるほか，覚せい剤の離脱においてもうつ状態が生じる可能性がある．治療薬による抑うつ状態もしばしばみられ，患者が服用している治療薬のなかに，副作用を熟知していないものがあれば，抑うつを引き起こす可能性があるものがないかどうか，必ず添付文書，文献などにて確認する必要がある．

うつ病を引き起こす治療薬として，代表的なのはインターフェロンである．その他，禁煙補助剤のバレニクリン，食欲抑制剤のマジンドール，プロゲステロン受容体作動薬，GnRH誘導体（ブセレリン）など，添付文書においてうつ病に対して禁忌または慎重投与とされている薬剤は多数あり，これらもうつ病を誘発する可能性がある．

(7) 死別反応との鑑別

子どもや配偶者を失う死別体験に伴う抑うつは，それ自体は病気とはみなされないが，家族を失ったことを契機として，明らかなうつ病を発症した場合には，むしろ診断して治療を進めるべきである．

DSM-Ⅳでは，家族を失った後，2カ月以内であれば大うつ病性障害と診断しないと明記されていたが，DSM-5では上記のような考えに基づき，こうした制限がなくなった．

7｜精神病性障害および双極性障害との鑑別

前述の通り，統合失調症や統合失調感情障害などの診断は，うつ病の診断より優先されるため，統合失調症などの精神病性障害であれば，うつ病とは診断されない．

抑うつエピソードの基準を満たし，躁病エピソードの病歴があれば，双極Ⅰ型障害，躁状態はなく軽躁病エピソードの病歴があれば，双極Ⅱ型障害と診断される．こ

のうち，過去の軽躁病エピソードの診断は非常に難しく，評価者間の一致度も低いことは認識しておく必要がある．また，躁状態では病識がない場合も多く，うつ状態で受診した際に，患者が躁病エピソードの既往を述べなかったり，家族からの情報では明らかに躁状態であったと考えられるのに，本人が否定したりする場合も多い．

8│躁病エピソードの診断基準

躁病エピソード(表 3-3)が一度でもあれば，双極Ⅰ型障害，軽躁病エピソードと抑うつエピソードがある場合には双極Ⅱ型障害と診断される．

(1)中核症状

躁病の中核症状は高揚気分，爽快気分，易怒性であり，持続的な目標指向性の活動または活力の亢進である．なお，易怒性のみの場合には，診断がやや不確実である．そのため，高揚気分，爽快気分がある場合には，その他の症状は3つでよいが，易怒性のみの場合はその他の症状が4つ必要とされている．

表 3-3　DSM-5 による躁病エピソードの診断基準

A. 気分が異常かつ持続的に高揚し，開放的または易怒的となる．加えて，異常にかつ持続的に亢進した目標指向性の活動または活力がある．このような普段とは異なる期間が，少なくとも1週間，ほぼ毎日，1日の大半において持続する(入院治療が必要な場合はいかなる期間でもよい)．
B. 気分が障害され，活動または活力が亢進した期間中，以下の症状のうち3つ(またはそれ以上)(気分が易怒性のみの場合は4つ)が有意の差をもつほどに示され，普段の行動とは明らかに異なった変化を象徴している．
　(1) 自尊心の肥大，または誇大
　(2) 睡眠欲求の減少(例：3時間眠っただけで十分な休息がとれたと感じる)
　(3) 普段より多弁であるか，しゃべり続けようとする切迫感
　(4) 観念奔逸，またはいくつもの考えがせめぎ合っているといった主観的な体験
　(5) 注意散漫(すなわち，注意があまりにも容易に，重要でないまたは関係のない外的刺激によって他に転じる)が報告される，または観察される．
　(6) 目標指向性の活動(社会的，職場または学校内，性的のいずれか)の増加，または精神運動焦燥(すなわち，無意味な非目標指向性の活動)
　(7) 困った結果につながる可能性が高い活動に熱中すること(例：制御のきかない買いあさり，性的無分別，またはばかげた事業への投資などに専念すること)
C. この気分の障害は，社会的または職業的機能に著しい障害を引き起こしている，あるいは自分自身または他人に害を及ぼすことを防ぐため入院が必要であるほど重篤である，または精神病性の特徴を伴う．
D. 本エピソードは，物質(例：乱用薬物，医薬品，または他の治療)の生理学的作用，または他の医学的疾患によるものではない．
　注：抗うつ治療(例：医薬品，電気けいれん療法)の間に生じた完全な躁病エピソードが，それらの治療により生じる生理学的作用を超えて十分な症候群に達してそれが続く場合は，躁病エピソード，つまり双極Ⅰ型障害の診断とするのがふさわしいとする証拠が存在する．

〔日本精神神経学会(日本語版用語監修)，髙橋三郎，大野 裕(監訳)：DSM-5 精神疾患の診断・統計マニュアル．p124，医学書院，2014 より〕

(2) その他の症状

中核症状を満たした場合に確認すべきその他の症状は7つある．

誇大性は自己を過大評価するものであり，これが極端になれば誇大妄想となり，何億円もの財産があるなどと事実と違うことを確信してしまう．自分は天皇家の人間であるといった誇大妄想は，統合失調症でもみられることがあるが，必ずしも誇大性を背景とするとは限らず，躁病と異なり，二重見当識がある場合もある．

睡眠欲求の減少は，うつ病の不眠と同じ現象ではあるが，躁病の場合は，寝なくても平気で動き回るため，このように表現される．

多弁（会話心迫）は，他者が口をはさめないほどに喋り続ける症状であり，初診の躁病患者は，そのために声が枯れている場合も多い．

観念奔逸は，考えが競い合うように湧いてくる症状であり，次々と新しい連想が湧いてしゃべり続けるために，どんどん話がそれていく．質問した際に，過剰な詳細を述べてしまうために，なかなか結論にたどり着かないが，最終的には結論にたどり着く，「迂遠」とは異なる．

注意散漫は，視覚，聴覚などに容易に反応してしまい，1つのことに集中して取り組めないものである．注意欠如・多動症/注意欠如・多動性障害（attention-deficit/hyperactivity disorder；AD/HD）と同様の症状ではあるが，AD/HDでは持続的に存在するのに対して，双極性障害では，躁状態の期間のみに出現する．

目標指向性の活動とは，仕事，家事などの行動が異常に増加することである．発症初期のわずかな期間は実際に能率が上がることもあるかもしれないが，実際には，次々と新しいアイデアが湧いてきて行動するために収拾がつかなくなり，まとまった仕事にはならなくなってしまう．特に親しくない人にも馴れ馴れしく声をかけ，見知らぬ人に相手の迷惑も顧みず，延々としゃべり続ける．もはや目標指向性の行動とは言いがたいほどに落ち着きなく動いてしまう場合は，精神運動性の焦燥と呼ばれる．

「困った結果につながる可能性が高い活動」については，さまざまな要因が関与するため，判断が難しい場合もあるが，浪費，性的逸脱行為などが含まれる．

1週間以上続き，入院が必要なほどに家庭，仕事，社会生活に支障をきたしている場合を躁病エピソード（躁状態）とし，4日以上で社会生活への障害が入院するほど強くはない場合を軽躁状態と診断する．軽躁状態に関しては，見落としに注意すると同時に，過剰診断にも留意し，いつものその人とは全く違う状態であることに特に注意する．

躁状態では病識がないことが多いため，主観的な情報のみでは診断を誤りやすい．過剰な活動であった場合でも，仕事が多かった，ということになるし，易怒性が亢進している場合でも，相手が理不尽であった，と説明されてしまう．そのため，客観的情報を多く集めて判断することが重要である．

9 | その他の注意点

ハミルトンうつ病評価尺度，モンゴメリー・アズバーグうつ病評価尺度などの面接による評価尺度，およびベックうつ病自己評価尺度などの質問票は，いずれもうつ病と診断されたときに，その重症度や経過の目安とするために使うものであり，これらをもとに診断することはできない．

10 | 持続性抑うつ障害（気分変調症）

この診断カテゴリーは，DSM-Ⅳでは気分変調性障害および慢性の大うつ病性障害とされていたが，DSM-5より，持続性抑うつ障害（気分変調症）に統合され，経過中に大うつ病性障害の基準を満たす，満たさないにかかわらず，少なくとも2つ以上の症状が2年以上続いている場合，持続性抑うつ障害と診断される．社会生活における障害は，うつ病と同等以上に重症である場合もある．気分変調症は，元々抑うつ神経症の概念を受け継いでおり，心的葛藤が背景にあることを示唆したものであった．現在では，持続性抑うつ障害も，大うつ病と近い性質のものとして，薬物療法を中心に考える場合が多いが，パーソナリティ障害との鑑別が難しい場合もあり，診断としての輪郭はやや不明瞭である．

前述の通り，単純型統合失調症の存在を認めなくなった現在では，持続性抑うつ障害のなかに，統合失調症的な要素をもつ群も含まれていると考えられる．

治療のポイント

うつ病の治療は，軽症の場合は基礎的介入（支持・傾聴・共感などの支持的精神療法と病状説明などの心理教育）のみで始めてもよい．中等症以上の場合は，抗うつ薬による薬物療法が主体となるが，補助的な精神療法は必須である．抗うつ薬は，エスシタロプラム，ミルタザピンなどの新しい抗うつ薬より開始し，単剤で増量し，最大量1カ月間の治療で効果がなければ薬剤を変更する．最終的には三環系を用い，それでも効果がなければリチウム，抗甲状腺剤，非定型抗精神病薬による増強療法を行う．また，幻聴，妄想などの精神病症状を伴う場合は抗精神病薬を併用する．それでも難治な場合は，修正電気けいれん療法を行う．改善後は，職場復帰に向けたリハビリテーションを行うとともに，復職後も半年～1年間抗うつ薬を続行する．休養が必要な場合，自殺念慮と焦燥を伴う場合，低栄養状態などでは入院治療の適応となる．

双極性障害の場合は，再発予防を主眼として，リチウムによる維持療法を行う．リチウムの効果が十分でない場合はラモトリギンを併用する．リチウムを用いることができない場合はラモトリギンによる維持療法を行う．躁状態では，リチウム，非定型抗精神病薬，バルプロ酸，カルバマゼピンなどを用いる．うつ状態では，リチウムを増量するか，オランザピン，ラモトリギンなどを併用する．双極性障害では，病相を

繰り返すことで次第に社会的ハンディキャップ，自己評価の低下，社会的地位の剥奪につながるため，気分安定薬による予防療法を重視し，疾患の受容を目指した心理教育を十分に行う．また，生活リズムを保つよう，生活指導を行う．

なお，プライバシー保護のため，症例記載においては，趣旨を変えない範囲で，一部改変を加えている．

●参考文献
1) 日本うつ病学会気分障害の治療ガイドライン作成委員会：日本うつ病学会治療ガイドライン II. 大うつ病性障害 2013, ver.1.1. 2013
2) 日本うつ病学会気分障害の治療ガイドライン作成委員会：日本うつ病学会治療ガイドライン I. 双極性障害. 2012
3) 日本精神神経学会(日本語版用語監修)，髙橋三郎，大野 裕(監訳)：DSM-5 精神疾患の診断・統計マニュアル．医学書院，2014
4) 加藤忠史：うつ病治療の基礎知識．筑摩書房，2014
5) 加藤忠史：双極性障害―病態の理解から治療戦略まで，第 2 版．医学書院，2011

〔加藤忠史〕

第2章 自閉スペクトラム症

疾患・症候の概念と特徴

　「自閉」という言葉は，Bleuler[1]が統合失調症の基本症状の1つとして作った造語であった．しかし，現在のDSMやICDの両診断基準とも，「統合失調症」の定義のなかに「自閉」の言葉はない．一方，「自閉スペクトラム症/自閉症スペクトラム障害」の起源はKanner[2,3]の報告した「早期乳幼児自閉症（early infantile autism）」に遡るが，Kannerは当初，小児期発症の統合失調症である可能性をも想定していた．しかしその後の研究で，結局自閉症と統合失調症は異なるものであると考えられるようになった．現在，自閉スペクトラム症の定義のなかにも「自閉」の言葉はなくなっており，「自閉」は当初Bleulerが想定した対象ではない群の診断名にのみ残るという経緯になっている．

　自閉スペクトラム症は，「社会的コミュニケーションおよび対人的相互反応における持続的な欠陥」と「行動，興味，活動の限定された反復的な様式」を特徴とする最も代表的な発達障害である．言語発達が著明に障害されるタイプ（自閉症）は人口の0.3%程度[4]であるが，1980年代以降は言語を流暢に用いるタイプ（アスペルガー症候群）に関する認識が高まり，それとともにさらに軽症のタイプまで含めたスペクトラムとしてとらえられることが一般的となった．このように広くとらえられた自閉スペクトラムのすべてが社会生活上の支障をきたしているわけではないため，DSM-5[5]では，上記の特徴があることに加えて何らかの社会生活上の支障が存在することを診断基準に含めている．2010年代に入り，医療・特別支援教育・福祉などなんらかの領域で支援を要する自閉スペクトラム症の有病率は，人口の2%以上は存在すると想定されている[6]．

　DSM-5によれば，自閉スペクトラム症の診断は以下のように行う．まず，社会的コミュニケーションおよび対人的相互反応の持続的な欠陥は，①相互の対人的-情緒的関係の欠落，②対人的相互反応で非言語的コミュニケーション行動を用いることの欠陥，および③人間関係を発展させ，維持し，理解することの欠陥をもって判断する．行動，興味，活動の限局された反復的な様式は，①常同的または反復的な身体の運動，物の使用，または会話，②同一性への固執，習慣への頑なこだわり，または

言語的，非言語的な儀式的行動様式，③強度や対象において異常なほど，きわめて限定され執着する興味，および④感覚刺激に対する過敏さまたは鈍感さ，または環境の感覚的側面への並外れた興味のうち少なくとも2項目以上を満たすことで判断する．これらの特徴が乳幼児期からみられ，社会生活を送るうえで何らかの支障をきたしている場合に，自閉スペクトラム症と診断する．

とはいえ，実際の臨床現場でDSM-5に沿って自閉スペクトラム症を的確に診断することは，意外に難しい．自閉スペクトラムの症状が，年齢や場面によって目立つときとそれほど目立たないときがあるなど，変動してみえることが少なくないからである．特に，成人例で統合失調症との鑑別を要するような場合は，統合失調症としても，自閉スペクトラム症としても，いずれにせよ軽症であることが多いため，一層の慎重さが求められる．

診断・鑑別診断のポイント

ある時点までは順調に発達した人が発病する統合失調症と，生来性の発達障害である自閉スペクトラム症とは，経過の点で全く異なる類型概念である．したがって，幼児期以降の発達経過に関する情報が十分に確認できる場合は，それが診断にとって重要な決め手となることが多い．しかし，成人例では経過に関する情報が乏しい場合もあるため，症状における概念の違いを確認しておくことも重要である[7]．

現在，ICDやDSMにおける統合失調症の症状は，Schneider[8]の一級症状を中心に据え，これに陰性症状(情動表出の減少，意欲の欠如)を加えたものとなっている．これらをみる限りは，現在の診断基準において統合失調症と自閉スペクトラム症とはほぼ独立の概念である．

1 | 症状による鑑別診断

(1) 被害関係妄想

ただ，自閉スペクトラム症の特徴はあるもののそれが弱い場合は，症状の面で統合失調症との鑑別に悩むことがある．その1つが，被害関係妄想である．心理学的概念である「マインド・リーディング」という視点からみると，統合失調症の被害関係妄想はマインド・リーディングのコミッション・エラーが生じた状態である．一方，典型的な自閉症の人たちは，そもそもマインド・リーディング自体をしない(オミッション・エラー)[9]．しかし，自閉スペクトラム症の特徴が弱い症例はマインド・リーディングを全くしないわけではないため，しばしばコミッション・エラーを呈する．自閉スペクトラム症において特定の思考パターンに関して強い固執傾向が伴うと，その思考が優格観念化すると筆者は考えており，マインド・リーディングにおけるコミッション・エラーが優格観念化したときに，一見すると被害関係妄想と思われるような状態を呈すると考えられる[10]．ただし，本人に理解できる筋道で合理的に説明さ

れれば，訂正可能である．

(2) 思考障害

　Bleulerの統合失調症の基本症状は，自閉症と統合失調症の違いを考えるうえで興味深い．統合失調症における思考障害は，論理的な一貫性に欠けているのが特徴であるが，自閉スペクトラム症ではある種の論理的な構造というのはしっかりしていて，一貫性のある思考が可能である．「ある種の」と述べたのは，物理的な論理や因果関係などの思考には問題がないものの，人情に関する思考(他者の恋愛感情，温情，羞恥，嫉妬などの感情を察知し，状況判断に活用すること)が苦手ということである．それに対して，統合失調症では，全体の論理的関連が弱くなっているので，そこが1つの鑑別点になりうる．

(3) 両価性

　感情に関しては，両者とも通常とは若干違う感情の動きをするので，鑑別という点では難しいかもしれない．筆者が最も注目しているのは両価性である[11]．1つの対象に対して相反する感情を同時に抱くことは必ずしも病的とはいえないが，統合失調症の人はそれが拡散してしまい自ら統合して1つの判断に収束させていくことが困難である．一方，自閉スペクトラム症における興味の限局とパターン化とは，1つの対象について1つの行動，1つの価値意識を付与してしまい，他の可能性を一切無視してしまう(価値意識の単極化)．何かの対象に対する感情や決断を要する場面などで，統合失調症の両価性と自閉スペクトラム症の価値意識の単極化が鑑別の鍵になることがしばしば経験される．

　たとえば，両者の鑑別に迷う症例との面接やカウンセリングで，何らかの問題に対して方針を決めるとする．統合失調症の人の場合，その場では納得して帰るが，数日後に悩みが生じて，気持ちが揺れてしまったり，やはりあの人は自分のことを陥れようとしているんじゃないかと疑ってしまったりすることがある．そのような場合，この人には両価性があるのかもしれない，自閉スペクトラム症ではなく統合失調症かもしれないと考える．一方，自閉スペクトラム症の人は，未来を想像することが苦手であるため，先のスケジュールや目標がもてなくなるときわめて不安が強くなり，時にはパニックを起こしたり，他者へ八つ当たりをしたりする．そのような状態では不安が強いために，まとまりのないことを言うことがあり，これが統合失調症の人の状態が悪いときと少し似ている．しかし，自閉スペクトラム症の人は，話し合いの中で明確な方針や将来の見通しが定まると，それまでのパニックが嘘のように安定する．方針に納得すると，それに突き進むのである．その収束の仕方がドラマチックであり，この点が，統合失調症の症例のようにいったんは定まったようにみえても後でまた揺れてしまう状態とは随分異なる．ただし，1回の診察のみで判断するのは非常に難しいので，継続的に数回の面接やカウンセリングを行う必要がある．

(4)その他

自閉スペクトラム症の診断基準として，対人関係の問題と興味の問題に加えて，DSM-5ではそのほかの特徴として感覚の異常が含められた．それに対して，統合失調症の診断基準には，陽性症状と陰性症状などの精神症状が含まれている．精神症状は増悪・改善といった症状の変動があるが，変動する精神症状の存在というのは，自閉スペクトラム症には基本的にはみられないという概念上の違いがあるといえる．

また，1990年代以降に，自閉スペクトラム症の症例の一部で青年期に緊張病様の症状がみられるとの報告がいくつかなされている[12,13]．これが統合失調症にみられる緊張病と同じものかどうかは今のところ不明であるが，そのことを留保したままDSM-5では自閉スペクトラム症の特記項目として採用された．

2 │ 経過からみた両者の関係

(1)併存

自閉スペクトラム症と統合失調症が独立のものであれば，当然ながら自閉スペクトラム症の人たちにも一定の割合で統合失調症が発生するはずである．実際，児童期に自閉スペクトラム症と診断され，その後の経過中に統合失調症様の幻覚妄想状態が出現したという症例報告がいくつかなされている．清水[14]は，自閉症の経過中の幻覚妄想状態出現例の症例に関する詳細な検討を行い，ごく一部ながら年長の自閉症で統合失調症を併存したと考えられる症例が存在するとした．清水はそのように診断すべき条件として自我意識，とりわけ能動性の障害を内容と形式に含む幻覚または妄想症状の発現をあげた．1980年代までは年長化してもその条件を満たす自閉症の症例は少なかったが，その後は高機能例や自閉症状の軽症例が多数存在することが明らかとなったことから，自閉スペクトラム症の症例が後に幻覚妄想状態を呈し統合失調症と診断される機会が増えてきている．

(2)生育過程による影響

もう1つ，両者の関係を検討する際に考慮すべきことがある．それは，生育過程におけるストレスやトラウマの影響である．自閉スペクトラム症の人たちは社会の少数派であるため，多数派向けに理論化・体系化された社会システム，教育カリキュラム，子育て文化のなかで通常とは異なるストレスや，場合によってはトラウマを受ける．近年では，早期発見・早期支援が活発化しているため，地域によってはこうしたストレスやトラウマをある程度予防できた形で成人期に達した症例の経験が蓄積されている．このようなケースでは，自閉スペクトラム症以外の特徴がほとんど目立たなくなっており，なかには医療や福祉の対象とならずに社会生活を送れるようになっている人も少なからず存在する[7]．このように自閉スペクトラム症の特性に応じた育ち方が保証される場合を筆者は「特性特異的教育タイプ」と呼んでいる．しかし，成人期に精神科クリニックで自閉スペクトラム症と統合失調症との鑑別に迷う症例の多く

は，そのような環境が得られていない．自閉スペクトラム症に対する理解が全く得られずに放置された環境で育ち，さまざまな形で周囲と軋轢を生じた結果，他者への攻撃性あるいは社会的ひきこもりなどの不適応状態を呈する「放任タイプ」，保護者や支援者が自閉スペクトラム症の特性に否定的で，苦手な領域の克服を求めて本人にとって過重な課題を与え，結果として複雑で深刻な二次障害が重畳する「過剰訓練タイプ」，そして支援者が本人のストレスを軽減することだけを重視して，何の教示もせずすべて本人の意志にまかせすぎ，結果として目前の問題は回避できてもどこかで本人の意志と周囲の事情に離齬が生じたときに本人の混乱がかえって強くなる「自主性過尊重タイプ」などの育ち方があることを筆者はこれまでに指摘している．「特性特異的教育タイプ」以外の育ち方をして成人期に達した自閉スペクトラム症のケースの多くは，自信の低下，対人不信，懐疑的態度が強くなる．これが，ごく軽症の統合失調症の症状と重なり合うのである．

3 | 診療現場での鑑別の実際

　実際の診療では，症例のなかで2つの疾患なり病態がどのような関係で起こっているのかということを考える．初めに自閉スペクトラム症があり，後に統合失調症が発病するということは，論理的にもありうる．自閉スペクトラム症で，コミュニケーションが苦手であったり，一般の人と異なる興味のもち方をしたりする場合，現代の社会環境では常に微妙なストレスにさらされ続けることになる．このようなストレスにさらされているときに，統合失調症の何らかの素因をもっているケースでは，統合失調症を発病する可能性が高まる．

　ストレスが多くなってきたときに自閉スペクトラム症の人がみせる多彩な症状が，統合失調症の特徴と鑑別が難しい場合がある．たとえば，頭のなかで過去に読んだ本や見たテレビなどの空想の世界に没頭してしまうような場合，妄想や幻覚との区別に注意を要する．頭のなかで勝手に考えたストーリーを思い浮かべては，それらをインターネット上で書き連ねたり，つい口に出してしまったりする．これが，統合失調症の症例が幻覚・妄想にとらわれた際の独語や空笑と似ている場合があり，見かけ上は区別が難しいことがある．

　また，過去の映像が頭のなかに突然浮かんだりすることを，「何かが見えた」と言うことがあるため，幻視と間違えられることがある．自閉スペクトラム症の人は聴覚的な情報処理よりも視覚的な情報処理のほうが得意であり，目から入った情報をかなりよく記憶していて，後々もその映像や画像がぱっと思い出されることがあるので，幻聴と区別を要する言動は少ない．

　自閉スペクトラム症が疑われる場合，補助的なツールとして「広汎性発達障害日本自閉症協会評定尺度(Pervasive Developmental Disorders Autism Society Japan Rating Scale；PARS)」[15]などを補助的に用いることによって，現在の状態や生育歴，発達歴に関する情報が得やすくなる．

とくに鑑別が難しいケースとその対応

　統合失調症と自閉スペクトラム症との鑑別に迷う症例の多くは，青年期以降に一般の精神科クリニックを受診する．本人よりも周囲の誰かが何らかの精神障害を疑って受診を勧めることが多い．本人の問題意識が希薄で周囲が困っている場合，統合失調症の病識の欠如と似た状況になるため，診察した医師も統合失調症を念頭においた診察に偏りがちである．診察では，現症から自閉スペクトラム症の可能性を探るとともに，丁寧な生育歴および発達歴の聴取を行う．

> 〈症例1：18歳，男性〉
> 　18歳時に精神科クリニックを初めて受診した男性．両親の勧めに応じて受診しており，本人にとってはやや不本意な様子．両親は，「何かの精神病なのではないか，診察してほしい」とのこと．高校2年生の途中から頑として学校に行きたがらなくなり，3年生に進級できないことが確定した時点で中退．その後，家から外出することは滅多になく，ひきこもっている状態．昼夜逆転の生活で，生活の乱れを母親が注意したり，将来が心配だと父親が本人に話しかけようとすると激しく怒り，時に物を投げたりする．部屋ではテレビゲームやインターネットのSNSばかりやっている様子．ときどき部屋の中から独り言が聞こえてくる．

　かつてであれば，破瓜型統合失調症の発症初期あるいは単純型統合失調症と診断され，自閉スペクトラム症の可能性などあまり顧みられなかったケースである．この症例の現症で，統合失調症でも自閉スペクトラム症でも起こりうるものを整理してみる．まず，思春期から青年期にかけての登校しぶりから不登校，さらにはひきこもり，昼夜逆転の生活に至る一連の社会参加からの退却である．統合失調症では「意欲の低下」「無為自閉」などと表現される，いわゆる陰性症状の目立つ状態で，このような経過をたどることがある．一方，自閉スペクトラム症では，必ずしも内面で病的プロセスが進行しなくてもこのような経過をたどることがある．社会生活上でいったんトラウマティックな体験をすると，その場面を見るたびに頻繁にフラッシュバックを起こすため辛くてその場所に行けなくなる．

　この症例で統合失調症と自閉スペクトラム症の鑑別の可能性があるのは，テレビゲームやSNSへの没頭の程度である．統合失調症の意欲低下や無為自閉は生活全体に及ぶ傾向があるのに対して，自閉スペクトラムでは特定の領域に限定した極度の意欲亢進と過集中がみられることが多い．ただし，抑うつ症状を伴う場合には，過集中の程度が弱くなるので，統合失調症の無為自閉との鑑別が難しくなる．この症例のようにテレビゲームやSNSへの過集中がある程度明確に認められる場合，自閉スペクトラム症の可能性を念頭においてよい．

　家人への攻撃性の高まりや独語は，統合失調症では被害関係妄想や幻聴の存在を疑わせる所見である．一方，自閉スペクトラム症では，被害関係妄想や幻聴がなくとも

攻撃的になったり独り言を言ったりする場合がある．一見すると攻撃的であっても，必ず本人への攻撃に対する直接の反撃であることが多い．統合失調症の被害関係妄想が不特定多数に対象を拡大することが多いのと対照的に，自閉スペクトラム症の場合は特定の事柄への1対1対応で反撃することが多い．独語は，統合失調症では幻聴との会話であることが多いのに対し，自閉スペクトラム症では過去に見聞した誰かの発言やテレビのセリフなどのエコラリア，あるいは空想の世界における登場人物の発言であることが多い．

現症から自閉スペクトラム症の可能性があると思われた場合，生育歴，発達歴の詳細な聴取を行う．

〈症例2：15歳，女性〉

乳幼児期に運動発達や言語発達の遅れは気づかれていなかった．幼児期から人見知りせず，誰にでも明るく話しかける子どもだった．小学生のときは成績が上位で，5年生ではクラス委員に選ばれた．ただ，学級会などで自分の意見を強引に通そうとして級友から批判され，担任も級友の意見を支持したことがあり，それを機に学校でも家庭でも口数が減り，自分の意見を他人がどう思うかを過度に気にするようになったという．中学に入り，クラスの女子生徒たちがグループを作るなか，どのグループにも入れずに休み時間に孤立するようになり，中学1年の3学期から学校に行かなくなった．中学2年の担任が本人と両親に働きかけ，日中は保健室，放課後に担任と1時間ほどマンツーマンで学習する形で通学していたが，日中や休日にほかの生徒と会うのを極端に嫌がるようになった．中学3年になると，夜更かしして朝寝坊するため登校が昼休み以降となった．あるとき，「人はみんな敵だ．もう誰も信じられない」と本人が書いたメモ用紙がゴミ箱に捨てられてあるのを母親が見つけ，心配になって精神科クリニックに連れてきた．

思春期例で，初診時に聴取した経過のなかですでに社会性の発達に関する情報がある程度得られている症例である．とはいえ，乳幼児期は運動発達や言語発達の異常があると思われておらず，むしろ明るい性格の健常児とみなされていた．このような経過を最初に聞くと，この時点で自閉スペクトラム症の可能性を否定しがちであるが，親からの聴取情報だけで判断すべきではない．親は「発達」と聞くとどうしても言葉の発達の早い/遅いに注目するため，発達の質的異常についての感度は鈍くなる傾向にある．きわめて知能の高い自閉スペクトラム症のケースでは，発達の遅れがないため，多少の社会性の異常があっても親は性格の一環程度の認識でしかないことが多い．この症例では，小学5年生で学級委員になったときに他の生徒の意見に耳を傾けず自分の意見を強引に通そうとしたというエピソードがあることから，いわゆる「積極・奇異型」の対人スタイルが優勢な自閉スペクトラム症であった可能性が示唆される．幼児期に人見知りせず誰にでも話しかけていたというエピソードも，その可能性と矛盾はない．幼児期〜学齢前期に積極・奇異型の高機能自閉スペクトラム症のケー

スでは，大人からみると活発で積極的な子どもとして映り，同世代同士の対人関係が実は希薄であることに気づかれにくい．思春期前後になると，そうした同世代間での疎外感を自ら感じるようになり，一変して大人しく消極的になることがある．このプロセスは，統合失調症の発症と区別が難しいので，慎重に検討する必要がある．

● 治療のポイント

　　　治療においては自閉スペクトラム症の特性への配慮を行いながら他の精神症状への治療を並行して行う．

　　　自閉スペクトラム症の特性への配慮の原則は，本人の認知様式に合わせた環境調整に尽きる．本人にとって理解しやすいモダリティ，理解しやすい用語と言い回し，理解しやすい筋道で情報を伝えることが，最も重要である．そして，自分で熟考して判断することを保障する．興味がないことやどうしても意欲がもてない場合，なるべく意欲をもてるようなテーマや題材を提供する．特定の感覚刺激に対する過敏さや鈍感さがある場合，その感覚入力が本人にとって苦痛とならないよう環境の調整をする．

　　　自閉スペクトラム症の人たちへの支援における2つの軸は，「自律スキル」（自分にできることは意欲的に行い，できないことは「できない」と判断できるスキル）と「ソーシャルスキル」（できないことを他の人に相談するスキルと，人として守るべき最低限のルールを守るスキル）である[16]．二次障害を伴っている成人では，この2つの軸のいずれか，あるいはいずれにおいても問題がある．したがって，支援を始めるにあたっては，この2つの軸に沿ってどの程度までこれらを身につけることが可能かのアセスメントを行っておく必要がある．なかでも，誰かに相談する意欲がどの程度もてるようになるかが重要である．そのような意欲が全くもてないうちに何かを助言しようとしても，反発を招くか対人回避を強めるだけである．もし仮に本人自らの意志で相談の場に訪れたとしても，本人に「誰かと相談する」習慣が身についていない場合には注意が必要である．自閉スペクトラム症の人たちはコミュニケーションが双方向になりにくいため，自分がある程度話を伝えきったと思うまでに相手から意見されると，自分を否定されたと感じてコミュニケーションを断ってしまうことも珍しくない．まずは本人が話したいことを十分に話す時間を保障するところから始める．口頭では十分に伝えきれないと感じる人も多いので，本人が希望すれば書面にして持参してもらうのもよい．

　　　本人が問題意識をもって訴えることを一通り聞いたら，本人が好きなこと，得意なこと，余暇に行っていることなども聴取しておく．それらの話題に対して本人が雄弁に語る場合は，再診でも必ずそれらの話題について話すことを心がける．これは，本人が大事にしていることを尊重しているという姿勢が明確になるという意味でも重要であるが，相談の経過のなかで，本人の好きなことや余暇活動が新しい展開に移行する契機となることもある．

　　　相談に際しては，これからどんなことが行われるかをあらかじめ視覚的に提示して

おくのも重要である．自分の訴えを十分に話すと，今度はすぐに何か特効薬のような改善策を期待し，それが出てこないと落胆して二度と相談しようとしない人もいる．面接の段取りと，どの程度の期間を要するのかの目安を，あらかじめ伝えておくとよい．また，本人が困っている問題はすぐに解決することが難しいこと，定期的な相談を続けていく必要があることも伝えることによって，本人の過剰な期待や焦りを予防しておく．

　一部の人ではどんなに環境調整を試みても感情のコントロールが難しい状態が持続する．この場合の感情の問題は，自閉スペクトラム症以外の要因の併存と考えるべきである．対応としては，興奮系の感情のコントロールには少量の抗精神病薬や気分安定薬を，うつや不安に対しては少量の抗うつ薬を，双極性障害の併存に対しては気分安定薬を用いる．

● 文献

1) Bleuler E：Dementia praecox oder die Gruppe der Schizophrenien. Franz Deuticke, Leipzig and Wien, 1911〔飯田 真，下坂幸三，保崎秀夫，他(訳)：早発性痴呆または精神分裂病群．医学書院，1974〕
2) Kanner L：Autistic disturbances of affective contact. Nervous Child 2：217-250, 1943
3) Kanner L：Early infantile autism. J Pediatrics 25：211-217, 1944
4) Honda H, Shimizu Y, Rutter M：No effect of MMR withdrawal on the incidence of autism：a total population study. J Child Psychol Psychiatry 46：572-579, 2005
5) American Psychiatric Association：Diagnostic and Statistical Manual of Mental Disorders, 5th edition (DSM-5). APA, Washington D.C., 2013
6) Kim YS, Leventhal BL, Koh YJ, et al：Prevalence of autism spectrum disorders in a total population sample. Am J Psychiatry 168：904-912, 2011
7) 本田秀夫：成人の発達障害―類型概念，鑑別診断および対応．精神神経学雑誌 116：513-518, 2014
8) Schneider K：Klinische Psychopathologie, 15. Aufl., Georg Thieme, Stuttgart, 2007〔針間博彦(訳)：新版臨床精神病理学．文光堂，2007〕
9) Baron-Cohen S, Leslie AM, Frith U：Does the autistic child have a "theory of mind"? Cognition 21：37-46, 1985
10) 本田秀夫：自閉スペクトラム症と妄想．鹿島晴雄，古城慶子，古茶大樹，他(編)：妄想の臨床，新興医学出版社，pp208-219, 2013
11) 本田秀夫：広汎性発達障害と統合失調症．Schizophrenia Frontier 9：188-192, 2008
12) Realmuto GM, August GJ：Catatonia in autistic disorder：a sign of comorbidity or variable expression? J Autism Dev Disord 21：517-528, 1991
13) Wing L, Shah A：Catatonia in autistic spectrum disorders. Br J Psychiatry 176：357-362, 2000
14) 清水康夫：幻覚妄想症状を呈する年長自閉症―自閉症の分裂病論に関連して．精神科治療学 1：215-226, 1986
15) 安達 潤，市川宏伸，井上雅彦，他：PARS(広汎性発達障害日本自閉症協会評定尺度)．スペクトラム出版社，2008
16) 本田秀夫：子どもから大人への発達精神医学―自閉症スペクトラム・ADHD・知的障害の基礎と実践．金剛出版，2013

（本田秀夫）

第3章 インターネット依存症

疾患・症候の概念と特徴

1│インターネット依存症の概略

　近年，新しい疾患概念としてインターネット依存症が注目されている．もともと技術革新やテクノロジーの進化とともにそれに対する過剰使用，のめり込みは話題になり，時に社会問題として注目された．古くはテレビが一般家庭に普及しはじめた1960年代からテレビ中毒が問題視されるようになり，また家庭用のゲーム機が普及しはじめてからは「ゲーム脳」「ファミコン中毒」といった言葉も社会的に知られるようになった．とはいえ，これまでのテクノロジーに関連したのめり込みはあくまで社会問題の範疇であり，疾患概念として確立するまでには問題が深刻化していなかった．インターネットに関連した過剰使用の問題は，1995年にIvan Goldbergが最初に提唱したと言われている[1]．以後，世界各国からインターネット依存症の症例が報告され，さまざまな研究が行われてきた．DSM-5では「今後の研究のための病態（conditions for further study）」としてインターネットゲーム障害（internet gaming disorder）の診断基準が取りまとめられ，疾患概念として確立しつつある．思春期に発症し，時に激しい興奮や易刺激性を呈する点など，インターネット依存症は早期の統合失調症との鑑別を要する点が少なくない．本項では最初にインターネット依存症の疫学，症状や診断，臨床的側面などを述べ，その後に早期の統合失調症との類似点，鑑別ポイント，および併存例への対応について述べる．

2│インターネット依存症の疫学

　インターネット依存の患者数は，スクリーニングを用いた推計値が報告されている．2013年に，日本の成人を対象としたInternet Addiction Test（IAT）を用いたスクリーニング調査の結果，およそ421万人がインターネット依存の疑いとして推計されている[2,3]．これはあくまで推計値であるため実際の依存症者数を直接に表現しているとは言えないものの，相当数の人数がネットサービスに関連した何らかの問題を有していることがうかがえる．2008年にも同様の調査が行われたが，2013年の推計

値は 2008 年に比べ 1.5 倍に増えている．背景にはスマートフォンの普及率が高まったこと，また LINE や Twitter といったソーシャルネットワーキングサービス（social networking service；SNS）の利用者数増加が反映されていると思われる．2013 年の調査では，男女差は男性 2.0％，女性 1.9％とほぼ同率である[4]．年齢については，欧米では 20 代後半〜30 代前半が多いというデータもあるが[5,6]，当院での治療経験ではより若い，10 代から 20 代にかけての年齢層にピークがある．中高生を対象とした別の調査[7]では，中高生男子の 6.4％，女子の 9.9％にインターネット問題使用の疑いがあり，2012 年の中高生人口から推測するとその数は全国で 51 万 8 千人と推測される．推計値からは女性のほうが男性より高率と言えるが，実際の臨床場面では，たとえば筆者らのネット依存外来の経験では男女比は 6 対 1 で男性のほうが多い[4]．これは，女性のインターネット依存症患者が SNS を代表としたコミュニケーションサービスにのめり込みやすいのに対し，男性患者はオンラインゲーム中心であり，昼夜逆転，怠学などの社会的な問題から，事例化しやすいからと考えられる．

診断・鑑別診断のポイント

1│インターネット依存症の症状と診断

インターネット依存症の中核症状はのめり込み，つまり過剰使用である．DSM-5 のインターネットゲーム障害の診断項目を表 3-4 に示す．何が適正あるいは過剰な使用なのかについては個々人の生活環境によって異なるが，生活障害，すなわちインターネットサービスの使用により現実の生活に何らかの支障が生じ，修正が困難に

表 3-4　インターネットゲーム障害の診断項目

項目	症状
没入	長時間かつ高頻度のネットサービス使用，過剰な課金，他の活動の回避などの過剰使用
離脱症状	ネットサービスを使用しない際の不安，抑うつ，易刺激性，怒り，攻撃性，離脱を回避するための試み（ネットを離れない，旅行や遠出の回避）
耐性の形成	同じ刺激で満足できなくなる，より高性能・高額なアイテムを求める，複数のネットサービスにのめり込む，ハイスペックな PC や快適なネット環境の構築を求める
コントロール障害	ネットサービスをやめようとする試みの失敗
他への興味関心の喪失	もともとの趣味や活動など，ネットサービス以外への興味関心の喪失
問題認識にもかかわらずネットサービスを継続する	さまざまな問題が発生していることを認識しながらもやめられない
うそ	分量について家族や他の人にうそをつく
負の気分	不安や罪悪感など，いやな気分を回避するためにサービスを利用する
社会的悪影響	社会的孤立，対人関係の減少，退学・不登校・退職・ひきこもりなど深刻な対人関係・社会性の障害

なった場合には過剰使用と診断しうる．さらに離脱症状，耐性の形成，コントロール障害，以前の趣味や娯楽への興味の喪失，心理社会的問題などが出現する．典型的にはオンラインゲームやSNS，動画配信や掲示板などのネットサービスにのめり込み，次第に長時間かつ過剰使用となる．それに伴い，睡眠相の後退，日常生活への悪影響が出現する．刺激への耐性が生じ，同じ刺激・興奮を得るためにより長時間・高頻度に没入する．高機能なPCを購入したり，課金額が高じたりする場合もある．友人，家族，職務上の人間関係など，さまざまな対人場面からの退却・後退がみられ，現実の価値観よりゲームやオンライン上の価値観がより重視されるようになる．こういった社会的な摩擦は本人にとっても不利益かつ苦痛であり，本人なりに社会的不利を回避しようとコントロールを試みるが，短期的には成功することはあっても，長期的には失敗に終わる．家族や周囲の人間がネット環境を取り上げようとする，あるいは本人なりに使用時間を減らそうとすると離脱症状が生じ，不安，いらいら，抑うつ，攻撃性，易怒・易刺激性などの症状が生じる．最終的には無力感，罪悪感，不安感などの負の気分からの逃避や緩和のためにネットサービスを使用する．

2 インターネット依存症の併存症

　他の行動嗜癖と同様，インターネット依存症もさまざまな精神疾患を高い率で併存する．海外の調査では不安症/不安障害，双極性障害および関連障害群，抑うつ障害群，アルコールなど他の物質依存，パーソナリティ障害の併存がみられるとされている．当院の調査では，注意欠如・多動症/注意欠如・多動性障害(attention-deficit/hyperactivity disorder；ADHD)など発達障害の併存が多い．Carliらのレビューによれば，うつ，不安，ADHD症状，強迫症/強迫性障害，敵意/攻撃が併存しやすく，なかでもADHD症状の報告はレビューしたすべての文献で報告されており，高い併存率であることがうかがわれる[8]．統合失調症の併存は，韓国の研究によれば，24例中4%に統合失調症の併存がみられたという[9]．またインターネット依存と自傷行為の関連[10]，インターネット依存症と解離症状の関連[11,12]も報告されている．このようにインターネット依存症は他の精神疾患を高率に併存するため，他の精神疾患の一表現型にすぎないという意見もある[13]．しかし逆に言えばインターネット依存症を主訴とする患者の背景には多様な精神疾患が存在する可能性が高いため，適切な鑑別診断が必要である．

3 インターネット依存症の予後

　インターネット依存症は新しい疾患概念であり，長期的な予後は不明な部分が多い．Koらの研究によれば，台湾の517人の中学生を対象とした前向き調査で，1年後には49.5%が寛解していたという[14]．本邦の調査にせよKoらの調査にせよ，疫学調査を行うとかなりの人数がインターネット依存として推計されるが，その全員が臨

床的な治療・介入の対象となるわけではない．Koらの調査にみるように，自然寛解をたどる者も多いと思われる．筆者らの臨床上の感覚でも，診察予約を取っても，予約日にキャンセルするケースも多い．理由はさまざまであろうが，寛解もしくはネット問題が減弱したためと思われるケースも少なくない．では寛解率が高いから放置してよいのだろうか．Koらの調査では，寛解した49.5％以外の者，つまり約半数は1年後も引き続きインターネット依存症の診断を満たしていた．そのうち81％が男性であり，74.2％がオンラインゲームを行っていた．筆者らの経験と同様に，男性，オンラインゲーム中心という事例化しやすい一群であると思われる．寛解しない一群はネット依存の状態が持続ないし悪化していると考えられ，治療的介入が必要である．介入による長期的な予後はまだ未解明の部分が大きいが，何の介入もしないより，何らかの治療的な介入を行ったほうが予後はよいという報告が多い[15,16]．

4 | インターネット依存症と早期の統合失調症の類似点・相違点

インターネット依存症と早期の統合失調症にはいくつかの類似点がある．共通点，相違点を表3-5に示す[17]．共通点としては，思春期に発症し，対人関係の障害，社会性の障害をきたす点があげられる．不眠や生活サイクルの乱れなども共通している．またインターネット依存症は離脱症状としての抑うつ，攻撃性，易刺激性をきたす．これらの症状は時に激しい暴力となって表現されることもあり，早期の統合失調症と

表3-5 統合失調症とインターネット依存症の類似点・相違点

特徴	統合失調症	インターネット依存症
好発年齢	20～30歳代	10～20歳代
男女比	男性≒女性	男性≒女性 （ただし男性のほうが事例化しやすい）
発達障害の併存	低率（数％）[17]	高率（数十％）
対人関係の障害	あり	あり
社会性の障害	あり	あり
知覚過敏	あり	なし
陽性症状	あり	なし
攻撃性，易刺激性，抑うつ	あり	あり
易疲労感	あり	あり
ネットサービスへののめり込み	時にあり	必発
のめり込みの悪化（耐性の形成）	時にあり	ほぼ必発
ネットサービスの離脱症状	なし	あり
認知機能障害，現実歪曲	あり	なし（否認と紛らわしいことも）
疎通性の障害	あり	なし（発達障害例では紛らわしい）

も類似する．また日夜ネットサービスに没入しているため心理的視野狭窄が生じ，統合失調症の思考障害，認知機能障害と紛らわしいこともあるかもしれない．しかしインターネット依存症は通常は幻覚，妄想をきたすことはなく，現実歪曲も少ない．依存に付随するさまざまな社会的問題については否認を生じるものの，対人疎通は障害されることはなく，プレコックス感などの奇妙に平板な感覚は生じない．攻撃的，他罰的な思考や発言はあっても，「ネットはやりすぎていない」「まわりが騒ぎすぎているだけで誰にも迷惑をかけていない」など，嗜好するネットサービスを継続するための正当性を主張するものであり，ある程度了解可能なことが多い．これはアルコール依存や薬物依存と共通する，否認の心理機制から発するものである．

　時間的な経過では，発症までは穏やかで対人関係も良好，学業や部活動にも支障をきたしていなかった10歳代の子どもが，時に短期間でインターネット依存になり，不登校，成績低下，部活動の中止，友人関係の消失など社会的な後退を引き起こす．このため一般精神科を親に連れられて受診，あるいは親や家族が相談に来院することが多い．この経過は早期の統合失調症としても解釈可能なため，診断に苦慮する臨床家も多いと思われる．紛らわしいのは，インターネット依存症はADHDや自閉スペクトラム症／自閉スペクトラム障害といった発達障害を併存している場合が多いため，一見したところ疎通性不良，現実歪曲といった早期の統合失調症類似の症状を呈する場合がある点である．しかしインターネット依存症では通常，光や音に対する感覚過敏，周囲の人々や世界に対する漠然とした恐怖感，いわゆる世界像の変容はみられない．インターネット依存の中心症状はネットサービスへののめり込みであり，耐性の形成，自分でもやりすぎをコントロールしようとするが失敗する，いわゆるコントロール障害である．これらの症状が進行していくようであれば，インターネット依存症の可能性を積極的に検討すべきであろう．

〈症例：インターネット依存症と鑑別を要した統合失調症の一例〉
　20歳代，男性．ネットゲームへののめり込み，ひきこもりを主訴に，母に連れられて当院を受診した．高校2年生の半ばから部活や授業に興味を失い，次第に不登校気味になり，最終的には退学して自室に引きこもるようになった．生来対人関係が苦手で友人が少なく，携帯型ゲーム機で遊ぶことが多かったという．初診時所見としては疎通性の乏しさ，強い対人緊張，ゲームへの過度の執着が認められた．言葉を選ぶのに時間がかかり，会話は途切れがちであった．インターネット依存症として通院精神療法，生活指導，デイケア参加の提案などを行ったが初診時と状態像は変わらず，会話は貧困で時間がかかり，面接を重ねても強い緊張と疎通性不良は変わらなかった．精神療法も不調でゲームに対する洞察が深まらなかった．家族からの情報では，もともと内向的であったがここまでひどくはなかったという．診断的治療として少量の抗精神病薬を投与したところ，2週間程度で疎通性が改善した．思考もまとまりが出てきて，洞察が得られるようになった．最終的には統合失調症と診断した．

治療のポイント

　患者は初診時に緊張が強く，内的な体験を語らないことが多い．鑑別診断を進めるには，まずは治療的な関係を構築し，継続的に受診してもらうことが重要である．たとえ非自発的な受診であっても，本人なりに問題点を認識していることが多い．生活の乱れから不登校，進級困難をきたし，退学・中退の危機にある者も少なくない．こういった実生活面の切り口から生活リズムの是正，不登校の原因を一緒に考えるなど，生活相談の形で治療関係を模索することも可能である．面接の回数を重ねると，次第に緊張が薄れ，否認が減弱してくる．そのうえで思考のまとまり，現実検討能力の程度，被害念慮や妄想などを改めて評価していく．

　統合失調症の疑いがあれば本人および家族に告知し，薬物治療も検討する．一般にインターネット依存は睡眠障害，睡眠リズムの乱れが著しい場合が多い．そのため早期の統合失調症が疑われる，または統合失調症とインターネット依存症の併存が疑われる例に対しては，睡眠の改善を目的に夕食後あるいは就寝前に少量の抗精神病薬を処方する．そのうえで治療反応性を確認しながら調整を進めていく．もちろんインターネット依存の問題を主訴として来院している場合には，ネット使用に対する精神療法，生活指導，生活療法も提案する．当院ではインターネット依存の治療プログラムとして認知行動療法，デイケア，カウンセリングなどを行っているが，不健全な生活習慣を離れて健全な生活を立て直すという点では，早期の統合失調症の治療目標とも重なる．診断に迷う例においては，まずインターネット依存症として治療プログラムを実施し，経過を観察しながら診断を確定していく．

　インターネット依存症の治療ゴールは，利用しているネットサービスの全中止を最初から求めると治療からのドロップアウトをきたしやすい．本人がサービスにのめり込む理由にも十分に共感しつつ，健全な社会生活を取り戻す方策を提案する．そのうえで，問題となっているネットサービスを減らす，あるいは特定のサービスのみ中止するなど，個別性に対応したフレキシブルな目標設定が必要である．

1 | 併存例への対応

　当院も統合失調症とインターネット依存症の併存例を何例か経験している．併存例では知覚過敏，被注察感，漠然とした不安感，恐怖感があり，それを軽減しようとしてネットサービスに没入する傾向がある．薬物治療によりそれら病的体験が軽減すれば，より治療的な介入は成功しやすくなる．ただ，病的体験による苦痛をネットサービスで緩和しようとする傾向は薬物治療だけで解決するものではない．統合失調症治療を行いつつ，インターネット依存症の治療も並行して行うのが望ましい．

おわりに

　インターネット依存症を概観するとともに，早期の統合失調症との鑑別，治療アプローチについて述べた．インターネット依存症の中核群は思春期前後の年齢層である．この年代は児童期に見逃されていた発達障害が顕在化したり，統合失調症が発症したり，さまざまな疾患可能性が混在しうる．そのため問題事例の鑑別診断に迷うことが少なくない．しかし，面接回数を重ねればおのずと診断は狭まっていくことがほとんどである．思春期は心身の発達面でも，社会的にも重要な時期である．心理社会的な問題を抱えて受診したのであれば，診断を確定し適切な治療を提供するためにも，社会的なドロップアウトを防止するためにも，治療や支援を提供していくことが必要である．そのため，まずは良好かつ安定的な治療関係を構築し，治療を継続していくことが大切である．

● 文献

1) Mitchell P：Internet addiction：genuine diagnosis or not? Lancet 355：632, 2000
2) 中山秀紀, 三原聡子, 北村大史, 他：「ネット依存」の現在—その臨床と研究(第2回)：「ネット依存」の概念と疫学. 精神科治療学 29：551-556, 2014
3) Higuchi SM, Nakayama H, Sakuma H, et al：Or13-5changes of internet addiction among the adult population of Japan in five years：results of two major surveys. Alcohol Alcohol 49(Suppl)：i51, 2014
4) 三原聡子, 中山秀紀, 北村大史, 他：「ネット依存」の現在—その臨床と研究(第3回)：ネット依存の特徴. 精神科治療学 29：695-699, 2014
5) Black DW, Belsare G, Schlosser S：Clinical features, psychiatric comorbidity, and health-related quality of life in persons reporting compulsive computer use behavior. J Clin Psychiatry 60：839-844, 1999
6) Shapira NA, Goldsmith TD, Keck PE Jr, et al：Psychiatric features of individuals with problematic internet use. J Affect Disord 57：267-272, 2000
7) 大井田隆, 鈴木健二, 樋口 進, 他：厚生労働科学研究費補助金 循環器疾患等生活習慣病対策総合研究事業 未成年の喫煙・飲酒状況に関する実態調査研究. 平成24年度総括研究報告書, 2013 http://www.med.nihon-u.ac.jp/department/public_health/2012_CK_KI2.pdf （2015年2月閲覧）
8) Carli V, Durkee T, Wasserman D, et al：The association between pathological internet use and comorbid psychopathology：a systematic review. Psychopathology 46：1-13, 2013
9) Ha JH, Yoo HJ, Cho IH, et al：Psychiatric comorbidity assessed in Korean children and adolescents who screen positive for Internet addiction. J Clin Psychiatry 67：821-826, 2006
10) Lam LT, Peng Z, Mai J, et al：The association between internet addiction and self-injurious behaviour among adolescents. Inj Prev 15：403-408, 2009
11) Bernardi S, Pallanti S：Internet addiction：a descriptive clinical study focusing on comorbidities and dissociative symptoms. Compr Psychiatry 50：510-516, 2009
12) Canan F, Ataoglu A, Ozcetin A, et al：The association between Internet addiction and dissociation among Turkish college students. Compr Psychiatry 53：422-426, 2012
13) Shaffer HJ, Hall MN, Vander Bilt J："Computer addiction"：a critical consideration. Am J Orthopsychiatry 70：162-168, 2000
14) Ko CH, Yen JY, Yen CF, et al：Factors predictive for incidence and remission of internet addiction in young adolescents：a prospective study. Cyberpsychol Behav 10：545-551, 2007
15) Young KS：Cognitive behavior therapy with Internet addicts：treatment outcomes and implications. Cybcrpsychol Behav 10：671-679, 2007
16) Young KS, de Abreu CN (eds)：Internet Addiction：a handbook and guide to evaluation and treatment. Wiley, Hoboken, 2010

17) Stahlberg O, Soderstrom H, Rastam M, et al：Bipolar disorder, schizophrenia, and other psychotic disorders in adults with childhood onset AD/HD and/or autism spectrum disorders. J Neural Transm 111：891-902, 2004

〔佐久間寛之，樋口　進〕

第 4 章

社会的ひきこもり

疾患・症候の概念と特徴

「社会的ひきこもり」とは，1998年に斎藤が著した書籍[1]によって広がった用語である．それ以前から，社会に出ないで家にとどまる青年の増加が指摘されていたが，それらは「不登校の遷延」「全面的なアパシー」のように既成概念の拡張型として記述されていた．それらをひとまとまりの群とみなし，社会的課題としたところに斎藤の新しさがあり，それが潜在していた家族の苦悩を掘りおこし，行政をも動かして支援の整備につながった．

一方，斎藤の定義には，「他の精神疾患が第一の原因とは考えにくいもの」という記述があったことから，その本態(一次性のひきこもり🔑)[2〜4]について議論がおき，さらに視座の異なる言葉(ニート)が流行して混同されるなど，概念が揺れ続けたが，今日では，

①本人との面会が困難であることや，物理的・心理的退却によって精神症状の顕在化が防衛されているため鑑別診断は容易でない．

②パーソナリティ障害や神経発達症の視点からはグレーゾーンの事例が多い．

③(失敗や排除体験によるものなど)もとは自然な反応であったひきこもりも，長期化すると支援が必要になるので，広く精神保健の対象者ととらえるほうが実践的である．

などの理由で，明確な精神病症状がないにもかかわらず，長期にわたって社会参加しない群をまとめて，「ひきこもり」とする論者が多くなっている．

🔑 一次性のひきこもり：一次性のひきこもりは，最初，回避性パーソナリティ障害や自己愛性パーソナリティ障害に近いものとされた(衣笠[2]，藤山[3]など)が，諏訪らはパーソナリティ障害とは一線を画すものとし，その特徴を「闘わずして負けるというエピソード」「あるべき自分という理想像の温存」「その理想像への両親の備給」「自らの欲望による理想像のよわさ」「他者による評価を守るための回避的行動原理」とまとめた[4]．ひきこもりに限らず，現代の青年が迷いこみやすい袋小路を理解するうえで参考になる．

診断・鑑別診断のポイント

1 | 「ひきこもり」と称する事例の多彩さ

　上述したように，「社会的ひきこもり」は，悩んでいる家族と支援機関をつなげるのに有用なキーワードであるが，医学的診断名ではない．肉親や地域住民にそう呼ばれる人の実態はさまざまである．

　たとえば，ある親が「うちの息子はひきこもりで」と述べる事例が，陽性症状の明瞭な統合失調症だったり，社内パワハラによる出社不能であることもある．これらは「社会的ひきこもり」には含まれないが，その発言が支援に繋がるなら，有益な誤用と言えよう．

　次の例は，先例とは異なり，専門家も「ひきこもり」とみなしそうな事例であるが，どのように理解すべきだろうか．

〈症例1：32歳，女性〉
　祖父母の訴え：ここ数年，就労せずに家に閉じこもっている．
　生育史・現病歴：ともに高度な専門職の両親間に誕生．1歳前に両親は離婚．母方に引きとられ，祖父母に養育された．物質的には恵まれていたが，母親は仕事で忙しいうえ，気性の激しさから祖父母と衝突し，家庭は荒んだ空気であった．本人はまじめに学校に通い，医師であった祖父の意向で医療系大学に進み就労したが，短期間で出勤できなくなる．精神科クリニックでうつ病と診断され休職．その頃から母親に「自分の思春期を返せ」とつかみかかり，祖父母にもあたり散らすようになった．主治医の勧めで単身生活を始めたが，数カ月で行きづまり実家に戻った．その後興奮はなくなったが，自室に閉じこもり通院も途切れてしまった（時点①）．そのまま，ひきこもりが続いたが，数年後，祖父が半身不随となり，その介護を祖母と行うようになった．近年では，母親との関係も改善しつつある（時点②）．
　支援歴：筆者は時点①で祖父母と，②で祖母と「ひきこもりの家族相談」枠で面談した．時点①では祖父が「通院を中断してうつ病が悪化した．再通院させるにはどうすればよいか」と訴えた．ひきこもりを病状悪化ととらえ，専門的な医療が必要と考える，医師の祖父らしい発想である．時点②で祖母は「孫のおかげで介護は助かるが，孫には孫の人生があるだろうし，これでよいのだろうか」と悩みを語った．

　この事例の，就労後の挫折には，家族要因が強く働いている．専門的能力は高いが，育児には関心がなく，気分を害すると衝動的になる母親．その母親をたしなめられず，孫には甘やかしでしか愛情表現できない祖父母．ギスギスした家庭のなか「良い子」を演じ，周囲の期待通りの職業を選んだ本人．

　出勤できなくなった時点では，確かにうつ病の診断基準を満たしただろうが，引き続くひきこもりを「うつ病の遷延」としか理解できないようでは困る．治療で扱いうる

かは別として，問題は三世代の家族の生き方と，関係の歪みであり，それがこの女性のひきこもりに結実している．

2 | ひきこもりの診立て

このように，ひきこもりを理解するには，本人の症状だけでなく，環境や家族関係の変遷にも目を向けなければならない．これは単に「精神疾患だけが原因ではない」ということではなく，疾患と人生が絡みあうだけでなく，その2つはしばしば分かちがたい，ということを述べているのである．

ことにひきこもりでは，本人の気持ちを聞く機会がほとんどないため，声の大きい人間の「想像の産物」がまかり通ってしまったり，専門家の呟き（「○○病かも」）が過大視されてしまったりする．

こうして，思い込みに陥ったり，あやふやになりがちな診立てを，支援に役立つものにするために，「ひきこもりの評価・支援に関するガイドライン」[5,6]では，6軸からなる多軸評定を提案している（表3-6）．

3 | ひきこもりと鑑別診断

ここまで読んだ読者なら，「鑑別診断」という語に唐突感を受けるだろう（狙ってわざと使ってみた）．せっかく社会的ひきこもりという，あまり医学的ではない地点か

表3-6 ひきこもりの包括的評価（多軸評定）＊

〈第1軸〉背景精神障害の診断（発達障害とパーソナリティ障害を除く）
〈第2軸〉神経発達症／神経発達障害の診断
〈第3軸〉パーソナリティ傾向の評価
〈第4軸〉ひきこもりの段階の評価
　　　　準備段階・開始段階・ひきこもり段階・社会との再会段階＊＊
〈第5軸〉ひきこもりを招いた環境の評価，立ち直りを支援できる環境要因
〈第6軸〉診断と支援方針に基づいたひきこもりの分類

　第1群：統合失調症，抑うつ障害，不安症／不安障害などを主診断とし，薬物療法などの生物学的治療が不可欠ないしその有効性が期待されるもの．生物学的治療だけでなく，症状や障害に応じた心理療法的アプローチや生活・就労支援が必要となる場合もある．

　第2群：自閉スペクトラム症／自閉症スペクトラム障害や知的能力障害（知的発達症／知的発達障害）などの神経発達症を主診断とし，発達特性に応じた心理療法的アプローチや生活・就労支援が中心となるもの．二次的に生じた情緒的・心理的問題，あるいは併存障害としての精神障害への治療・支援が必要な場合もある．

　第3群：パーソナリティ障害（傾向を含む）や適応障害，身体症状症などを主診断とし，心理療法的アプローチや生活・就労支援が中心となるもの．抑うつ障害や不安症／不安障害のうち，薬物療法よりも心理・社会的支援が中心となると判断されたもの．

＊文献5,6）からの引用にあたりDSM-IVに基づいた表記を，DSM-5に準じて用語を改変した．
＊＊各段階の具体的な容態については引用文献を参照されたい．

ら旅立つのだから，鑑別診断などという堅苦しい作業は棚に上げ，悩んできた家族をねぎらい，「とりあえずどうしようか」と語りあうほうがしっくりくるし，家族の口もなめらかになるだろう．

もちろん，そうしたやりとりのなかに「息子は病気だと思う」という呟きや，「何度も手洗いを繰り返す」「おかしなものを蒐集する」「死なせてくれと懇願する」など疾患を疑わせる行動や発言が混じってくる．こうなると，さすがに精神医学の出番だが，目をこらして鑑別診断を始める前に，いましばらく柔らかな態度で，緊急性の判断（後述）と，先述した評価の第6軸，つまり支援方針が異なる3群を区別する程度の，アバウトな仕分けにとどめる．これ以上の診断は本人と面談を繰り返さないとできない，という節度ある姿勢が望ましい．

ちなみに全国の精神保健センターの相談事例を集積した近藤らの調査[7]によると，本人と面接できたひきこもり125事例の精神医学的診断の内訳は，神経発達症/神経発達障害27％，不安症/不安障害22％，パーソナリティ障害18％，抑うつ障害14％，統合失調症を含む精神病性障害8％，適応障害6％であった[注1]．

この結果は，あくまで精神科医が「会えた」事例のデータであり，貴重な資料ではあっても，ひきこもりと呼ばれる人々の全貌を示すものではない．たとえば辻本ら[8]はひきこもり家族会メンバーを対象とするアンケートを報告しているが，回答した89家族のうち，本人に精神科受診経験があるものは33人(37.1％)にとどまり，調査時に治療継続中のものは16人にすぎなかった．この結果から，精神科外来の敷居が依然として高く，かつそれが継続的支援につながっていないことがみてとれよう．

治療のポイント

1 | ひきこもり支援の枠組み

前項で述べたように，ひきこもり支援では，従来型の「鑑別診断 → 診断別の治療」という医療モデルより，「家族面接 → 自助グループ → （グループに関与する）コメディカルによる医療の必要性の判断 → 精神科医による第6軸の区別[注2] → 必要なら治療」という，自助グループを核にした多職種支援が有用である．

もちろん精神科外来も不可欠な社会資源だが[注2]，支援の中心を担うのは，保健師，心理士，精神科ソーシャルワーカー(PSW)などであり，精神科医は，彼らの「家族の思いをうけとめる耳」や「事例の動きをキャッチする目（後述）」を育て，「家族の話から

注1 筆者も少なからぬ本人面談を行ってきたが，「神経発達症が2～3割，何らかの不安症が1～2割，統合失調症が1割で，あとは『本人の性格と家族病理との組み合わせ（プラス対人関係面での不運）で生じた，なんとも診断しづらい事例』」という印象をもっている．
注2 ここで「薬物療法の効果が期待できる」第1群に分類されても，期待したほどには効かないと考えていたほうがよい．例えば少なからぬ事例が強迫症状を併せもっているが，SSRIなどは「効かない」とまでは言わないが，非ひきこもり群への効果よりはるかに劣る．

本人の状態を診立てて，必要な資源につなぐ手腕」を磨く教育研修プログラムへの関与が求められている．

2 | 家族面談の実際

保健所における精神保健相談や，一般外来での家族相談を念頭におき，ひきこもり青年の家族面談について留意すべき事項を述べる．

(1) 緊急性の評価

ひきこもり支援というと，変化の乏しい長丁場を思い描きやすいが，精神科救急が要請される事例もある．ここではパーソナリティ障害や神経発達症を背景に，家族との関係がこじれ，抜き差しならない状況に陥っている青年期事例に注意喚起をしておきたい．次のような事例である．

・過去の父母の養育態度や発言で心の傷を負った，人生を奪われたなどと言って，父母を責め，高額の賠償金を求めたり，自殺を迫る．
・不潔・清潔や食習慣へのこだわりから，母親を支配し，要求が叶わないと激怒して暴力をふるう．

このような「巻き込み」の強い事例では，暴力の懸念に加え，巻き込まれた側の行動化（たとえば母親の失踪や自殺）と，それに対する反応（裏切られたと感じる本人の自棄的行動化）にも注意を払う必要がある．狭義の診断にこだわらず「緊急対応が必要な事例」として，保健所などと情報を共有しなければならない．

(2) 家族支援から本人支援への流れ

図3-1は，ひきこもり青年のいる家族と，支援者・自助グループを図示したものである．

診察医は来談者である家族と信頼関係を築きながら（①），家族と本人の関係（②）を

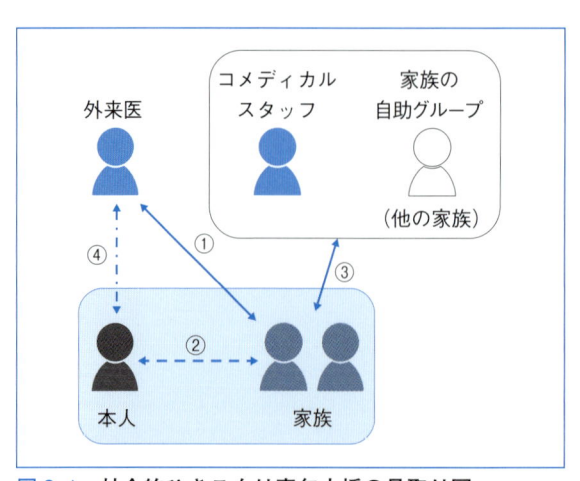

図3-1 社会的ひきこもり青年支援の見取り図

その推移も含め把握する．②が拒絶や敵対に陥っている場合は，家族の苦労をねぎらいながら（「対立したくてしているわけではないですよね」），時機をみて家族会に紹介し（③），そこでの他家族との交流や心理教育を通じて，②が少しでも穏やかなものになるように支援する．

①の成立，②の改善に伴い，本人の来談（④）の可能性が高まるが，来談してもYES，NOで答えるのが精一杯で（特に男性事例），なかなか心境が言葉にならない．沈黙が続くと，診察医もつい「今後どうするの」などと，過酷なことを訊いてしまうから，面談は短時間で切り上げる．診察医が自分を否定的にみていないと伝われば，不定期ではあれ来談は続くものである．

本人との面談が叶うと，診察医は第1群なら薬物療法を，第2群なら知能検査などを実施したくなるが，何よりも非侵襲性を優先する．特に後者については，「なぜ今のタイミングなのか」を吟味して提案するようにしたい．昨今，特性理解という言葉をよく聞くが，「誰のための特性理解か」と疑いたくなることがある．

この時期，家族もまた，さまざまな社会資源の情報を手に入れて，本人の目につきそうな場所に置くなどの働きかけをはじめるが，あくまで本人のペースでことを運ぶよう，スタッフは適宜ブレーキをかける．もちろん支援者のほうが焦って本人を無理に動かそうとしたり，逆に「本人を問題視する親が悪い」と決めつけることもあるから，相互点検も欠かせない．

特に親が自閉スペクトラム症などで，「本人の意向を尊重しながら，ゆっくり進める」という方針が理解できない場合，本人に無理を強いたり，スタッフを攻撃しはじめたりするので，支援者の感情はとても揺さぶられる．支援者会議を開催して，逆転移をやわらげ，親も本人も納得できる道を見出す努力を続ける．

統合失調症とひきこもり

冒頭で述べたように，統合失調症の急性期，すなわち陽性症状が活発な時期における自宅への閉居は「社会的ひきこもり」には入らない．

一方，特異的症状が発生する前のいわゆる「前駆期」に，活動性の低下，不登校など社会的な機能不全が発生することが知られており，ひきこもり支援においては，被支援者のなかから，こうした事例を見出して，早期に介入することが求められている．

また，DSM-IVからDSM-5への改訂過程で統合失調症の下位分類が削られ，陰性症状が必須症候から格下げされた[9]ため，診断学的位置づけがあやしくなっているが，「社会的ひきこもり」群に，かつての解体型統合失調症が含まれる可能性も考えておかなければならない．

陰性症状：DSM-5の第Ⅲ章に掲載された「臨床家評価による精神病症状の重症度ディメンション」では，陰性症状を「表情表出，会話の抑揚，身振り，自発的行動の低下」としているが，日本の精神科医は，それに加え，別項目である「まとまりのない発語」（ただし軽度まで），「認知機能低下」（中等度まで）などをまとめて，陰性症状と呼んできた伝統があるように思われる．

1│統合失調症と家族面談

　同居家族が，特有の奇妙な行動（外界からの侵入を防ごうとする，反撃に出るなど）に気づき，報告してくる場合には，いかに間接的な情報でも，精神病性障害の可能性が高いとして，診立てに苦労しない．

　また逆にひきこもってはいても，家族との会話があり，焦りや不安を共有できる事例の場合は，発症の可能性は当面否定（半年後までは見通せないが）できようし，仮に発病していたとしても一般的な治療でかなりの回復が見込めよう．

　問題は，ひきこもり事例では，大半が前者でも後者でもないということである．すなわち，滅多に外出しないこと以外に大きな行動上の問題はなく，その一方，コミュニケーションが（ほぼ）ないので，家族には本人の内的世界がわからない．苦痛感が自傷や器物破壊で示されても，それが了解可能な自己嫌悪に因るものか，異常体験に基づくものか判別困難である．

　このように，内的体験を知りようがない家族の報告だけから，本人が疾病かどうか，さらには前駆期かどうか，判断できるとは筆者はとても言えない．一晩中うなっていたという家族の訴えをきいて往診したところ，親知らずの痛みであった，という経験もある．「病気が表面に出てくる前の変化かもしれませんね」などと不安を煽らないように気をつけながら，心理教育の断片を伝えるのが精一杯である．

2│自我の希薄さとそれについての家族の気づきのよわさ

　だが，家族とのやりとりが，次のようなニュアンスを帯びるとき，筆者は「ひょっとすると，今後，発病するかもしれない」という印象をもっている．

　それは本人が部活を急にやめたり，五月雨的に学校を休むなど，不適応とまでは呼べない小さな異変を呈する前から，そしてその異変の後も，主要な家族が本人の固有の心的世界の存在をつかまえそこねている事例である．

　具体的には父母とのやりとりが次のようになる．

医師：（話を戻して）もう一度伺いますが，坊ちゃんはもともとどんな人でしたか？
父：どんな人，と言われても….
母：そうねぇ．普通なんじゃなかったかねぇ．
医師：中学生になって学校に行かなくなったわけですが，入学後，元気がなくなったと思いましたか？
母：特に変わった様子はなかったと思います．
医師：お父さんは，やっぱり「イヤでもがんばりなさい」と怒ったんですか？
父：いや．行かないものは行かないですから．怒ったからって行くわけでもないでしょう．

医師：まあ，確かにそうですが…．

医師：小学校時代のエピソードは何か記憶がありませんか？
母：おとなしい…目立たないほうで…．
父：乱暴なことがあったろう．玄関を壊したのは何年のときだった？
母：そういうことがあった？
父：あったよ．何がきっかけかは憶えていないけれど．
医師：学校で何か嫌なことでもあったのでしょうか？
父：さあ．何も聞いてはおりません．

　このように，幼児期から自我の萌芽が弱く，本人と親など他者との間に，その確立に資するような相克や交流がない場合に，われわれは発症リスクが高いと教えられてきた．かつて木村が「内的生活史における自己形成のゆがみ」として述べた10項目[10]のうち，幼児期の親子関係について述べた部分がもとになっているのだろう．

　筆者には統合失調症の精神病理を語る能力はないが，人間の社会のように変化に富んだ環境で，不協和な行動もなく，身近な人の印象にも残らないで生き延び，そのまま青年期を迎えてしまうということは，よほど世界と自己が未分化であるか，内的な不調を感知して表現する機能が未開発であるかだろう．

3 | 統合失調症とひきこもり

　おそらくひきこもりは，自分と世界との分化が不十分な人において，内的（生物学的）な変化や，外部圧力の影響を最小化するために，本能的に採用される行動なのであろう．それゆえ，急性期が無事にすぎ，陽性症状が軽減しつつある時期の「ひきこもり」は治療上，非常に重要な時期なのである．

　また幾人かの先人が述べるように，ひきこもりが保護的に働いて，前駆期のまま顕在発病に至らず，数年以上の時を経て社会機能が回復する事例もある．とはいえ，病初期のひきこもりは，疾病を促進させる方向にも働いているようにみえる．それはなぜだろう．「それ自体が疾病プロセス」と言われればそれまでだが，筆者の脳裏には，10代半ば，初対面の印象はかなり危なっかしかったのに，20代後半までの十数年を親兄弟には白眼視されながらも気ままに暮らし，30歳をすぎて次第に穏やかな顔つきに変わっていった若者の姿が浮かぶ．ひょっとすると，気ままな生き方こそ「保護的」であり，それが許されないのでひきこもるのかもしれない．

　ひきこもりの防衛的な側面にも目を向け，早期介入すればするほど予後がよいとする現代の風潮には異を唱えておきたい．

● 文献
1) 斎藤　環：社会的ひきこもり―終わらない思春期．PHP研究所，1998

2) 衣笠隆幸：自己愛とひきこもり―精神保健福祉センターの相談状況. 精神療法 26：586-594, 2000
3) 藤山直樹：ひきこもりの精神力動. 狩野力八郎, 近藤直司(編)：青年のひきこもり, 岩崎学術出版社, pp27-36, 2000
4) 諏訪真美, 鈴木國文：「一次性ひきこもり」の精神病理学的特徴. 精神神経学雑誌 104：1228-1241, 2002
5) 齊藤万比古：厚生労働科学研究費補助金 疾病・障害対策研究分野 こころの健康科学研究 思春期のひきこもりをもたらす精神疾患の実態把握と精神医学的治療・援助システムの構築に関する研究. 平成20年度研究報告書, 2009
6) 齊藤万比古(編著)：ひきこもりに出会ったら―こころの医療と支援. 中外医学社, 2012
7) 近藤直司, 宮沢久江, 境　泉洋, 他：思春期ひきこもりにおける精神障害の実態把握に関する研究. 厚生労働科学研究費補助金 疾病・障害対策研究分野 こころの健康科学研究 思春期のひきこもりをもたらす精神科疾患の実態把握と精神医学的治療・援助システムの構築に関する研究. 平成20年度総括・分担研究報告書, pp63-77, 2009
8) 辻本哲士, 辻 元宏：社会的ひきこもり家族教室に関するアンケート調査. 精神医学 50：1005-1013, 2008
9) American Psychiatric Association：Diagnostic and Statistical Manual of Mental Disorders Fifth Edition. American Psychiatric Association, 2013
10) 木村　敏：診断. 臺 弘, 他(編)：現代精神医学大系10巻A1 精神分裂病Ⅰa, 中山書店, pp181-209, 1981

（塚本千秋）

第5章 初老期の認知症

疾患・症候の概念と特徴

1 | 統合失調症との鑑別が必要な初老期認知症

　初老期認知症は初老期に発症する認知症の総称であり，さまざまな原因疾患が含まれる．最近の全国調査によれば，全国でおよそ4万人と推定されている[1]．原因疾患として，血管性認知症（major vascular neurocognitive disorder），アルツハイマー病による認知症（major neurocognitive disorder due to Alzheimer's disease），外傷性脳損傷による認知症（major neurocognitive disorder due to traumatic brain injury），レビー小体を伴う認知症（レビー小体型認知症，major neurocognitive disorder with Lewy bodies），前頭側頭型認知症（major frontotemporal neurocognitive disorder）の順に多い[1]．統合失調症も陽性症状や陰性症状とともに遂行機能障害などの認知機能障害がみられるため，初老期発症のケースでは初老期認知症との鑑別が必要になる．また初老期認知症は幻覚妄想症状や統合失調症の陰性症状に類似した症状を呈する場合もあり，このような例では鑑別が困難な場合が少なくない．

2 | 器質性疾患にみられる幻覚や妄想の特徴

　まず器質性疾患の幻覚・妄想症状の特徴についてふれてみたい．池田らは，脳器質性疾患にしばしばみられる幻覚の特徴として，①幻聴よりも幻視であることが多い，②幻視は，閃光や光のようなものが見えるといった要素性幻視であることが多い，③幻聴は統合失調症にみられるような会話形式や命令されるという幻聴はまれであり，ざわめきとかガラガラという音が聞こえるというような要素性幻聴が多い，④天井のしみが人の顔に見えたり，壁に虫やゴミのような黒いものが見えるという錯覚体験もみられる，などをあげている[2]．また妄想の特徴としては，①内容は具象的であり，作為体験を伴わない，②妄想の対象は身近な人間であることがほとんどである，③幻覚から発展する場合，要素性幻覚を妄想的に意味づけしたり，外界からの感覚刺激を誤認して，妄想的に意味づけすることがある，④内容は被害的であることが多い，⑤関係念慮や嫉妬妄想も現れやすい，⑥一般的には断片的でとりとめがない，あるいは

空想的，夢様であることが多く，系統化しない，⑦妄想は通常は，認知症の進行とともに，内容は願望充足的，曖昧でしつこさのないものに変わっていき，形骸化することが多い，とあげている[3]．

このような症状の特徴をとらえて，統合失調症の鑑別の一助とすることは有用である．ただし統合失調症でも上記の症状を呈することはある．また後述するように，レビー小体型認知症の幻覚は，ありありとした人物や小動物などが特徴であり，また診断基準にもあるように系統的な妄想がしばしばみられるなど，従来言われているような器質的疾患の幻覚妄想の特徴とは特徴を異にしている．

診断・鑑別診断のポイント

1 | 鑑別診断の流れ（表3-7）

初老期に発症した精神症状の診療に際しては，まず器質性疾患の可能性を考慮し鑑別を進める．具体的には，①本人や家族からの問診や病歴聴取，②神経心理学的検査，③身体検査・神経学的検査，④血液・尿検査，⑤神経画像検査，⑥脳波検査などを通して行われる．問診や病歴聴取では，物忘れをはじめとする認知障害の有無や行動面，生活面の変化に関する情報を確認する．神経心理学検査としてMMSE（Mini Mental State Examination）や長谷川式簡易知能評価スケールなどのスクリーニング検査も有用だが，精神症状が強い場合，実施や評価は困難となる．身体検査や神経学的検査では，脳血管障害，神経変性疾患，神経梅毒などの可能性を検討する．レビー小体型認知症では起立性低血圧など自律神経障害の有無やパーキンソン症状の有無が，また神経梅毒では言語障害，瞳孔所見，失調症状の有無が重要な手がかりとなる．また血液，尿一般検査では，貧血，糖尿病，腎障害，肝障害，電解質の変動，甲

表3-7 認知症疾患の診断の流れ

1. 本人や家族からの問診や病歴聴取
   認知障害の有無，行動面や生活面の変化
2. 神経心理学的検査
   スクリーニング検査〔Mini Mental State Examination（MMSE）や長谷川式簡易知能評価スケール〕
3. 身体検査・神経学的検査
   自律神経障害やパーキンソン症状の有無
   言語障害，瞳孔所見，失調症状の有無
4. 血液・尿検査
   貧血，糖尿病，腎障害，肝障害，電解質の変動，甲状腺機能低下症，ビタミンB_1，B_{12}，葉酸などの欠乏症，認知機能障害をきたす内科的疾患の有無
5. 神経画像検査
   CT，MRI，SPECT，PETなど
6. 脳波検査

状腺機能低下症，ビタミンB_1，B_{12}，葉酸などの欠乏症，梅毒反応など認知機能障害をきたす内科的疾患の有無を検討する．神経画像検査も鑑別診断にきわめて重要である．神経画像検査は CT や MRI などの形態画像と SPECT（single photon emission computed tomography）や PET（positron emission tomography）などの機能画像に大別される．形態画像による萎縮のパターンや SPECT の血流低下のパターンはアルツハイマー病による認知症，レビー小体型認知症，前頭側頭型認知症の早期診断に有用である．またレビー小体型認知症ではダットスキャン®（DAT scan）や MIBG 心筋シンチグラフィが有用である．精神発作としての幻覚症状や意識減損発作による記憶障害が疑われるケースでは脳波検査が有用である．

2 統合失調症と鑑別を要する代表的な認知症疾患

(1) レビー小体型認知症

　レビー小体型認知症は幻覚・妄想症状を呈する代表的な認知症疾患である．認知症の原因疾患として，アルツハイマー病（AD）に次いで多く，神経病理診断によるとおよそ2割を占める．しかし臨床的に正しく診断される例が少ないのもレビー小体型認知症の特徴である．厚生労働省の班研究による全国調査によれば，65歳以上の認知症のうちレビー小体型認知症と臨床診断された割合は 4.3％にすぎなかった[4]．初期には記憶障害が明らかではないことが多いため，幻覚や妄想で発症すると精神疾患と誤診されやすい．前駆状態では幻覚・妄想症状以上にうつ状態の出現が多く，うつ病と診断される場合が多い．筆者らのレビー小体型認知症連続55例の検討によれば，レビー小体型認知症と診断される以前に25例（45％）はうつ病と診断され，そのうち6例（11％）は精神病像を伴ううつ病と診断されていた[5]．また，3例（5％）が妄想性障害と診断され，精神病性障害，統合失調感情障害の診断が1例ずつみられた[5]．このようにレビー小体型認知症では幻覚や妄想症状を初期に呈することが決してまれではなく，精神疾患と診断されやすいことがわかる．

　レビー小体型認知症の診断基準[6]では中核症状の1つとして幻覚があげられている．幻視が主で，ありありとした人物や小動物の幻視が繰り返し現れることが特徴である．意識障害を伴わずに出現するため幻視内容を追想可能である．ただし幻聴や体感幻覚もみられる．妄想内容はうつ病でみられる否定妄想や，カプグラ症候群や幻の同居人などの誤認妄想がしばしばみられる．また幻覚に付随して現れる妄想も多い．たとえば部屋に現れる人物幻視から物盗られ妄想に発展したり，寝室でみられる幻視に対して嫉妬妄想を訴えることがある．レビー小体型認知症が疑われる例では，認知機能障害の変動，レム睡眠行動障害，パーキンソン症状，自律神経症状など診断に有用な症状の存在を確認することが重要である．とくにレム睡眠行動障害は，レビー小体型認知症発症の10年以上前から認められることがあるため，診断に有用である．また脳 SPECT や MIBG 心筋シンチグラフィが実施可能な施設では，SPECT における後頭葉の血流低下や MIBG における心筋の取り込み低下などの所見が参考になる．

最近ではレビー小体型認知症の診断に DAT scan が実施可能となった．

レビー小体型認知症には抗精神病薬への過敏性があり，統合失調症と誤診したまま通常成人量の抗精神病薬の投薬を行うと，著明なパーキンソン症状，嚥下障害，傾眠など予期せぬ副作用が現れることがあるため要注意である．

〈症例1：当初統合失調症と診断されたレビー小体型認知症例〉

30歳代に被害妄想で発症し，近医で統合失調症と診断された．リスペリドンなどの抗精神病薬を処方され，幻覚妄想は軽減した．しかしその後，亜昏迷様のエピソードが時に出現するようになった．抗精神病薬の追加で症状は改善せず，むしろ過鎮静が出現し，さらに起立性低血圧など自律神経症状も出現し，治療に難渋したため，大学病院に紹介された．起立性低血圧，軽微なパーキンソン症状，認知機能の変動などから，レビー小体型認知症の可能性を考慮し，SPECT や MIBG 心筋シンチグラフィを行ったところ，SPECT で後頭葉の血流低下，MIBG で心筋陰影の低下が認められた．レビー小体型認知症と診断し，ドネペジル中心の治療薬に変更したところ，副作用による過鎮静は消失し，認知機能の変動や幻覚妄想症状は軽減した．

(2) アルツハイマー病（AD）

AD は，初期から記憶障害が前景に立ち，次第に広範な認知機能障害に進行する．AD 初期に幻覚，妄想症状がみられることがあり，24〜41%にみられるとする報告[7〜10]もある．ただし幻覚症状の頻度はレビー小体型認知症と比較して多くはない．幻覚のなかでは幻視が最も多く，次いで幻聴が多い．明らかな幻覚の訴えはなくとも，あたかも誰かに話しかけるような独語によって幻覚症状の存在に気づかれることがある[11]．一方，記憶障害や被害的な感情を背景に発展した物盗られ妄想や被害妄想はしばしばみられ，嫉妬妄想も時にみられる．妄想の対象となる人物は家人や知人など具体的で限定的であることが多い．また統合失調症などでみられる妄想と異なり，妄想が体系化することはまれで，内容は世俗的である[11]．初期から幻覚妄想症状がみられる場合，統合失調症との鑑別が必要になる．AD に特徴的な進行性の近時記憶障害を確認することが鑑別上重要である．同時に MRI で海馬領域の萎縮や SPECT で頭頂・側頭領域の血流低下の所見を確認することは AD の診断に重要である．

(3) 前頭側頭型認知症

前頭側頭型認知症は，初老期に好発し，神経病理学的に前頭葉と側頭葉を主とする変性所見を認め，臨床的には人格，言語機能，社会行動の変化を特徴とする変性疾患である．病理学的に前頭葉と側頭葉を中心に萎縮する疾患は前頭側頭葉変性症（frontotemporal lobar degeneration；FTLD）と呼ばれるが，FTLD は，前頭側頭型認知症，意味性認知症，進行性非流暢性失語症という3つの臨床病型に分類される．前頭側頭型認知症では，それまでの患者の行動からは考えられない万引き，無銭飲食などの反社会的行為，周囲のことに関心を向けず，自己中心的でマイペースな行動，同じ

行動，言葉を繰り返す常同症などの異常な言動がみられる．また1日中何もせず過ごすなど無為や意欲低下もしばしば目立つ．また表情の表出に乏しくなるなど感情の平板化がみられる場合もある．そして病識が早期に失われる．その一方で，記憶，見当識，視空間認知の障害はかなり進行するまで目立たないので，認知症とは気づかれないことが多い．前頭側頭型認知症では幻覚妄想症状は目立たないものの，統合失調症の陰性症状に類似した症状や行動面の変化から統合失調症としばしば誤診される．

統合失調症との鑑別点は，前頭側頭型認知症では幻覚妄想症状が目立たない，多幸的で葛藤に乏しい，側頭葉萎縮が目立つ例では語義失語がみられる点などがあげられる．また前頭側頭型認知症の患者は悪びれた様子がなくどこか憎めない独特の雰囲気を漂わせている．MRIやSPECTにおける前頭葉や側頭葉の萎縮や血流低下も前頭側頭型認知症を支持する所見である．運動疾患を伴う前頭側頭型認知症では錐体外路徴候が認められる．

(4) 血管性認知症

血管性認知症は初老期認知症の原因疾患として最も多い．血管性認知症ではADほど目立たないが，やはり妄想を呈することがある．Ikedaら[12]の中山町研究では血管性認知症の7.1%に幻覚が，14.3%に妄想がみられている．ただし初老期例は，高齢発症の血管性認知症とは異なり，大血管の出血や梗塞後に発症する例が多いため，臨床現場で血管性認知症と統合失調症の鑑別はそれほど問題にはならないと考えられる．

(5) 神経梅毒

神経梅毒は *Treponema pallidum* による中枢神経感染症で，梅毒に罹患後，期間を経て，脳実質や髄液に炎症が起こり，多彩な精神，神経症状をきたす．ペニシリン療法の発見とともに近年患者数は激減したが，一方で，臨床現場において神経梅毒に対する認知が低下し，気づかれないまま治療開始が遅れる場合も散見される．神経梅毒でも統合失調様の幻覚妄想症状を呈し，統合失調症と診断されることがある．神経梅毒では，認知症，脱抑制，多幸などの人格変化，アーガイル・ロバートソン瞳孔，失調症状などが好発するが，これらの特徴的な症状出現前に幻覚妄想症状が現れる場合がある．神経梅毒を見逃さないために血清梅毒反応を検査することが重要である．

(6) クロイツフェルト・ヤコブ病

初老期に好発する認知症性疾患のひとつにクロイツフェルト・ヤコブ病があげられる．本疾患も初期に幻覚妄想状態がしばしばみられる．ただしその後人格変化，認知症および身体機能の悪化が急速に進行する．MRIの拡散強調画像における大脳皮質，線条体の高信号や，14-3-3蛋白陽性所見，プリオン蛋白遺伝子解析などが診断に有用である．

(7) アルコール性認知症

アルコール使用障害の患者に幻覚症状が出現したり，離脱せん妄の出現をみるが，次第に遂行機能障害や判断の障害などいわゆるアルコール性認知症と称される状態に進行することがある．コルサコフ脳症を併存した場合は著明な記憶，見当識障害も認められる．アルコール性認知症の診断ではアルコール依存症の既往を聴取することが重要である．

(8) ハンチントン病

ハンチントン病は常染色体優性遺伝形式を呈するまれな遺伝性疾患であり，進行すると人格変化や認知症を呈するが，初期症状として統合失調症と鑑別困難な幻覚妄想症状を呈することがある．

〈症例2：発症10年後にハンチントン病と診断された症例〉
　40歳代に，幻覚妄想，滅裂思考で発症した．家族の消息が不明で，家族歴が明らかではなく，統合失調症と診断された．抗精神病薬による加療が開始されたが，時に幻覚妄想状態の悪化のため精神科病院へ入院した．発症から10年経過し，舞踏病様の不随意運動が出現し，同様の病態をもつ家族の存在が明らかになり，ハンチントン病に診断変更された．

(9) 統合失調症の経過中に認知症が明らかになるケース

なかには若くして統合失調症を発症し，長年経過したのちに次第に認知症が出現するケースもみられる．

〈症例3：統合失調症とADの併存例〉
　20歳時幻覚妄想症状で発症し，統合失調症と診断された．その後抗精神病薬治療が行われたが，状態は消長し何度か精神科病院での入院を繰り返しながら，経過した．40歳頃から，明らかな物忘れ，注意障害を認め，画像診断などの補助診断と臨床症状からADと診断され，統合失調症にADが併存したと考えられた．

認知症の幻覚・妄想に対する治療のポイント

1 | 非薬物療法と薬物療法

認知症疾患の幻覚妄想状態に対する治療は，まず非薬物療法的対応が求められる．非薬物療法の主なものは，患者と家族に対する心理・社会的療法，介護家族に対する介護指導や情報提供，さらには介護保険を介したサポートシステムの利用などである．

非薬物療法で効果がみられない場合，薬物療法が補助的に行われるが，第一に安全性に配慮する．

2 | 幻覚に対する治療

幻覚に対する抑肝散の効果が報告されているので，抗精神病薬を使用する前に試みるとよい．ただし，抑肝散は時に低カリウム血症を呈することがあることに留意する．なお 2014 年 9 月からドネペジルのうちアリセプト®がレビー小体型認知症の認知機能障害に適用追加されたが，この薬剤はレビー小体型認知症の BPSD（behavioral and psychological symptoms of dementia）のいくつかの症状に対しても効果が報告されており，その 1 つが幻視に対する効果である[13]．対症治療薬を用いる前に同剤の効果をみることは有用である．ドネペジルが無効の場合，抑肝散が有効な場合が少なくない[14]．

3 | 妄想に対する治療

レビー小体型認知症の妄想に対してもドネペジルの効果が認められている[13]．また AD やレビー小体型認知症の妄想に対して抑肝散の効果が報告されている[14,15]．これらの薬剤で効果がみられない AD の物盗られ妄想や被害妄想に対して，少量のリスペリドン（0.5〜1 mg/日）が用いられるが，レビー小体型認知症には薬剤過敏性がみられることがあり，より慎重な投与が求められる．クエチアピンは比較的錐体外路症状が生じにくい．ただし過鎮静や耐糖能異常を呈することがあり，糖尿病患者には禁忌である．ハロペリドールなどの定型抗精神病薬は特に副作用が出現しやすいため認知症の BPSD には使用を控えるべきである．いずれの非定型抗精神病薬も認知症患者に対しては適用外使用であり，また死亡率が高まることが指摘されていることから，使用に際しては十分な説明と副作用に対する注意深い観察が必要である．

おわりに

初老期に発症した精神症状を診療するにあたっては，統合失調症をはじめとする非器質性精神疾患と認知症の両者を念頭におく必要がある．認知症疾患のような器質性疾患では向精神薬の副作用が現れやすいため，薬剤選択や量については慎重さが求められる．特にレビー小体型認知症は薬剤過敏性のため，通常量の使用でも重篤な副作用が出現することがあるので注意が必要である．常にレビー小体型認知症の可能性を考慮しながら診療することが大切である．

● 文献

1) Ikejima C, Yasuno F, Mizukami K, et al：Prevalence and causes of early-onset dementia in Japan：a population-based study. Stroke 40：2709-2714, 2009
2) 池田研二, 入谷修司：遅発性パラフレニー・双極性障害・統合失調症. 朝田 隆（編）：精神科臨床エキスパート―誤診症例から学ぶ認知症とその他の疾患の鑑別, pp48-76, 医学書院, 2013
3) 池田研二：老年期の幻覚妄想と脳病変. 松下正明（編）：新世紀の精神科治療3 老年期の幻覚妄想, pp90-140, 中山書店, 2005
4) 朝田 隆：厚生労働科学研究補助金 認知症対策総合研究事業 都市部における認知症有病率と認知症の生活機能障害への対応. 平成23-24年度総合研究報告書, p10, 2013
5) 高橋 晶, 水上勝義, 朝田 隆：レビー小体型認知症（DLB）の前駆症状, 初期症状. 老年精神医学雑誌 22（増I）：60-64, 2011
6) McKeith IG, Dickson DW, Lowe J, et al：Diagnosis and management of dementia with Lewy bodies：third report of the DLB Consortium. Neurology 65：1863-1872, 2005
7) Rubin EH, Drevets WC, Burke WJ：The nature of psychotic symptoms in senile dementia of the Alzheimer type. J Geriatr Psychiatry Neurol 1：16-20, 1988
8) Hirono N, Mori E, Tanimukai S, et al：Distinctive neurobehavioral features among neurodegenerative dementias. J Neuropsychiatry Clin Neurosci 11：498-503, 1999
9) Stavitsky K, Brickman AM, Scarmeas N, et al：The progression of cognition, psychiatric symptoms, and functional abilities in dementia with Lewy bodies and Alzheimer disease. Arch Neurol 63：1450-1456, 2006
10) Aalten P, Verhey FR, Boziki M, et al：Neuropsychiatric syndromes in dementia. Results from the European Alzheimer Disease Consortium：part I. Dement Geriatr Cogn Disord 24：457-463, 2007
11) 水上勝義：アルツハイマー病の病態, 治療から予防まで―アルツハイマー病の精神・行動症状. カレントテラピー 26：313-316, 2008
12) Ikeda M, Fukuhara R, Shigenobu K, et al：Dementia associated mental and behavioural disturbances in elderly people in the community：findings from the first Nakayama study. J Neurol Neurosurg Psychiatry 75：146-148, 2004
13) Mori E, Ikeda M, Kosaka K；Donepezil-DLB Study Investigators：Donepezil for dementia with Lewy bodies：a randomized, placebo-controlled trial. Ann Neurol 72：41-52, 2012
14) Iwasaki K, Kosaka K, Mori H, et al：Improvement in delusions and hallucinations in patients with dementia with Lewy bodies upon administration of yokukansan, a traditional Japanese medicine. Psychogeriatrics 12：235-241, 2012
15) Mizukami K, Asada T, Kinoshita T, et al：A randomized cross-over study of a traditional Japanese medicine (kampo), yokukansan, in the treatment of the behavioural and psychological symptoms of dementia. Int J Neuropsychopharmacol 12：191-199, 2009

（高橋 晶, 水上勝義）

第 4 部

外来で診る
統合失調症の治療

第1章

精神療法・認知行動療法・心理社会的治療

● 外来という治療の場の構造

1 | どのような場で治療を行っているかが治療の質に影響する

　どのようなときにどのような治療法が役立つかについては，治療の場のもっている構造や，登場してくる関係者のニーズによって規定されるところが大きい．たとえば筆者の所属する病院の外来では，多くの病院がそうであろうけれども，来るものは拒まず多くの人を受け入れることを成果として評価する構造のため，勢い次々現れる新患を受け入れ，再来が膨れ上がってしまっているのが現実である．生活支援に結び付けることのできるソーシャルワーカーや，丁寧な精神療法が可能な心理士は，ごく限られた人に対して利用しているのみである．限られた時間のなかで，患者の訴えを聞き，その辛さを分かち合うように努めつつも，どうしても，当面その場をどう乗り切って破綻を防ぎ，そのなかで苦悩を軽減していくかが優先される．外来のスタッフはいるが，基本的には医師1人で業務をこなさなければならない．こうした外来の場が，わが国では一般的であると思う．

　前述の治療構造では，治療に役立つものは何でも使う，言ってみれば実践主義が要請されるだろう．もちろんそれには実践する際の基本方針がないとうまくいかない．筆者の場合にはそれは，患者本人の苦痛や悩みを軽減するとともに，本人の希望する生活を獲得することを一義的な目標にし，同時に患者の自信や自負心の回復を目指すという方針である．また必ず，bio-psycho-social な要因に目配りして，単純な成因論に陥らないようにする．

2 | 生活支援の必要性

　外来での治療で統合失調症の人を支えることは限界があるので，ケアマネジャーによるケアマネジメントサービスをどう提供できるか，アウトリーチなど地域における生活支援をどう併用できるかなど，外来での狭義の医療サービス以外のサポートシステムを工夫する必要がある．実際に筆者が外来初診患者を対象に行った研究[1]でも，14％がケアマネジメント・生活支援のニーズをもっており，それは統合失調症の診

断には限らなかった．そしてこうした患者は，精神症状と生活の困難さとが分かちがたく絡み合っている例がほとんどであった．適切な生活支援を行うことで，投薬量を減らせる人は結構いるのではないか，という印象を筆者はもっている．

3｜長期的な視野をもつことの大切さ

　外来での統合失調症の心理社会的治療のなかでは，前述の外来の構造からくる理由のほかに，人生早期に始まり長く持続する疾病の特徴から，生きがいと人生を支援することが大切だと考える．外来を受診した当初は，挫折感と絶望に打ちひしがれていたり，願望のなかに逃避してしまっていることが多い．しかし，生き生きした現実的な治療・生活目標をもつためには，長期的に関わっていく伴走者——仲間や家族や個人治療者——が重要だと考えている．外来主治医はその一部を担うのである．具体的には，どのようなストレスによって精神症状が悪化または改善するか，その人のもつスキルと価値観などを把握し，家族や関係者の状況もつかんで，支援の道筋を創る．当初は本人のもっている力や希望がみえてこないことがほとんどで，回復とともに思わぬ力が発揮されたり，それまで語られなかった本人の希望が出てくる．そうした長期的な関わりを行うのである．

　統合失調症でも双極性障害でも，障害の否認や非現実的な目標設定がしばしばみられ，支援する側にとって妥当な支援目標を合意しにくいことがある．衣食住など，目の前の生活を支援することはできても，長期的にどのような生き方を選んでいくのかといった支援が難しい．まずは一緒に合意できる遠い夢から始まって，少しずつ現実の成功を積み重ねていく．現状に甘んじることができず，夢をもって危険ともみえる賭けに出やすい人，自身の殻から出ようとせず，空疎にみえる自閉的な生活に閉じこもる人，自身の中に葛藤があってしばしば矛盾する考えを言う人，他罰的であったり自責的であったりして周囲に困惑を引き起こす人，サポートを求めてくるが指示には反発し，依存をめぐる葛藤が大きい人，逆に依存してしまって自身の意見を探そうとしない人など，「一緒に目標や生き方を定めて連携していくこと」が難しい人は多い．当事者の「主体的な意思決定」を進める難しさを理解するために，これまでに精神医学や心理学で積み重ねられた知識や技術が必要となることも，しばしばである．治療方針決定を当事者主体で進める技術(shared decision making，双方向による意思決定技術[2])はわかりやすい方法論と思われる．

　1990年代に行われた調査(the National Comorbidity Survey)[3]では，精神障害があると判断された人のなかで過去1年間受療していなかった人の率は53％に及んだ．若年者ではその率がより高かったほか，受療しなかった人の半数以上が，治療すべき問題はないと考えているか，援助は必要であるが自分なりに問題を解決したいと考えているか，治療は役立たないと考えていた．治療から独立して自分で問題を解決したいとの志向や，薬物療法に拘束されたくないとの感情や，治療に満足していないとの意識が，治療からの脱落を促しているとの報告がある[4]．どのような領域に援助を希望

するかを調査した研究[5]では，患者は仲間との交流，親密な交際，心理的な苦痛の緩和を挙げる一方，専門家は精神病症状と日中の活動を挙げ，隔たりがあった．これらの報告はいずれも，当事者と専門家との認識のギャップにより，支援から脱落しやすいことを示している．社会生活の目標は，再発防止などの医療側からみた目標よりも，ずっと当事者の実感をもった協働のゴール設定がしやすく，支援関係を維持することに役立つ．

薬物療法との統合

1 | 薬物療法のサポートとしての心理社会的治療

統合失調症の治療において，薬物療法を継続することは大切な目標のひとつである．そのために外来での心理社会的治療も役立てる必要がある．

薬物療法は再発防止率を高める最も有効な手段のひとつであるが，当事者の不用意な，または理解不足に基づく服薬中断による再燃がしばしば問題となる．統合失調症は，本質的に自己の病状を理解することに困難があり[6]，病識欠如は治療を妨げる深刻な障壁であることは今も変わらないが，その障壁の克服のために，薬物療法について，本人にもわかりやすく情報を提供し，服薬行動についての学習を促進し，薬物の効果についてのセルフモニターや副作用についての対処法を促し，また専門家と連携するコミュニケーション技術の学習を援助することが行われるようになってきた．こうした考え方や技術の発展に，心理教育や認知行動療法は大きく貢献している．

統合失調症の治療において，薬物療法とともに心理社会的治療を行うことによって，薬物療法単独の場合と比較して，再発率が低下するなどのエビデンスが示されている．薬物の違いによる社会機能への効果の差異は大きくないと考えられる．Bellackら[7]はリスペリドンとクロザピンとの効果比較試験のなかで，107例の統合失調症患者を29週間追跡したところ，両群とも精神症状は有意に改善したが，社会生活技能や遂行機能の改善に差異はなかったとしている．Libermanら[8]は，薬物療法抵抗性の36例の統合失調症患者を，リスペリドンまたはハロペリドールに無作為に割り付けて，トークンエコノミーなど行動療法的介入を集中的に行うリハビリテーション病棟の入院治療を行った．日常生活能力や認知機能は両群ともに有意に改善し，群間の差異はなかった．

2 | 薬物療法と心理社会的治療との相補的作用

薬物療法を行ううえで大切なことは，本人が薬物の効果や影響をどう受け止めているか，面接などで聞いておくことである．服薬への態度や行動に問題があるときには，服薬教室など，心理教育と認知行動療法の技術が役立つが，そうした心理社会的治療のプログラムと薬物療法とが実際に協働的であるためには，個人精神療法で扱われる，薬物をめぐる思い，ひいては精神障害への思いがカギを握っていることが多

い．残存する陽性症状があり，しばしば環境からの刺激や本人の焦りによって悪化する場合には，なかなか薬物を減量できないが，こうした場合こそ，心理社会的治療の工夫を考える必要が生じる．

統合失調症は長期にわたる慢性疾患であるので，ことによれば一生涯付き合わねばならない．そして日常生活にもさまざまな障害と制約が出てくることについて，いつ，どのように本人や家族は向き合っていくのだろうか．このことはしばしば，「いつまで薬を飲むんですか」「自分はもう治っています」「病気じゃないと思う」といった発言によって表明されるように思われる．こうした場合に，統合失調症という疾患の特質をわかりやすく，脳科学の視点から伝えていくことは，心理教育の考え方と技術の普及によって，広く行われるようになった．薬物療法においては，治療者の側もより副作用に敏感になり，生活に支障の出ない飲みやすい薬を選択していくことを，以前よりも意識するようになったと思う．そのような情報とともに，発症や再発の契機となる，その人の人生の躓きについて深く共感する態度が，治療者には求められる．

家族に対しては，大切な家族が大きな苦しみを負った悲しみに目を向けるとともに，より現世的な経済面はじめ生活への影響があることに対しても，現実的な援助の道しるべを示すべきだと思われる．

治療上の「解決すべき問題」にぶつかるときに，薬物療法と心理社会的治療の，どちらをまず優先すべきか迷うことがある．両者は標的が異なると考えられているが，筆者の印象では，単純にはそれぞれの治療の標的を見極められないことが実態ではないかと感じている．わかりやすくそれぞれの治療の標的を想定して効果をモニターすることは治療の有効性を確かめるうえでは役立つが，実際の効き方は共時的・協働的に起こることが多いためである．薬物か，心理社会的治療かと固定的に考えると，より事態が膠着しやすい．もちろんそれぞれの治療法の作用機序は理論的に想定されているが，理論に固定して一面的には考えないほうがよいように思われる．

地域における社会資源との連携

1 ｜ 生活支援と外来治療をどのように連携させるか

統合失調症の場合には，さまざまな生活障害を伴い，それによる精神的な負担感や不安が症状の悪化をもたらすという悪循環がある．わかりやすい例を挙げると，筆者が外来で診ているある人は，金銭管理が苦手である．「具合が悪くなった」とよく臨時受診するので，きっかけを尋ねてみると，うっかり無駄遣いして，生活費が足りなくなったということに行き着くことが多い．別の例では，ずいぶんと周囲の支援を受けつつ何とか一人暮らしをすることができるようになり，自信がついて病状も改善したのだが，引越しとともにまた調子を崩した．最初は理由がわからなかったが，それまでガス調理器具であったのが，引越しにより電磁調理器具に変わったため一通り使い方を教えてもらい，鍋などもそろえたものの，結局うまく使いこなせずに，それまで

よくやれていた自炊がうまくできなくなったことがきっかけであることがわかった．

人付き合い，ことに親密な関係をもつ人たちとの関わりや，軽い風邪などだとしても身体疾患，生活環境の些細な変化などであっても，本人の心が揺さぶられるものであると，大きく調子を崩すことがある．生活支援をしてくれる外来治療の伴走者——地域の福祉事業所やデイケアのスタッフ，アウトリーチしてくれるソーシャルワーカーなど——の存在があるかどうかは，外来治療の成果を決定的に左右する．忙しい外来治療の時間を何とか工面してでも，こうしたスタッフとの情報共有は大事にすべきである．ことに就労や，結婚・子育てなど，長い準備が必要な課題をもっている人にとってはそうであるし，リカバリーというさらに長い時間経過のなかで起こってくる出来事についてはなおさらである．コクランレビュー[9]ではケアマネジメントの実施によって，精神医療を継続する率が高まると報告されている．

2｜ピアサポートの活用

外来治療の限界を補ってくれるもうひとつの大事な資源はピアによる支えあい，生産的な仲間集団である．向谷地[10]は浦河べてるの家の経験から，「統合失調症の体験も恥じることなく語る文化のなかで，見えてきた当事者の抱える『本質的な生きづらさ』が，単なる社会サービスの充実や病気の回復を越えた実存的な課題として浮上してきた．それはアルコール依存症者が『酒だけやめても何の解決にもならない』という言葉に似ている」と述べている．こうした仲間集団のなかで，障害をもつ/もたないにかかわらず，よりよく生きられる道が見出されると思う．よい仲間のいるところにリカバリーが生まれてくるし，モデルとなる先輩の姿が，リカバリーへの道を進もうとする力を呼び覚ます．こうした仲間集団の存在を知っていること，その価値やリカバリーへの力を外来通院中に人に伝える努力をすること，可能であればよい仲間集団をはぐくむ努力をすることなどが，外来治療を豊かにし，その効力を高める．

● デイケアや入院の活用

1｜入院治療

入院治療では，日常生活のなかでたくさんの重荷を背負っている人に，まずは休息の場を提供しながら，可能であればふだんできない自分の内面の探索や，新たな自分の模索を支援している．病棟での面接は，人によるが少なくとも週1回程度行われるので，治療者との関係性や，周囲の人との関係を媒介にして社会生活の課題を実体化していく．同時に病棟では，他の患者や医療者と24時間生活をともにする状況であることや，それぞれの人のそれまでの生活の殻が破れて生の苦悩や感情が露出しやすい状態となっていることなどから，短時間のうちに周囲との関係性が形成されやすくなる．それが保護的・治療的である場合も多く，本人の対人関係のありようを映し出

す鏡の役割も果たす．したがって，集団の場を把握し，治療の貴重な情報として利用し，必要があればそれに治療的な介入をしていく．急性期治療だけではなく，外来治療が膠着していたり，明らかに患者の生活が破綻しているときにも，入院という治療構造を利用できると筆者は考えている．

2｜デイケア

　デイケアは，深刻な生活障害をもっている人に対して，長期的に関わりながら人生の回復を目指すことが可能となる場である．体系的な認知行動療法，社会生活技能訓練(social skills training；SST)，集団心理教育などを通して，対処スキルを積み上げていく仲間と出会うこともできる．必要な人には認知機能リハビリテーションも行えるだろう．

　デイケアは社会生活場面のモデルとして運営され，多彩な社会的役割が用意されている．このような理由から，外来でなかなか回復の軌道に乗らない人にとっては，デイケアがよい選択肢となる．現実には当事者が現実的な目標をもてなかったり，そうとは言明されなくても社会的な集団への不安が強かったりすることで，デイケアを勧めても乗ってくれないことがしばしばある．そうした人たちのために，活気があって希望のメッセージが伝わるような集団運営の工夫がデイケアには求められるし，個別の対応を行うなど，集団だけではない支援体制をしっかり作る必要がある．外来での精神療法を，デイケアという社会に近い集団の場でスタッフや仲間と共有体験することで，さらに，言葉にして本人の内的体験へとつなぎ，気づきや自己効力感の回復へと結びつけていくことも可能となってくる．

外来で行う精神療法

1｜外来治療の枠組みで行えること

　外来は短い時間で多くの人の診察をしなければならない．率直にいえば，筆者の外来の治療構造のなかでは，認知行動療法も含めて，体系的な精神療法はほとんど無理である．そのなかで筆者は心理教育や認知行動療法の考え方のなかで，本人が困難を感じている状況でもそれなりにうまくやれていることを見出して評価したり，対処スキルを一緒に探すことを支援することが役立つと考えている．お互い慣れてくると，比較的短い時間でもこの作業は可能になる．キーワードは「そんなときどうするとうまくいくだろうね」である．また行動分析，すなわちその場の状況——引き起こされる認知や感情——，起こした行動とその結果についての分析が実利的であり，実際に役立つ．もちろん，新患から始まる情報収集のなかで，その人のもつ成育歴や家族背景や生活状況について熟知していることが，この分析の意味を掘り下げていくうえでは必要である．

2 | 治療関係づくりに役立つ技術

　精神科治療のプラットフォームとしての精神療法の基本的な構造のなかでも，筆者が最近特に重要と考えるのは，validation と外在化である．validation については，しばしば治療関係を結ぶことが困難な人たちとの関わりのなかで，その重要性が痛感されるようになった．たとえば周囲に激しい攻撃的言動を繰り返す人などに対して，医学的な理解はできても感情的に共感することに，筆者は困難を感じていた．しかし，じっくりその人のライフヒストリーを聞き，おかれた状況を十分把握し，時間的な流れのなかでその人はどう感じ・行動するようになったかを知ることで，その人の行っていることがその人の目で感じられるようになる．このような共有体験をすると，相手との治療関係がつながってくるのをこれまでも経験した．境界性パーソナリティ障害の人を対象とする弁証法的行動療法では validation は基本戦略のひとつであり，相手の決断や考えに賛成できないとしても，相手との関係を保っていくうえで重要で，自分自身の考えについてそもそも受け入れがたいと感じている人へのサポートとしても役立つとしている．

　外在化の考え方は，治療関係を構造的に変える力をもっていると感じている．「あなたのなかにある気持ちや考えを，ちょっと取り出して一緒に眺めてみませんか」という形で，治療者が診察に来ている人と同じ立場に立って，苦しさを一緒に探求し，対処しようと試みることになるので，より対等な協力関係が生まれやすい．外在化により患者と協力関係を結び，一緒に認知行動療法の技法のひとつである問題解決法を試みることで，より適切な解法へと一緒に進んでいきやすく，また本人が自分で考えているという実感を生み出しやすく，支援者にとっても無理な決定を指示したりしないですむという楽さがある．創造的な解法も生まれやすい．

● 外来で行う心理教育・認知行動療法

1 | 外来で行えるとよい心理社会的治療プログラム

　外来では，受付スタッフや看護師以外に，心理アセスメントやカウンセリングを担当する心理士，生活の相談に乗るソーシャルワーカーを配置しているところはむしろ少数派かもしれない．しかし可能であれば，通院中の統合失調症の人に対して，統合失調症とはどんな病気であるかを知ってもらう心理教育，家族の不安を受け止めつつ治療の同伴者としての家族を支える家族心理教育，薬物について知り主体的に服薬するための服薬教室，社会生活や日常生活のなかで起こってくる症状に対処する幅を広げるための SST や認知行動療法について，グループで学習するプログラムがあることが望まれる．ショートケアなどの形で，デイケアのプログラムを利用することも考えられるかもしれない．これらはそれぞれにエビデンスがあることが知られているが，一方で，たとえばエビデンスのある家族心理教育プログラムでは半年以上の実施期間

が推奨されているなど，いわば投薬量に当たる，心理社会的治療の実施量やその実施の質が，実証されている効果を得るためには必要である．そしてそれは，なかなか外来のマンパワーでは困難であることも少なくない．外来での家族心理教育プログラムについては，診療報酬請求ができないなど，制度上の制限も大きい．そこで，現状で推奨されている標準的なプログラムについて可能であれば知識と経験をもつこと，そのうえで実際の現場に即して「応用型」を工夫し，こうしたプログラムの実践可能性を広げることが有用ではないかと思う．多種類のプログラムを同時並行で行うことは実際は困難が大きいので，たとえば週1回で1か月を1クールとし，いくつかのプログラムを交代で実施する工夫などが考えられる．

(1) 精神障害についての見通しを得るための心理教育

精神障害をもちつつ主体的に生きていくうえで，障害がもたらす影響を知ることは重要である．これは人生の旅に出るときに役立つ「地図」を提供することに比肩する．それも本人や家族が見やすいように，その時々の立っている位置によって適切な地図を示したり，用途によって目標が見やすいような工夫を施すことが，専門家にはできる．初期のころに孤立感や恐怖感に襲われてたたずむとき，また回復の兆しがみえないまま先を焦って絶望的になるとき，そして慢性期のあきらめや失望のときに，見通しのきく地図は重要な助け手である．

心理教育は知識提供とともに，支援する側とされる側とが一緒の地平に立って，みえてくる外在化された困難に対処していこうとする治療構造をもっている．グループで行うことで，ともに支えあい，さらに自身で支える力を高めることができる．

具体的には，既存の教育用テキストやDVDは比較的容易に入手できるのでそうしたものを利用して，1回1時間半程度で，情報提供，質疑応答，仲間との交流を取り入れていくことなどが工夫できる．

(2) 家族心理教育

家族ほど，当事者に寄り添って支える力をもっている人はいない．一方で，家族自身が不安で混乱したり，関わろうとしすぎたりすると，かえって本人の負担になってしまうこともよく起こる．そうしたあり方について専門家から注意を受けるなどして，傷ついている家族もよく見かける．家族はしばしば対応に疲れ果てていたり，将来の絶望感に打ちひしがれている場合が多く，こうした家族は「要求がましい」「訴えが多い」「感情的」などの理由で，治療者から敬遠される場合もみられる．

まず家族の想いを共感することが出発点である．家族に統合失調症の情報を知ってもらうこと，専門家がその不安をよく支え苦悩を理解すること，家族同士での分かちあい・支えあいを体験すること，精神障害がもたらす影響に対処する方法を学び，自信を高めることなどが，家族心理教育の役割である．セルフヘルプグループとしての家族会へとつなぐ役割ももっている．そもそも家族は社会人として生きる力をもっているので，対処法についてもよくその力を発揮し，自ら学ぶ意欲を備えていることが

多い．要は機会を提供し，しっかり支えることで，家族のもつ力を引き出していくことが，専門家の役割である．心理教育・家族教室ネットワーク[11]では，家族心理教育プログラムの体系的な学習の機会を提供している．

家族自身もまた心労や，度重なる患者の入院などの日常的な困難や，経済的負担などから，その生活を見失っていることがあるので，家族自身のリカバリーも目標となる．

(3) 服薬教室

薬物療法を継続することは，再発防止率を高める有効な手段である．薬物療法の知識やスキルを提供する服薬教室は実施しやすく，実践的で有用である．薬物療法の効果や副作用，正しい服薬方法などの知識提供であれば，既存のテキストなどで利用できるよいものが複数ある．さらに服薬行動全般についてのスキルや，相談する対人スキルなどについては，服薬自己管理モジュールなどのSSTのプログラムが役立つ．

どのようなプログラムが適切であるかは，本来それぞれの人のもつ知識やスキル，関心によって異なるだろうが，まずは情報提供のための全4回程度の服薬教室を手始めにして，可能であれば認知行動療法の技術を学ぶことで，より専門家としての対応する力が広がると思う．

(4) 不安や症状に対処していくツールとしてのSST/認知行動療法

認知行動療法に共通の技術として，①日記などを用いたセルフモニターを実施する，②医学的成因について情報提供する，③症状の成り立ちや性状を検討し，症状のもたらす認知-行動-感情の関係を共有する，④誤った推論や信念について，反する証拠を探すなど一緒に検証し，認知を修正できるよう援助する，⑤対処方法を協同で探しその習得を援助する，⑥本人が行う宿題を重視する，などがある．これらは支援する側とされる側の共同作業の進め方や，そのツールである．

精神症状に対処する技術も認知行動療法では提供している．幻覚や妄想をはじめとする主要な精神症状について，脳科学からの解明が進んでいるが，その治療については，まだ薬物療法では限界がある．そうしたなかで，認知行動療法による精神症状への介入は，臨床的にも貴重な治療手段となっている．持続的な精神症状とうまく折り合って生活できるコツを効率的に学ぶことができる．またそうした精神症状の背景にある，自己と他者との関係についての図式についても，認知行動療法の技術を用いて介入することができる．ここで，わかりやすい自己の内面についての概念図式と対処方法の共有や，認知・行動への共同での取組みという考え方が，意義をもつ．

認知行動療法のなかでもSSTはロールプレイをはじめとした体系的な社会的学習を提供できるので，つたない対人スキルをもつ人に役立つ．安心できる仲間とともに行うロールプレイでは，その仮想空間でリアリティと感情を伴った社会体験が可能であり，実際に生活する場で行われる未来の試みを練習することで，安心感とともに現実の先取りをすることができる．SST普及協会では，SSTの体系的な学習の機会を提供している[12]．

統合失調症では，その人の人生に関わる価値観を揺さぶられたときに，再発が引き起こされる．認知行動療法では，本人が自身の認知や感情や体感をそもそも認識していくところから出発する．しかし再発に際しては，普段の認識が追いやられて，一気に現実と解離した体験——すなわち精神病状態へと移行する．この時点では認知行動療法で学習したことの多くが無力になってしまうことが起こる．したがって再発への備えには，通常のプログラムとは別の備えが必要である．再発率の低下を図るプログラムは，Herzらの調査[13]を先鞭として発展してきている．再発の前駆症状のモニターが再発防止に結びつくためには，本人と，家族やケアを行う人に対して，個人によって異なる前駆症状の同定やモニター法を含む心理教育，治療者が頻回に接触をもち本人と関係者の努力を保証・強化すること，危機時の介入体制やストレス回避のための援助などが必要であり，救急体制の整備が必須といえよう．

外来における統合失調症の治療を阻むもの

1 | 回復が順調でないときの工夫

回復過程への導入の段階では，支援者との治療関係が大きな影響を与える．これはその後の心理社会的治療の成否を握っていると筆者は感じている．そして治療関係の視点で考慮する必要があるものに服薬アドヒアランスがある．また環境，特に家族への支援も重要である．高い感情表出（high expressed emotion；high EE）の問題は，家族のみにとどまらない．Kuipers[14]は，①息の長い関係づくりの努力，②治療者1人あたりの患者数の低減，③治療者をサポートする体制，④どこかに患者のよい点を見つけようとする姿勢が大切であると述べている．

急性期からの回復が遷延する例はある程度存在する．Edwardsら[15]は，the Early Psychosis Prevention and Intervention Center（EPPIC）での治療的介入の試みのなかで，227例の初発の精神病症状を呈する人を追跡調査しているが，1年後にも回復遷延と判定されたものは，統合失調症，統合失調症様障害，統合失調感情障害に限定した158例の8.9％であった．回復が遷延してその後に慢性的な障害を残す分水嶺として，McGlashan[16]は約1年の期間をあげている．早い段階から「治療抵抗性」のサインをキャッチできることが重要であり，その原因に応じた介入が必要となる．病識欠如は予後との関連が高く，症状の改善に伴って必ずしも改善せず，治療抵抗性となりやすい[6]．

急性期後に本来の社会的機能が回復していかず，本来の生活とは離れた人生のコースをたどっていくときに，「欠陥症状であるから改善不能」のみとは考えず，疾患と環境との相互作用によって生ずる障害ととらえなおしてみる視点が重要と筆者は考える．難治性の後遺症状という視点から，生活のためのスキル獲得という精神障害リハビリテーションへのパラダイムの転換である．

2 | 現在の治療で残されている課題

(1) 神経認知機能障害

　神経認知機能障害によって，日常生活にはさまざまな障害がもたらされる．統合失調症の中核的な障碍のひとつといえるだろう．近年，認知機能リハビリテーションによって，神経認知機能障害のうちでも入力機能の異常の修正を図ることで，言語記憶など処理・出力の障害の改善に至る可能性があるとの報告がみられている[17,18]．メタ解析によると，認知機能リハビリテーションで得られる改善の効果量は，認知機能領域によって違いはあるものの 0.4〜0.7 前後と大きくはないので，従来のリハビリテーションと組み合わせることや，メタ認知の改善も併せて行って，獲得した新たな認知スキルを日常生活で用いることを支援する必要がある[19]．またメタ解析によって，従来のリハビリテーションと組み合わせることで社会機能の改善が大きくなることが報告されている[20]．

(2) 意欲・発動性の低下と社会的興味の消失

　統合失調症の社会生活を阻む基本障害のひとつである．これらの障害については非定型抗精神病薬による改善の期待がもたれたものの，効果は不十分であり，むしろ大量投薬による影響を減らすほうが実際には治療的である場合も多いように感じる．自閉の殻にこもることで安定を得る面はもちろんあるものの，社会生活の質を貧しくしてしまう．さまざまな心理社会的治療プログラムへの導入が困難になることから，ひっそりと外来や病棟で埋もれている人も多い．治療者が関心をもって本人に寄り添い，ごくわずかに示される興味や意欲の小さな動きに関心を払って，侵襲的でないように働きかけ，少しでも本人ができそうな活動を工夫する．

　通院が難しい人の場合には，アウトリーチで一緒に作業をするケースもある．デイケアなどの治療的集団に参加してもらえるには工夫が必要だが，そこが居場所になり，やがて仲間集団のなかに役割や居場所を見出すことで，その後も社会的な立場に身をおけるようになる．その人なりに興味のもてる活動をデイケアで行った結果，障害者就労を続けられるようになったケースもある．しかしこうした関わりは根気と時間が必要であり，意欲・発動性の低下のメカニズムについての解明が待たれる現状である[21]．

(3) 持続的な対人過敏・被害的傾向

　対人過敏・被害的傾向がある場合，急性期には抗精神病薬に反応するが，慢性期にみられる場合には薬物への反応が乏しいと筆者は感じている．また，対人希求と回避との相反する欲求のはざまで本人が苦悩する場合が多い．こうした例では社会経験の不足などから，周囲と安定したつながりをもったり，気持ちや感情を表現する技術に欠けることが多く，人間関係のつたなさから実際に関係の悪化，そして対人感情の被害的傾向という悪循環になる．丁寧な精神療法が必要となるだろう．

(4) 病識欠如

　治療への導入を困難にし，その後のアドヒアランスを悪化させるなど，治療上の大きな障壁となる．病識欠如の成因には，前頭前野を中心とするセルフモニタリングなどの脳機能異常，スティグマの影響，病的体験への誤った認知，心的防衛などのさまざまな側面があると思われる．スティグマについても，特に思春期などに集団への同一化の心性が高まるなかで，知識提供だけではスティグマを取り去ることは難しいだろう．異質な個体も受け入れる文化の形成が必要になってくるように筆者には思われる．心理社会的介入の大切さは減ずるわけではないが，一方では病識欠如の詳しい脳機能が解明されることで，より効果的な介入が開発されることを期待するものである．

(5) 再発脆弱性

　再発防止の取り組みについてはすでに述べてきた．薬物療法の継続が再発防止に効果的であるのは確かだが，再発脆弱性の高い個体に対して，投薬のみでは効果が薄い．これについても，再発脆弱性への脳機能の解明が待たれるし，また高い感情表出（high EE）など環境面への支援に取り組むことが実際には有用である．筆者は，頻回の再発を繰り返したケースが，原家族を離れて一人暮らしに取り組むなかで意欲を取り戻し，精神症状への自己対処力が向上し，症状の再燃が減少した例を経験した．

(6) 環境支援

　障碍（disability）を障碍としない環境は，治療抵抗性と思えた病状をその人の個性とすることが可能かもしれない．わが国でべてるの家[22]で試みられているのはそうした取り組みである．地域社会のなかで，仲間とともに自らの弱さを公開し，笑いとともに受け入れつつ，苦しいときの対処を切り開いていくやり方は，方法論としては認知行動療法やセルフヘルプグループを活用しているが，そうした方法を超えて，「下りていく生き方」など独創的な新たな生き方の創出となっている．こうしたことが，私たちの社会のなかで，そして病院という治すことを使命とする医療文化のなかで，どうしたら可能となるだろうか．課題が残されている．

● 統合失調症の外来治療を支えるもの

　まず私たちは，「回復することが可能であること」を信じている必要がある[23]．支援者の希望を失わずあきらめない態度は，有形・無形に支援の質を大きく左右する．しかし，治療の困難が予想される重い障害をもつ人に対し，また自身の障害を否認している人に対し，その人なりの回復を信じることは，言うはたやすいが実際には難しい．リカバリーは短期間では起こらないし，治療効果のあるプログラムに参加すれば進展するという単眼的なものでもない．

　当事者が主体であることも大切な基本である．支援する側が障害を一緒に背負っ

て，その困難さに絶望的な気持ちになることは，真摯な専門家であれば起こりやすいし，経験の浅い専門家はしばしばそうしたことを体験すると思う．そして結果的に専門家が力んで主客転倒することも起こる．専門家はさまざまな力を提供するけれども，荷物を背負うのは本人で，前進可能性をそばで信じるのである．

　リカバリーとは，「障害の有無にかかわらず十全の生を生きられるようになること」であり，人生の支援である．その視野を常に忘れないことが，基本的な支援者の理念として求められる．私たちは日常の現場のなかで，目の前の症状や苦痛や生活の困難に目を奪われ，当座をどう切り抜けるのかを考えて，長期的な展望を忘れてしまいやすい．わかりやすい例でいえば，いつも異性問題で混乱する人に対し，病状悪化につながるように感じて異性への思いに対して否定的態度をとったり，場合によってはとりあえず薬物増量でその場をしのごうとしたり，そうでないにしても当面は異性の課題は時期尚早として棚上げしてしまうなどのことが，よくみられないだろうか．異性で混乱する人は，そこに価値を感じるから混乱しやすいのである．その裏にある本人の希望をくみつつ，長い視野のもとで当面の支援を組み立てていくことが必要になる．

●文献
1) 池淵恵美，初瀬記史，江口のぞみ，他：外来患者に生活支援・ケアマネジメントサービスはどの程度必要か―精神科初診患者の全数調査．臨床精神医学 43：1063-1074, 2014
2) van Os J, Altamura AC, Bobes J, et al：Evaluation of the Two-Way Communication Checklist as a clinical intervention. Results of a multinational, randomised controlled trial. Br J Psychiatry 184：79-83, 2004
3) Kessler RC, Berglund PA, Bruce ML, et al：The prevalence and correlates of untreated serious mental illness. Health Serv Res 36：987-1007, 2001
4) Young AS, Grusky O, Jordan D, et al：Routine outcome monitoring in a public mental health system：the impact of patients who leave care. Psychiatr Serv 51：85-91, 2000
5) Hansson L, Vinding HR, Mackeprang T, et al：Comparison of key worker and patient assessment of needs in schizophrenic patients living in the community：a Nordic multicentre study. Acta Psychiatr Scand 103：45-51, 2001
6) 池淵恵美：「病識」再考．精神医学 46：806-819, 2004
7) Bellack AS, Schooler NR, Marder SR, et al：Do clozapine and risperidone affect social competence and problem solving? Am J Psychiatry 161：364-367, 2004
8) Liberman RP, Gutkind D, Mintz J, et al：Impact of risperidone versus haloperidol on activities of daily living in the treatment of refractory schizophrenia. Compr Psychiatry 43：469-473, 2002
9) Marshall M, Gray A, Lockwood A, et al：Case management for people with severe mental disorders. Cochrane Database of Systematic Reviews 2011, Issue 4. Art. No.：CD000050. DOI：10.1002/14651858.CD000050.pub2
10) 向谷地生良：S・A(Schizophrenics Anonymous)の設立の経過と実際．精神科臨床サービス 3：80-82, 2003
11) 心理教育・家族教室ネットワーク http://jnpf.net/
12) SST 普及協会 http://www.jasst.net/
13) Herz MI：Recognizing and preventing relapse in patients with schizophrenia. Hosp Community Psychiatry 35：344-349, 1984
14) Kuipers E：The management of difficult to treat patients with schizophrenia, using non-drug therapies. Br J Psychiatry Suppl(31)：41-51, 1996
15) Edwards J, Maude D, McGorry PD, et al：Prolonged recovery in first-episode psychosis. Br J Psychiatry Suppl 172：107-116, 1998

16) McGlashan TH：A selective review of recent North American long-term followup studies of schizophrenia. Schizophr Bull 14：515-542, 1988
17) Popov T, Jordanov T, Rockstroh B, et al：Specific cognitive training normalizes auditory sensory gating in schizophrenia：a randomized trial. Biol Psychiatry 69：465-471, 2011
18) Vinogradov S, Fisher M, de Villers-Sidani E：Cognitive training for impaired neural systems in neuropsychiatric illness. Neuropsychopharmacology 37：43-76, 2012
19) 池淵恵美, 袖山明日香, 渡邊由香子, 他：認知機能リハビリテーション―統合失調症の治療にどう活用できるか. 精神医学 52：6-16, 2010
20) Wykes T, Huddy V, Cellard C, et al：A meta-analysis of cognitive remediation for schizophrenia：methodology and effect sizes. Am J Psychiatry 168：472-485, 2011
21) 池淵恵美：「陰性症状」再考―統合失調症のリカバリーに向けて. 精神神経誌 117：179-184, 2015
22) 浦河べてるの家：べてるの家の「当事者研究」. 医学書院, 2005
23) 池淵恵美：リカバリーにはたす希望の役割. 臨床精神医学 43：535-543, 2014

〔池淵恵美〕

第2章 薬物療法

抗精神病薬の変遷

　　1955年にクロルプロマジンが治療に導入され，それまでは主に非薬物療法が行われていた精神科治療が画期的に変化していった．さらに，1964年に導入されたハロペリドールの陽性症状に対する有効性が認められ，ハロペリドールを中心とした高力価の第一世代抗精神病薬が統合失調症の薬物療法の主流となっていった．その頃の抗精神病薬は，構造式の特徴から"ブチロフェノン系"，"フェノチアジン系"もしくは薬理作用の強さから"高力価"，"低力価"と分類されることが多かった．しかし，第一世代抗精神病薬の副作用として錐体外路症状や鎮静が出現しやすかったことや，陰性症状に対しては効果が乏しかったことなどから，次世代の抗精神病薬が開発されるようになった．

　次世代の抗精神病薬として欧州で1969年に導入されたクロザピンは，白血球減少による死亡例が報告されたことにより多くの国で発売中断された．次にリスペリドンやオランザピン，クエチアピンなどが登場し，第一世代抗精神病薬以上に陽性症状に対して有効であり，錐体外路症状がより少なく，陰性症状に対しても効果が期待できる薬として評価され，1990年代後半からは第二世代抗精神病薬が全盛となった．第二世代抗精神病薬が登場した当初は，それまでの第一世代抗精神病薬は"定型抗精神病薬"として分類され，第二世代抗精神病薬は定型抗精神病薬との効果が異なる点が強調され，"非定型抗精神病薬"と分類されることが多かった．しかし，その後の大規模な比較試験[1,2]などによって，第二世代抗精神病薬と第一世代抗精神病薬の効果の差が当初強調されていたほど，大きくないことが示唆されるようになり，徐々にその「非定型性」が否定されつつある．

　第一世代抗精神病薬，第二世代抗精神病薬といった呼称も今後のさらなる研究や新たな薬理作用を有する抗精神病薬の登場などによって，変遷していく可能性は十分にある．なぜなら，現在の抗精神病薬が統合失調症治療において決して万能とはいえず，解決すべき問題は少なくないからである．また，各抗精神病薬の評価についても議論が多く，薬物療法のストラテジーが確立しているとはいえない．ただし，クロザピンはその評価とストラテジーが比較的確立している薬である．1988年にKaneら[3]の報告で，再評価されたクロザピンは，治療抵抗性統合失調症を対象に使用されるよ

うになり，日本でも 2009 年に上市された．クロザピンの対象となる"治療抵抗性"の基準を明確に定義し，白血球減少，耐糖能障害などのリスクを予防していくためにモニタリングが義務づけられ，初回投与量，増量間隔，増量幅も定められている．そして，今ではほかの抗精神病薬よりも高い安全性が指摘されるようになった[4]．一方で，クロザピンが使える施設が十分にまだ普及していないことや医師側のクロザピンへの知識不足などを要因として，クロザピンの適応がある患者に対して治療の遅れが指摘されている[5]．クロザピンを最終手段として使用するのではなく，厳密に治療抵抗性の基準を満たすことが前提となるが，長期予後の観点からも早い段階で導入することを躊躇すべきではない．

各抗精神病薬の薬理作用と効果比較

抗精神病薬の薬理作用は，ドパミン D_2(D_2)受容体遮断作用を共通の軸としながら，その他のセロトニン(5-HT)，アドレナリン α_{1A}，ヒスタミン H_1，ムスカリン性アセチルコリン M_1 受容体などの結合親和性の違いからそれぞれ異なる薬理作用を有している(表 4-1)[6,7]．実際に抗精神病薬を投与する際には，それぞれの抗精神病薬の薬理作用による特徴，抗精神病作用がある D_2 受容体に作用すると同時に，それよりも親和性の高い受容体に作用し副作用を惹起する可能性について考慮し，患者の精神症状だけでなく，年齢や性別，体格，併存症，時には職業などの社会的背景なども含めた総合的な状態に，より適した薬を選択していく必要がある．

さらには，薬理作用による使い分けだけでなく，実際の抗精神病薬の効果(effectiveness)を検証した研究結果についても，抗精神病薬を選択するうえで考慮していく必要がある．第一世代抗精神病薬と第二世代抗精神病薬の効果の差について検証し

表 4-1 抗精神病薬のドパミン D_2 受容体に対する結合親和性比

	リスペリドン	オランザピン	クエチアピン	アリピプラゾール	ブロナンセリン	ペロスピロン	ハロペリドール
ドパミン D_{2L}	1	1	1	1	1	1	1
5-HT$_{2A}$	0.054	0.022	0.12	6.4	2.3	0.29	10
5-HT$_{1A}$	27	36	0.21	0.24	5,700	0.15	390
5-HT$_6$	940	0.21	9.3	120	41	1,300	—
5-HT$_7$	0.22	2.8	0.35	11	590	2.6	73
アドレナリン α_{2C}	1.3	3.1	0.13	12	120	20	110
アドレナリン α_{1A}	0.42	1.3	0.040	44	33	2.5	4.5
ヒスタミン H_1	35	0.14	0.042	12	13,000	73	1,300
ムスカリン性アセチルコリン M_1	—	0.16	0.40	—	170	—	—

数値は，各抗精神病薬のドパミン D_{2L} 受容体の Ki(親和性)値を「1」とした場合の結合親和性比を示す．
(村崎光邦，他：ドパミン-セロトニン拮抗薬—新規統合失調症治療薬 blonanserin の受容体結合特性．臨床精神薬理 11：845-854，2008 より改変)

た代表的な研究として，2005年に発表されたLiebermanら[1]のCATIE(The Clinical Antipsychotic Trial of Intervention Effectiveness) studyと2009年に発表されたLeuchtら[2]のメタアナリシスが挙げられる．

1 | CATIE study

　CATIE studyは，1,493例の慢性期統合失調症患者を対象に第二世代抗精神病薬としてオランザピン(7.5〜30 mg/日)，クエチアピン(200〜800 mg/日)，リスペリドン(1.5〜6.0 mg/日)，ziprasidone(40〜160 mg/日)，第一世代抗精神病薬としてペルフェナジン(8〜32 mg/日)を用いて，無作為に割り付け(ランダム化)し，主要な評価項目として，18カ月間におけるあらゆる理由による投与中断率を二重盲検によって検証した．

　本研究の卓越している点としては，多数の症例に二重盲検によるランダム化比較試験を行い，18カ月と長期間評価したことだけでなく，主要な評価項目として投与中断率を用いたことが挙げられる．「あらゆる理由による投与中断率」で評価することで，効果不十分のために薬を中止した場合と副作用などの忍容性の問題により中止した場合の，その薬の益と害の両面から総合的に薬の効果を評価することを可能とし，また，精神症状の評価尺度などが自己もしくは他者による評価者の主観がより反映され，数値のばらつきが出現しやすいのに対して，中止したか継続したかの二分法による評価を用いることで，数値としての精度の高さを担保しているといえる．また第一世代抗精神病薬として，それまでの多くの研究で使用されたハロペリドールではなく，ペルフェナジンを使用したことも特徴として挙げられる．

　結果は，オランザピンがクエチアピンやリスペリドンと比較して，有意に治療中断率が低かったが，ペルフェナジンやziprasidoneとの間には有意差がなかった．この結果は，それまでの多くの研究からの予想と反して，第一世代抗精神病薬に対する第二世代抗精神病薬の有効性を明らかに示せなかった．また，本研究の全体的な投与中断率は74%と高率であり，いかに抗精神病薬の治療継続が難しいかを如実に示し，現在の抗精神病薬治療の限界を示唆した結果であった．

2 | Leuchtらのメタアナリシス

　2009年に発表されたLeuchtら[2]のメタアナリシスでは，CATIE studyよりもさらに第二世代抗精神病薬の種類(amisulpride，アリピプラゾール，クロザピン，オランザピン，クエチアピン，リスペリドン，sertindole，ziprasidone，ゾテピン)を増やし，第一世代抗精神病薬との効果比較を行った．日本では第一世代抗精神病薬に分類されることが多いゾテピンが第二世代抗精神病薬として評価されていることに注意する必要がある．結果(表4-2)は，第一世代抗精神病薬と比較して第二世代抗精神病薬のほうが全精神症状，陽性症状，陰性症状いずれも有意に効果が高かった．副作用の

表4-2 第一世代抗精神病薬と第二世代抗精神病薬の優劣の比較

精神症状	全精神症状の改善	第一世代抗精神病薬	<	第二世代抗精神病薬
	陽性症状の改善	第一世代抗精神病薬	<	第二世代抗精神病薬
	陰性症状の改善	第一世代抗精神病薬	<	第二世代抗精神病薬
副作用	錐体外路症状の出現	第一世代抗精神病薬	>	第二世代抗精神病薬
	鎮静	第一世代抗精神病薬	≒	第二世代抗精神病薬
	体重増加	第一世代抗精神病薬	<	第二世代抗精神病薬

(Leucht S, et al：Second-generation versus first-generation antipsychotic drugs for schizophrenia：a meta-analysis. Lancet 373：31-41, 2009 より改変)

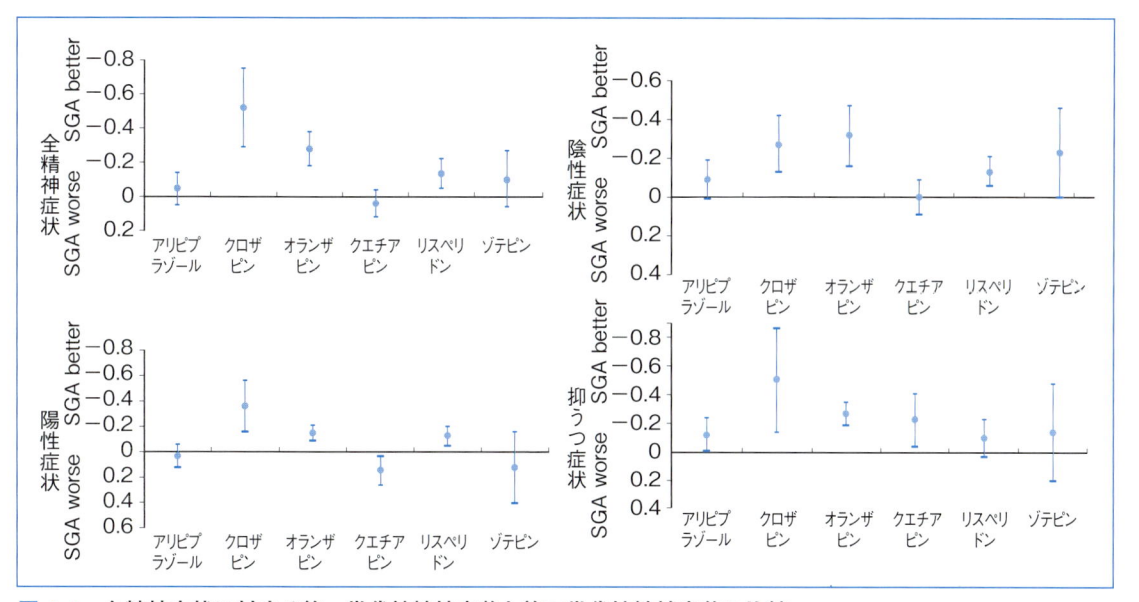

図4-1 各精神症状に対する第一世代抗精神病薬と第二世代抗精神病薬の比較
SGA：second-generation antipsychotic drug.(第二世代抗精神病薬)
(Leucht S, et al：Second-generation versus first-generation antipsychotic drugs for schizophrenia：a meta-analysis. Lancet 373：31-41, 2009 より改変)

比較では，錐体外路症状では第二世代抗精神病薬のほうが有意に少なかった一方で，鎮静については第一世代抗精神病薬と第二世代抗精神病薬間に有意差がなく，体重については第二世代抗精神病薬のほうが有意に増加させた．つまり，精神症状に関しては，第二世代抗精神病薬のほうが第一世代抗精神病薬よりもより優れていたが，副作用については，第二世代抗精神病薬のほうが錐体外路症状は少ないが体重増加の副作用は多く，優越性は相殺されてしまう可能性が示唆された．

さらに，精神症状に対して各第二世代抗精神病薬の効果を比較検討した結果(図4-1)では，全精神症状では，クロザピン，オランザピン，リスペリドンが第一世代抗精神病薬と比較して有意に効果があり，陽性症状・陰性症状ともにクロザピン，オランザピン，リスペリドンが，有意に効果が高かった．抑うつ症状に関しては，アリピプラゾール，クロザピン，オランザピン，クエチアピンが，有意に効果が高かった．そ

の他の第二世代抗精神病薬については，それぞれの症状において，第一世代抗精神病薬と有意差がない，もしくは劣っている結果だった．当初強調されていた第二世代抗精神病薬の，第一世代抗精神病薬と比べて陰性症状や抑うつ症状に対してより有効であるといった「非定型」の特徴は，必ずしもすべての第二世代抗精神病薬で当てはまらない可能性が示唆された．

さらに，Leuchtら[8]は2種類の第一世代抗精神病薬（ハロペリドール，クロルプロマジン）と13種類の第二世代抗精神病薬（クロザピン，amisulpride，オランザピン，リスペリドン，パリペリドン，ゾテピン，クエチアピン，アリピプラゾール，sertindole，ziprasidone，asenapine，lurasidone，iloperidone）でのすべての精神症状の改善度，すべての理由による投与中断率，体重増加，錐体外路症状，プロラクチン濃度上昇，QTc延長，鎮静について，直接的に薬同士で比較していなくても間接的な比較により検証することを可能とするmultiple-treatment meta-analysisという手法を用いて解析を行った．

その結果，すべての精神症状改善度については，クロザピンが他のすべての抗精神病薬と比較して有意に優れており，次にオランザピン，リスペリドンという順位づけであった．しかし，有意差があったとしてもこれらの効果量（effect size）としては決して高くはなかった（-0.11～-0.33）．

すべての理由による中断率では，ゾテピン以外のすべての抗精神病薬が有意差をもってプラセボよりも優れており，さらにオランザピン，クロザピン，リスペリドンの順で優れていた．

体重に関しては，ハロペリドールを除いて他のすべての抗精神病薬はプラセボと比較してより増加させた．特にオランザピンが最も悪く，次にゾテピン，クロザピンという順だった．

錐体外路症状については，クロザピン，オランザピン，クエチアピン，アリピプラゾールがプラセボと比較して有意差がなかったが，その他の薬はすべてプラセボよりも有意に錐体外路症状の出現が高かった．特にハロペリドールがより高かった．

プロラクチン濃度に関しては，アリピプラゾール，クエチアピン，クロルプロマジンがプラセボと比較して有意差がなかったが，他の抗精神病薬はプラセボと比べて有意にプロラクチン濃度を上昇させた．特にパリペリドン，リスペリドンがより上昇させた．有効なデータの不足などを理由にクロザピン，ゾテピンについては解析されなかった．

QTc延長については，アリピプラゾール，パリペリドンがプラセボと比較しても有意差がなかったが，他の抗精神病薬は有意に延長させた．クロザピン，クロルプロマジン，ゾテピンに関しては解析されなかった．

鎮静については，パリペリドンに関してはプラセボと比較して有意差はなかったが，他の抗精神病薬は有意に悪化させた．特にクロザピンが最も悪く，次にゾテピン，クロルプロマジンの順だった．

3 | 患者の個別性に合わせた薬物選択

　実際の臨床場面で抗精神病薬を選択していくときには，これらの研究成果を参考にしていくと同時に，目の前の患者に対してこれらの結果がどこまで適応されるかについても十分に考慮していく必要がある．プラセボ対照の多くの比較試験は，重症度は中等度で，自殺念慮，他害念慮，攻撃性がある場合は，除外されていることが多い．実臨床で重症度の高い患者にそのデータを直接適応していくには，慎重な判断が求められている[9]．また，もし自分が患者だったら，より成績のよい薬を処方してもらうことを希望する一方で，薬同士の比較で有意差があったとしても効果量が少なかったり，全く差がかけ離れていないデータのなかで，はたして自分にとってはどちらがより合った薬なのかを教えてほしいとも思うだろう．将来的には遺伝子や薬物動態などの観点から，より個別性を重視した薬物選択の研究成果にも期待したいところである．

服薬を開始するうえで必要な医師患者関係

　薬を処方する以前にまず患者と良好な医師患者関係を構築する必要がある．良好な医師患者関係こそが，患者の治療に対する態度の変化や良好なアドヒアランスを保持するうえで重要なためである[10]．しかし，良好な医師患者関係を構築することは決して容易なことではない．なぜなら，猜疑心や被害関係妄想などの精神症状や病識欠如，精神医学への否定的な態度，偏った情報による誤解，家族の過度の心配や患者への批判的な態度などのさまざまな要因が影響してくるからである．またすでに他の医療機関に接触し，不成功な体験をしている場合は，より医療への抵抗が強くなっている可能性もある．それらの弊害を乗り越え，良好な医師患者関係を構築していくためには，可能な限りの患者の背景情報を収集し，包括的な評価・診断を行い，さらに単に薬物療法を開始するだけでなく，心理社会的介入も含めた治療計画の立案が，当然必要である．患者や家族との最初の接触における最も重要な目標は，信頼感に満ちた治療関係の構築であり，そのための指針として，第1によく訓練された経験をつんだスタッフ，第2に個別に適応した面接状況(落ち着き，居心地，安全な満ち足りた時間)，そして第3に適切な面接技術(注意深く耳を傾ける，患者の心配を真摯に受け止める，患者の恐怖を追い払う，信頼の構築，その人の精神病の進展における個人的背景を理解しようと試みる)が挙げられる[11]．

　日本では以前より良好な医師患者関係を構築，維持していくために「治療的合意」[12]の重要性が強調されてきた．近年，世界的にもパターナリスティックな伝統的な医療モデルから患者や家族に治療決定プロセスへの参画を求めるSDM(shared decision making)の活用が奨励されている[13]．SDMはインフォームドコンセントを取り入れ，医師と患者が双方向性に情報を共有し，好ましい治療について段階的にコンセンサスを形成しながら，行うべき治療に合意していく過程である．このとき，インフォーム

ドコンセントが成立するためには，必要な情報の開示と判断能力，自発性決定の3つの要件が必要である[14]が，統合失調症患者では判断能力が低下していると画一的に懸念されてきた．しかし，近年の統合失調症患者における判断能力について調査した研究[15〜17]では，患者の判断能力は健常群との比較では劣るものの，一般に予想されているほどは低くはなく，また精神症状が判断能力低下に及ぼす影響はそれほど大きくないことが示唆されており，患者の判断能力を慎重に見極める必要がある．また，たとえ十分な判断能力が備わっていなかった場合でも，説明を繰り返しながら治療することは医師患者関係を良好にしていくためには必須である．

　良好な医師患者関係を構築するためには，時には抗精神病薬の投与を「待つ」ことも，服薬への同意を得るためには必要な場合もある．近年では，精神病未治療期間（duration of untreated psychosis；DUP）が短い発症後早期の段階では，抗精神病薬を使用せずに認知行動療法や家族介入などの包括的な心理社会的介入のみで治療可能な一群が存在することが示唆されている[18]．また，治療の遅れが短期間であれば決して長期の予後を悪化させる原因にはならないといった報告もある[19,20]．つまり，抗精神病薬の投与を急ぐあまり，かえって治療への抵抗が生まれ，治療からドロップアウトをしてしまうよりも，本人の意向をなるべく尊重して心理社会的介入により改善する可能性について検討することや抗精神病薬による治療を短期間「待った」としても長期的には決して大きな弊害にならないだけでなく，良好な医師患者関係の構築，維持に役立つ可能性があるのである．

抗精神病薬の用量設定と変薬

　抗精神病薬を開始するときには，少量から開始するべきか，それとも治療効果を期待して十分量の用量から開始するべきかの選択が求められてくる．

　初回エピソードの場合，複数回エピソードをもつ患者に比べて，治療反応性が良好であるだけでなく，副作用への感受性も高い可能性が示唆されている[21]．PET（positron emission tomography）を使用したD_2受容体の占拠率を調べた研究結果においても同様に初回エピソードの場合，複数回エピソードと比べて少量の抗精神病薬で反応する結果が報告されている[22]．副作用に関しては，時に精神症状以上に重大な主観的な苦痛の原因となり，アドヒアランスを維持していくためにも可能な限り避けられるべきである．前述したように副作用に関しても初回エピソードの場合は感受性が高いだけでなく，錐体外路症状などの多くの副作用は用量依存的であり，しばしば急激な増量がその原因となるため，少量から緩徐に増量することが推奨される．特に体重増加やメタボリックシンドロームなどは，心血管イベントのリスクとなるだけでなく，発症早期の年齢層は若年者が多く，容姿についてもより過敏な時期でもあることを考慮すると可能な限り回避されるべきである[23]．以上のことより，抗精神病薬の開始用量は少量から開始することが望ましいが，一方で約10〜30％の患者では，少量の抗精神病薬では十分に反応しないことが報告[24]されていることも考慮しておくべきであ

る．CATIE study[1]では，最高用量まで処方された割合がすべての薬剤(オランザピン，クエチアピン，リスペリドン，ziprasidone，ペルフェナジン)において 50％に満たなかった．そして，投与中断理由はオランザピン以外の他の薬剤では，忍容性不足よりも効果不足による理由が多かった．つまり，投与中断率の高さの要因として，必要効果量まで薬剤を増量しなかったことによる効果不足が考えられる．オランザピンは唯一，投与中断理由が効果不足よりも忍容性不足による理由が多かった．しかし，この研究でのオランザピンの用量設定が 7.5〜30 mg/日(日本では最高用量 20 mg/日まで)と高く，そして最頻値も 20.1 mg/日(クエチアピン 543.4 mg/日，リスペリドン 3.9 mg/日，ziprasidone 112.8 mg/日，ペルフェナジン 20.8 mg/日)と他の薬剤と比較して多かったことを考慮しておく必要がある．

　発症後早期では，治療反応性や予後が良好であるといっても必ずしもすべての患者で初期治療が奏効するわけではなく，転帰不良の患者を早期に同定していく必要がある．治療開始後 4 週間以内の不完全な反応が，3 か月後の非反応を予測し，さらに 3 か月後の非反応が 24 か月後の不完全寛解を予測することが示唆されている[25,26]．治療転帰が不良の場合には，服薬アドヒアランスの確認や影響を及ぼしている心理社会的要因への介入とともに抗精神病薬の変薬を検討していく必要がある．しかし，その際に十分な期間，適切な用量まで増量せずに変薬を急いだ場合，治療成果を下げてしまう可能性が高いため，注意していく必要がある．

抗精神病薬と身体的モニタリング

　統合失調症治療の中心的な役割が入院から外来に変わり，治療目標においても単なる精神症状の改善だけでなく，長期的な転帰として社会復帰や身体的健康の改善が期待されるようになった．しかし，統合失調症患者は一般人口に比べて約 10〜20 年寿命が短く[4,27]，さらにその要因として代謝性障害や心血管系疾患との関連性が指摘されている．体重増加，代謝性障害は，抗精神病薬，特に第二世代抗精神病薬において，H_1 受容体親和性や 5-HT_{2c} 受容性親和性の高さと関連し[6,7]，しばしば経験する副作用である．また，体重増加についてはその容姿への嫌悪感から，抗精神病薬へのアドヒアランスが低下し，精神症状の悪化にも繋がる可能性があるため，精神症状の改善のためにも回避もしくは改善すべき副作用である．体重増加をきたしやすい抗精神病薬として，オランザピンやクロザピンが挙げられ，治療ガイドライン[28]によっては，これらの薬を急性期治療の第一選択薬とすべきではないと推奨しているものもある．統合失調症治療において，長期的な予後の改善を見据えた薬物選択をしていくと同時に，定期的な身体的なモニタリングも行っていく必要がある．ただし，代謝性障害や心血管系疾患のリスクは抗精神病薬の副作用との関連だけでなく，その特徴的なライフスタイル(運動不足，偏った食生活，喫煙率の高さなど)と関連していることも注意していくべきである[29]．単に抗精神病薬の副作用に対して対応するのではなく，時に生活指導を含めた介入も検討していく必要がある．

表 4-3　健常群と比較した死亡率のハザード比

	抗精神病薬投与量
全体の死亡率	未服薬＞高用量＞低用量＞中等量
各原因別	
心血管系	高用量＞未服薬＞中等量＞低用量
腫瘍	未服薬＞高用量＞低用量＞中等量
呼吸器系	高用量＞低用量＞中等量＞未服薬
自殺	未服薬＞低用量＞中等量＞高用量

(Torniainen M, et al：Antipsychotic treatment and mortality in schizophrenia. Schizophr Bull, 2014［Epub ahead of print］より改変)

　また，17〜65歳の年齢の統合失調症患者 21,492 名を対象とし，抗精神病薬の用量と死亡率の関係を調査した研究(表 4-3)[30]では，未服薬群で死亡のリスクが最も高く，次に高用量群，低用量群の順で，中等量群が最も死亡のリスクが少なかった．この要因として，未服薬群では，他の健康指針や身体疾患の薬物療法に対してもアドヒアランスが不良である可能性が挙げられており，高用量群では統合失調症の症状が重篤であることと高用量による副作用の影響が考えられている．つまり，死亡率を低下させるためには，高用量を可能な限り回避していくべきであるが，かといって投与を中止することも悪化に繋がる可能性があるため，適切な用量が必要であることが示唆された．

● 文献

1) Lieberman JA, Stroup TS, McEvoy JP, et al：Effectiveness of antipsychotic drugs in patients with chronic schizophrenia. N Engl J Med 353：1209-1223, 2005
2) Leucht S, Corves C, Arbter D, et al：Second-generation versus first-generation antipsychotic drugs for schizophrenia：a meta-analysis. Lancet 373：31-41, 2009
3) Kane J, Honigfeld G, Singer J, et al：Clozapine for the treatment-resistant schizophrenic. A double-blind comparison with chlorpromazine. Arch Gen Psychiatry 45：789-796, 1988
4) Tiihonen J, Lönnqvist J, Wahlbeck K, et al：11-year follow-up of mortality in patients with schizophrenia：a population-based cohort study (FIN11 study). Lancet 374：620-627, 2009
5) Howes OD, Vergunst F, Gee S, et al：Adherence to treatment guidelines in clinical practice：study of antipsychotic treatment prior to clozapine initiation. Br J Psychiatry 201：481-485, 2012
6) Roth BL, Sheffler DJ, Kroeze WK：Magic shotguns versus magic bullets：selectively non-selective drugs for mood disorders and schizophrenia. Nat Rev Drug Discov 3：353-359, 2004
7) 村崎光邦, 西川弘之, 石橋　正：ドパミン-セロトニン拮抗薬―新規統合失調症治療薬 blonanserin の受容体結合特性. 臨床精神薬理 11：845-854, 2008
8) Leucht S, Cipriani A, Spineli L, et al：Comparative efficacy and tolerability of 15 antipsychotic drugs in schizophrenia：a multiple-treatments meta-analysis. Lancet 382：951-962, 2013
9) Correll CU：Real-life dosing with second-generation antipsychotics. J Clin Psychiatry 66：1610-1611, 2005
10) Day JC, Bentall RP, Roberts C, et al：Attitudes toward antipsychotic medication：the impact of clinical variables and relationships with health professionals. Arch Gen Psychiatry 62：717-724, 2005
11) Power P, McGorry PD：Initial assessment in first-episode psychosis. In：Jackson HJ, McGorry PD (eds)：The Recognition and Management of Early Psychosis：A Preventive Approach, pp 155-184, Cambridge University Press, Cambridge, 1999

12) 中井久夫：服薬の心理と合意. 精神科治療の覚書, pp73-91, 日本評論社, 1982
13) Hamann J, Leucht S, Kissling W：Shared decision making in psychiatry. Acta Psychiatr Scand 107：403-409, 2003
14) Roberts LW：Informed consent and the capacity for voluntarism. Am J Psychiatry 159：705-712, 2002
15) Appelbaum PS, Grisso T：The MacArthur Treatment Competence Study. I：Mental illness and competence to consent to treatment. Law Hum Behav 19：105-126, 1995
16) Carpenter WT Jr, Gold JM, Lahti AC, et al：Decisional capacity for informed consent in schizophrenia research. Arch Gen Psychiatry 57：533-538, 2000
17) Moser DJ, Schultz SK, Arndt S, et al：Capacity to provide informed consent for participation in schizophrenia and HIV research. Am J Psychiatry 159：1201-1207, 2002
18) Francey SM, Nelson B, Thompson A, et al：Who needs antipsychotic medication in the earliest stages of psychosis? A reconsideration of benefits, risks, neurobiology and ethics in the era of early intervention. Schizophr Res 119：1-10, 2010
19) Bola JR, Mosher LR：Treatment of acute psychosis without neuroleptics：two-year outcomes from the Soteria project. J Nerv Ment Dis 191：219-229, 2003
20) Johnstone EC, Owens DG, Crow TJ, et al：Does a four-week delay in the introduction of medication alter the course of functional psychosis? J Psychopharmacol 13：238-244, 1999
21) Lambert M, Conus P, Lambert T, et al：Pharmacotherapy of first-episode psychosis. Expert Opin Pharmacother 4：717-750, 2003
22) Remington G：Rational pharmacotherapy in early psychosis. Br J Psychiatry Suppl 48：s77-s84, 2005
23) O'Donoghue B, Schäfer MR, Becker J, et al：Metabolic changes in first-episode early-onset schizophrenia with second-generation antipsychotics. Early Interv Psychiatry 8：276-280, 2014
24) Lambert M, Conus P, Schimmelmann BG, et al：Comparison of olanzapine and risperidone in 367 first-episode patients with non-affective or affective psychosis：results of an open retrospective medical record study. Pharmacopsychiatry 38：206-213, 2005
25) Lambert M, Naber D, Eich FX, et al：Remission of severely impaired subjective wellbeing in 727 patients with schizophrenia treated with amisulpride. Acta Psychiatr Scand 115：106-113, 2007
26) Lambert M, Schimmelmann BG, Naber D, et al：Prediction of remission as a combination of symptomatic and functional remission and adequate subjective well-being in 2960 patients with schizophrenia. J Clin Psychiatry 67：1690-1697, 2006
27) Laursen TM, Wahlbeck K, Hallgren J, et al：Life expectancy and death by diseases of the circulatory system in patients with bipolar disorder or schizophrenia in the Nordic countries. PLoS One 8：e67133, 2013
28) Buchanan RW, Kreyenbuhl J, Kelly DL, et al：The 2009 schizophrenia PORT psychopharmacological treatment recommendations and summary statements. Schizophr Bull 36：71-93, 2010
29) Correll CU, Robinson DG, Schooler NR, et al：Cardiometabolic risk in patients with first-episode schizophrenia spectrum disorders：baseline results from the RAISE-ETP study. JAMA Psychiatry 71：1350-1363, 2014
30) Torniainen M, Mittendorfer-Rutz E, Tanskanen A, et al：Antipsychotic treatment and mortality in schizophrenia. Schizophr Bull, 2014 [Epub ahead of print]

（辻野尚久）

第3章 家族支援

統合失調症の家族支援は，近年のケアラー支援とはやや異なった展開を辿ってきた．その経過を踏まえるならば，改めてケアラーの運動を理解し，家族の複雑なニーズに対して柔軟かつタイミングのよい支援が提供できる体制を構築しなければならない．

発病時，家族は混乱し，医療に繋げられなかったり，継続できなかったりすることも少なくない．したがって早期からの家族支援が肝要であり，適切に支援された家族は重要な治療のパートナーに成長する．逆に孤立・無援の家族は患者のケアをするなかで混乱し，共依存関係になってしまい，治療を阻害する危険性を孕んでいる．わが国が遅ればせながらも退院促進に舵を切ったなかで，統合失調症の家族支援は重要な精神障害政策の一環と位置づけられる．

● ケアラーの権利擁護運動

慢性の経過を取りやすく障害を抱えた生活を余儀なくされるような疾患では，無償で当事者をケアしている人(ケアラー)が存在し，重要な役割を果たしている．ケアラーは親，きょうだい，祖父母，甥姪，配偶者，子，友人，職場の関係者，近隣者など家族とは限らない．先進国では，ケアラー自身の活動によって，社会がケアラーの果たしている役割と価値を認め，支援政策が整備されるようになってきている．

英国では，ケアラーは全国で650万人に上り，これらを公的費用で賄うならば年間1,190億ポンドであると試算し[1]，ケアラー支援への予算支出は，費用対効果が高いとしている．英国政府はケアラー法を整備し[2]，ケアラーは，①無料で心身の健康チェックを受ける権利，②介護休暇の保障，③税制上の免除，④情報提供を受けられるようになった．

ケアラーの運動は世界的な広がりをみせ，2004年にオーストラリア，英国，スウェーデン，オランダ，米国の組織が集まってIACO(International Alliance of

---

🔑 **ケアラー**：ケアラー(carer)とは，端的には無償の介護者を意味する．ケアの対象は，要介護高齢者に限らず身体・知的・精神障害者や難病者，病児，依存症やひきこもりなど幅広く考えられている．ケアラーには対象者の家族だけではなく，近親者・友人・知人など多様な関わり方でケアを担っている人も含まれる．また，通常は大人が担う介護の役割を受けもっている未成年者は，ヤングケアラーと呼ばれ，特別な対策が求められる．

Carers Organizations)が設立された[3].

日本でも2010年に日本ケアラー連盟が発足し[4]，①介護される人，する人の両当事者がともに尊重される，②無理なく介護を続けることができる環境を醸成・整備する，③介護者の社会参加を保障し，学業や就業や社交，地域での活動などを続けられるようにする，④介護者の経験と，人びとの介護者への理解と配慮がともに活かされる社会(地域)をつくるという基本姿勢を示した．

統合失調症とケアラー支援

このようにケアラー自身による権利擁護運動が盛んになっている一方で，統合失調症をはじめとする精神障害者のケアラーは，やや異なった展開を辿っている．

1 | 保護者制度

わが国において精神障害者の家族は，保護者制度によって特別な責務を課されてきた[5]．

1950年に制定された精神衛生法で，「保護義務者」が規定され，①自傷他害を起こさないよう監督し，治療を受けさせ，②財産上の利益を保護し，③医師の指示に従って治療に協力する義務が規定された．これに対して家族会などから批判が続き，1993年に「保護義務者」は「保護者」に改められた．実質的には1999年の改正で①精神障害者の自傷他害防止監督義務の廃止，②自身の意思で医療を受けている患者に対する義務が免除された．2013年度改正によってようやく保護者制度が廃止され，責務規定が削除された．なお，法令の名称としては，1987年に精神保健法に，さらに1995年に精神保健福祉法に改正されている．

これらの改正によって家族には患者の他害行為に対する監督義務を課せなくなったため刑事的責任を問われることはなくなった．しかし，依然として民法上の監督義務(民法第714条)があり，損害賠償責任を負わされている．他にも扶養義務(民法第877条)が課せられ，医療費などを負担しなければならない．

このようにわが国の精神障害政策は，その責任を家族に押し付ける傾向が顕著であったが，今後は支援を強化する方向へと政策転換が望まれる．

2 | 家族病因論

さらに統合失調症の家族の精神的負担を強めたのが，家族病因論であった．

統合失調症の家族療法は，1940年代から米国を中心に始まり，当時主流であった統合失調症に対する悲観論へ挑戦する積極的な側面があった．しかし，「schizophrenogenic mother」に代表されるように，家族を犯人のようにみなす危険があった．母親に続いて父親が槍玉にあがり，家族全体の歪みが問題とされた．家族は治療すべき対

象と考えられ，さまざま家族療法が試みられた．

その後，家族病因論は実証されることなく下火になった．代わって，1970年代から，患者の再発に影響する要因として「家族が表出する感情（expressed emotion；EE）」が注目された．そして，EEを制御するために家族心理教育が進められるようになった．

英米では，専門家が家族会組織の追及を受け，過ちを謝罪することによって，新たなパラダイムで家族支援に取り組んでいる．

家族はどんな支援を求めているか

統合失調症を中心とした家族組織である全国精神保健福祉会連合会「みんなねっと」では，ケアラー運動に励まされ，自らのニーズに関する調査を行った．その報告書で理事長の川﨑[6]は「わが国の精神保健福祉の制度では，家族は無支援状態にあることを認識する機会となりました」と強調している．この最新の調査に基づいた提言から，家族に直接かかわる部分を要約，抜粋する．
①病気になった初期の段階から，迅速に病気に関する正確な知識，対応方法，回復の見通しなどについて家族に情報が丁寧に提供されること
②家族依存の医療や福祉のあり方を改め，家族が身体的・精神的に健康を維持し，有意義な生活を送れるように保障する社会的支援
③介護に縛られた生活によって家族は就労機会を奪われているため，家族の就労機会均等を保障する支援制度，もしくは介護労働に対する対価としての経済的保障

こうした家族のニーズに応える支援を，わが国ではどのようにしたら実現できるのか，ここでは精神科外来での家族支援の可能性を探っていきたい．

外来での家族支援

統合失調症をはじめとした，生活障害をもちやすい精神障害に対しては，医療とともに生活支援の継続が必要である．今後の家族支援は，利便性のよい精神科診療所がその役割を果たすことが望まれる．

1996年時点で3,198施設であった精神科を標榜する診療所は，2011年には5,739施設にまで増えている．さらに心療内科を加えると9,603施設で診療所全体数の9.6％に上る[7]．しかし，疾患別にみると，うつ病，双極性障害や認知症の受診者が大幅に増加しているが，統合失調症圏は約50万人から54万人に留まっている．

精神科外来診療の枠内で，統合失調症圏の家族支援を実施するには，現在かなりの制約がある．診療報酬に収載されている通院・在宅精神療法（I002）は，家族に対して実施する場合は，「家族関係が当該疾患の原因又は増悪の原因と推定される場合に限り算定する」，「患者に対して行った日と同一の日に家族に対して通院・在宅精神療法を行った場合における費用は，患者に対する通院・在宅精神療法の費用に含まれ，別

に算定できない」とされている．家族支援を拡げていくことは，全く想定されていない．

2013年度の全国調査[8]によれば，精神科診療所のなかには外来診療に加えて精神科デイケアや訪問看護や自立支援事業所を，併せて実践している多機能型の精神科診療所が30％以上存在しているという．そして，精神科診療所においても，外来診療に加え，デイケア，ナイトケア，訪問看護による支援などを主軸とした医療サービスだけではなく，就労移行支援，就労継続支援や，レスパイト（短期宿泊支援）などの福祉サービスとの連携を進め，地域移行・地域定着支援を図る必要があるとされている．

精神科外来での家族支援は，医療機関の枠を越えた保健福祉のネットワークに組み込まれて実効性をもちうる．ここでは，そうした限界も踏まえ，精神科外来における家族支援のイメージを初診時から継時的に記述する．

1 ｜ 初診時

外来で家族支援を進めるには，初診時から意識的に取り組む必要がある．

初診時は，治療者も家族も患者の症状への対応に追われる．そして，入院せずに在宅のまま患者を見守り，対処できるかどうか，服薬をさせられるかどうかの評価が迫られる．したがって，キーパーソンを同定し，同居家族の構成を尋ね，同居の有無にかかわらず，父母，きょうだいの健康状態，社会適応状態の情報を収集しなければならない．

これらの情報収集が，アウトリーチによって実施できれば，いっそう効率的であると思われる．また，その際には家族へのピアサポートもきわめて有用である．

家族のニーズを把握し，緊急に必要とされる支援を始めることになる．家族がやせ我慢をした結果，患者の抱え込みに至ることが少なくない．

付け加えるならば，外来初診に至る前の家族支援も検討されてよい．未治療期間の短縮には家族支援と社会の偏見除去が有効である．

2 ｜ 再診，臨界期

発病から2～5年は臨界期と呼ばれ，再発を防ぎながら患者の社会適応が損なわれないよう，生活目標に沿った支援を集中させる時期である．

家族支援には，患者への対応に関する支援と家族自身の生活に向けた支援との2つの側面があり，両面からの支援を進める必要がある．

家族支援を計画する場合，患者の生活史とともに家族の生活史を聴取しておくことが役に立つ．家族は，患者の生活の実態をよく知っているので，再発予防のため豊富な情報を提供できる．また，家族が患者への働きかけのコツを身に付けたならば，誰よりもうまく働きかけることができる．

患者を支援する家族は，単に支援を受けるだけの存在でないことは改めて言うこともない．適切な支援を受けた家族は，治療の強力なパートナーになるのである．

3 | 継続受診，臨界期以降

　家族はいつまでケアし続けるか予測が立てば，相当期間頑張れるという．しかし，先の見えないケアは疲弊を招く．家族が患者のケアのために自分の生活を犠牲にしていないか配慮が必要である．支援に乏しいなかで長い間患者を抱えてきた家族は，症状に翻弄されて無力感を味わい，絶望に至ることも少なくない．一度，絶望した家族を元に戻すことは容易ではない．

　外来診療の枠のなかで家族のニーズを把握することは，意識的に取り組まない限り難しい．ニーズに合ったタイムリーな支援が必要であり，それには家族の生活に関する専門家の想像力が求められる．

4 | 家族成員の変化

　ケアが長期化すれば，ケアラーだけでなく他の家族成員の生活が変化することで，ケア体制は変化せざるを得ない．たとえばきょうだいが結婚して家を離れる，定年を迎えた父親がケアに加わる，親が高齢となり病弱になるなどが起きてくる．こうしたライフサイクルを予見して，家族にはケアラーを続けるか，やめるかを選択する自由があることを伝える．ケアしない自由を保障されながら，ケアし続ける権利を保障する必要がある．

　この点，高齢者を対象にした介護保険では要介護者の家族を介護負担と介護費用負担から解放し，国民の共同連帯の理念に基づき社会全体で介護することが目的であると明確に謳われており，精神障害政策においても，このような観点の導入が望まれる．

● 家族教育の新たな流れ

　家族の求めるニーズに応える有力なプログラムとして家族心理教育がある．家族心理教育は科学的根拠をもつ介入方法として，国際的に推奨されている．

　しかし，家族心理教育の実施率は十分ではなく，わが国の有床精神医療機関では35.9％，外来クリニックでは14.5％であった[9]．

　家族が否定的な感情を表出する背景に，困難な状況で患者をケアせざるを得なかった経緯があったとする見方を受け入れ，家族心理教育の内容は豊かになった．1980年代，わが国に家族心理教育が導入された頃には，家族のエンパワメントが重視され，統合失調症に関する疾病情報の提供や家族同士の交流・支え合いが盛り込まれて発展している．

　米国では，全国精神疾患連盟（National Alliance on Mental Illness；NAMI）[10]が「家族から家族の教育プログラム（Family-to-Family Education Program）」の普及に取り組んでいる．重症精神疾患の患者とともに暮らす家族が，訓練を受けてボランティア

教師となり，2人一組で1〜2週に1回2時間半のセッションを12回にわたって実施する．内容はケアに関する必要な情報と戦略を伝えるものであり，ディスカッションや演習も含まれる．このプログラムは1991年にバーモント州で始まり，米国全土に広がり，カナダ，イタリア，メキシコでも実施されている．すでに3,500人のボランティア教師によって，30万人の家族ケアラーがカリキュラムを修了したという．2013年，米国保健省薬物依存精神保健サービス部(Substance Abuse and Mental Health Services Administration；SAMHSA)によって科学的根拠に基づく実践プログラム(evidence-based practices；EBP)に指定された．

家族心理教育は，家族を病因，治療の対象とみなした過去を清算して，自助と支援の対象にするよう発展していると言える．

地域型精神科サービスの進展と家族支援

今後，「入院医療中心から地域生活中心へ」を目標に退院促進が進むならば，家族支援のニーズが一段と増えることは確実である．厚生労働省では精神疾患に関する医療計画で目指すべき方向を打ち出し[11]，精神疾患患者やその家族などに対して提供すべき支援や環境をまとめている．家族支援はその重要な一環を構成するものと考えられる．

●文献

1) Carers UK：http://www.carersuk.org （2015年2月閲覧）
2) 助川征雄：イギリスにおけるケアラー支援に関する法制度等について．精リハ誌 15：155-158, 2011
3) International Alliance of Carer Organizations：http://www.internationalcarers.org （2015年2月閲覧）
4) NPO法人介護者サポートネットワークセンター・アラジン：平成22年度厚生労働省老人保健事業推進費等補助金老人保健健康増進等事業―家族(世帯)を中心とした多様な介護者の実態と必要な支援に関する調査研究事業．2011
5) 佐々木裕子，早川由美：精神障害者の家族支援についての文献研究：歴史的経緯と当事者研究から支援の方向性を探る．人間文化研究 1：93-108, 2003
6) 特定非営利活動法人全国精神保健福祉会連合会，平成21年度家族支援に関する調査研究プロジェクト検討委員会：平成21年度厚生労働省障害者保健福祉推進事業 障害者自立支援調査研究プロジェクト：精神障害者の自立した地域生活を推進し家族が安心して生活できるようにするための効果的な家族支援等の在り方に関する調査研究．2010
7) 厚生労働省：医療施設(動態)調査・病院報告(結果の概況)．
 http://www.mhlw.go.jp/toukei/list/79-1a.html （2015年2月閲覧）
8) 公益社団法人日本精神神経科診療所協会：厚生労働省平成25年度障害者総合福祉推進事業：精神科診療所における地域生活支援の実態に関する全国調査について．2014
9) 福井里江：家族心理教育による家族支援．精リハ誌 15：167-171, 2011
10) National Alliance on Mental Illness：http://www.nami.org/ （2015年2月閲覧）
11) 厚生労働省：医療計画の見直し等に関する検討会 第10回：医療計画の見直しについて．2011
 http://www.mhlw.go.jp/stf/shingi/2r98520000021if0.html （2015年2月閲覧）

（長谷川憲一）

第4章 入院必要性の判断

はじめに

テーマのキーワード「外来」「統合失調症患者」「入院必要性」を考えるとき，「外来」は「入院」と対峙するものであるので，入院の意味と一緒に，「統合失調症」に罹患して人生を送る病者の状況を考えて与えられたテーマに応えたい．

外来治療の意義

1 | 入院治療から外来治療への移行

統合失調症が精神分裂病と呼ばれていた時代，「精神分裂病」と診断されると昔の「ハンセン病」と同じように，不幸にして病気になったため一般の社会では暮らしにくい，精神病院はパラダイスだから（精神病院パラダイス論），一生病院で過ごしなさいと家族からも専門家からも言われる傾向があった．1987年に精神保健法が施行され，初めて社会復帰という言葉が法に盛り込まれたが，地域のサポート体制が整わず，患者の地域生活は困難だった．

受け皿は今でも貧困で「当事者が選べる」ほどのものはない．しかし，統合失調症に限らず他の疾患でも「病をもちながら住み慣れたところで暮らす」在宅医療やノーマライゼーションの高まり，デイケア，訪問看護や精神科救急といった地域サポートのツールの増加，薬物療法の進歩などで，統合失調症患者が地域で生活することは徐々に可能となってきた．

2 | 外来医療のメリット

外来医療のメリットは，精神病理学的な症状のみでなく，その症状が生活にどのように影響しているのかわかることである．入院している患者は病棟にいる療養生活者で，家庭にいるときの刺激がどのようなものであり，どのように対処に困っているかはわかりにくい．

このように考えると，外来では患者の生活にまで目を向けるべきということになる

が，実際は診察室での通常の外来では医師患者関係が中心で，生活者との関係は結びにくい．医療者としては，そのほうがある意味で気楽である．白衣を脱いで街中で通院患者といつも出会うと負担だという言葉も医師からよく聞かれる．しかし本当に患者のことを生活者として考えるなら，精神分析でよくいわれるように，医師は「隠れ身」でいるより「破れ身」でいるほうが，患者の生活を理解しやすい．もちろんこれにも限界はあり，患者にとって医師はやはり医師-患者としての関係が主である．彼らは他の人間関係をいっぱいもって，緊張したりリラックスしたりしている．医療関係ではデイケア，福祉関係では地域活動支援センターや就労支援事業所で，仲間やスタッフとの関係がある．もちろん家では時間の長い家族との関係があり，これらは健常な私たちと変わりはない．

3 | 外来治療に必要な 4 要素

入院の必要性を考えるときに一番の問題は，疾患や障害をもちつつどれだけ地域の生活者を続けられるのかということである．そのためには基本的には以下の4つの要素を用意することが必要である[1]．

(1) 住む場

これは当然で，家族と同居でも，単身でアパート暮らしでも，何らかのサポートの付いたグループホームなどでもよい．そこでの生活が続けられるには，疾患の再発で周囲に過度の負担を与えないように，サポートする人々が障害の程度と変動によって迅速なサービスを提供することが求められる．これには以下の(3)と(4)が大きく関係する．

(2) 活動の場とプログラム

医療的要素が強い場としてはデイケアなどがあるが，より社会復帰に近づくためには就労支援の場や一般就労への橋渡しが重要である．国の仕組みとしては福祉的要素の強い就労の場として就労継続支援(A または B)があり，一般就労への橋渡しとしては就労移行支援がある．一般就労で問題になるのが自動車運転である．2002年の道路交通法の改正により，統合失調症の自動車運転の絶対的欠格事由が相対的事由となったため，運転が可能にはなった．しかし日本ではいまだにすべての抗精神病薬の添付文書には機械作業や自動車運転に従事させないことと明記されており，患者から運転の可否について尋ねられて大丈夫とは言い切れない[2]．

また，直接的な活動の場ではないが，生活者として深刻な問題は結婚と出産である．今でも精神科医のなかに，統合失調症の患者に結婚なんて，と言う人もいる．筆者は結婚の可否を聞かれると，縁があったらするとよいということと，いわゆる結納の時期くらいには自分の病気のことを話し，病気を捨象して自分を見てもらって結婚するように，そして必要なら筆者から結婚相手に病気の説明をする，と伝えている．

相手が健常者の場合，経験的だが女性患者のほうが結婚に至ることが多いようである．男性がなぜ少ないかは筆者のわずかな経験からは何とも言えないが，会社などへの適応が第一で結婚はその次となりやすいためではないかと思われる．患者同士の結婚はもちろん反対はしないが，出産は遺伝的な側面を考慮しなくても勧めてはいない．夫婦の一方の病状が悪化したときに，他方も影響を受け，子どもが大変な思いをする例をたくさん見てきているからである．急変時の家族サポートが迅速に24時間365日あるのなら，できるのかもしれない．

(3) サポートする人々とその連携

サポートする人の中心は家族と専門職である．家族サポートにおいて，患者との適切な距離が再発に関係すると言われている[3]．専門職によるサポートとしてはデイケアや訪問看護がある．訪問看護のサービスが24時間365日であると，精神科救急サービスの必要性も減少するが，それでも訪問看護で補えない点は精神科救急サービスによる対応が必要である．統合失調症の場合，規則的な通院が途絶えた患者が不眠を訴えたら，「夜間薬不足だからという程度なら明日にして」と言ってはならない．不眠が始まりだしたらすぐに抗精神病薬の再投与を始めても間に合わず，急速に悪化してしまうことも少なくない．このような人には話し合って持効性注射剤の使用も検討したほうがよい．

(4) 地域の人々の理解と受容

この項目ほど個別性の高いものはない．要は取り立てて「受け入れます」などという宣言なしに，その患者がその場で生活することを受け入れてもらえること，何かあったらせめて家族や地域の担当者（行政でも民生委員でもかまわないし，知られていたら訪問看護サービスあるいはその運営機関）に連絡をくれることができれば十分である．しかし現実には，一度は受け入れても何か事故があると「もう戻ってきてほしくない」「別のところに住んでほしい」となりやすい．このことが(1)で述べたことと関係し，担当者として(3)が関係するのである．

このように少なくとも4つの要素がそろっていないと，入院か外来かの判断において入院にシフトしていくことを忘れてはならない．

● 統合失調症患者が入院せず継続した生活者として生きていくために

入院判断に直接関係はないが，統合失調症患者が入院せず生活者として地域で継続して生きていくことに関係することに少し触れたい．

1 | 薬物療法の進歩

　統合失調症が軽症化したという議論は他項で詳しく述べられている（⇒10頁）のであまり触れないが，軽症化自体が入院の必要性を減らしているという考えは理解しやすい．軽症化の傾向については，ブロイラーの教科書にある1941年と1972年の統計がよく引用される[4,5]．まとめると急性あるいは慢性荒廃化型の著明な減少あるいは消滅への傾向と，慢性欠陥化型の増加である．1941年はクロルプロマジンの登場前であり，1972年はクロルプロマジン後，多くのいわゆる第一世代の抗精神病薬が存在した時期である．抗精神病薬の出現で，入院しても症状が軽減して退院できる患者が増えたことは当然である．しかし第一世代と第二世代の効果の差については製薬会社の宣伝では「ある」というが，モーズレイのガイドラインでは効果の差はないが，副作用は第二世代のほうが少ないと述べられている[6]．最近は，第二世代は神経保護作用があるため脳の機能低下が防止できるといわれたりする[7]が，この点についてはまだ今後の研究が必要であろう．横断的ではなく，縦断的な入院の判断に薬物療法が大きく関係していることは重要である．

　そうすると，慢性の精神科病棟で，衝動性が高かったり，欲求のコントロールができなかったり，自らの欲求は言わずスタッフの指導のままに動くような重症例は施設症[8]で説明がつくのかという疑問が出てくる．しかし今でもわずかながら，いわゆる急性荒廃化型を示す例もあり，必ずしも環境だけのせいではないことは明らかであるが，これも最近注目されている抗NMDA受容体脳炎などとの鑑別をしなかった時代であるのでわからない．以前には，思春期に発症した重症な精神分裂病の患者は結婚のチャンスもほとんどないから，そのような病態は自然淘汰されるのかもしれない，という主張もあったが，これも根拠はない．

2 | 生活障害評価

　統合失調症患者が入院せず，継続して安定した生活者として地域で生活していくには，地域生活の安定した維持と治療の継続・再発防止が最も重要であるが，この両者については，筆者らが作成に関与した，現在障害支援区分決定のために出される医師の意見書の「生活障害評価」がその判断に役立つと自負している[9,10]．生活の安定した維持には薬剤管理以外の6項目（社会的問題行動，金銭管理，日中活動，栄養管理，対人関係，保清）が重要で，治療の継続には薬剤管理が重要である．服薬中断により再発することについては多くの研究がある[11]．再発の防止については，現在shared decision making[12]などの患者参加型の医療や疾病教育，服薬教育を含めた心理教育[13]が注目されているが，これらも100％とはいえない．再発が多い人には持効性注射剤の使用も考えるべきである．その理由は，再発し問題行動が繰り返されると本人が住み慣れていて戻りたい場所で受け入れてもらえなくなるからで，このような問題行動を伴う再発は入院判断に傾きやすく，しかも長期入院へと移行しやすいのである．

外来医療より入院医療が必要な場合

　外来治療を考えるときは，入院治療を対峙して考えるが，精神科入院治療を，外来や往診を含めた精神科治療全体のなかで理解することが重要である[14]．

　入院のクライテリアとしては，まず，入院しないで治療ができないか，入院のメリット，デメリットを患者の生活全体で考えて判断する．外来で入院に替わる医療が不可能な場合に入院すべきであり，できるだけ外来で行えないか模索すべきである．長期の入院という環境そのものが，疾患のもつ症状とあいまって，受動性，依存性を増し，退院後のリハビリテーションを困難にすることを銘記しなければならない．また，訪問看護やデイケアの機能の有無により入院のクライテリアは変わり，特にデイケアがあると入院期間や入院回数は50～60％に，訪問看護では15～30％に減少する．

　要は，統合失調症に限らないが，治療を患者の生活，人生全体のなかで考えること，まず入院しないで治療ができるかを考えることである．別の言い方をすれば，どのような疾患や障害をもっていても，疾患や障害をもつ人である前に生活者なのだから，生活の継続を目標とするのは自然なことであり，外来治療をまず考えるのは当然なのである．

　それでは，症状的にみて入院したほうがよいときとはどんな場合だろうか．それは，急性発症や再燃の急性期で，本人あるいは周囲に危険な，あるいは迷惑な行動がある場合，精神内界における認知のゆがみから次の行動が予想できない場合，家族などの周囲の人の見守りが24時間できない，あるいはできても構成メンバーからみて病者である家族を制止できない状況がある場合などである．これらは先進諸外国でみられるポリスパワーが必要なときと違い，パターナリズム的な入院となろう．ほかには，服薬の必要性を理解せず，その後の行動が全く予想できない場合なども入院の適応になる．薬の効果をみるために，入院していれば効果も副作用も毎日きめ細かくみられるというのも，入院理由になることがある．家族が患者本人と適切な距離をもてないなどの理由から，患者自身が短期の休息入院を求めて来る場合もなくはないが，これもストレス状況が再発を促すことから否定的にばかりもとらえられない．しかし，病院機能以外で休息の場が用意されるなら，入院という形をとる必要はないであろう．

おわりに

　外来の統合失調症患者といっても，これまで述べたように，私たちと同じ生活者が，たまたま統合失調症という疾患をもち，障害をもつということでしかない．ただ，統合失調症についてはよくいわれるように，100人いれば100の特徴がある．陽性症状，陰性症状，残遺症状，その重さ，再燃を含むゆれ方などである．また人間一人ひとりの性格が違うように，疾患や障害をもちながらも希望する生き方も違う．それが時には本来の能力や，障害によって影響を受けた能力などからみて，無理かと思

われることもある．健常者でも似た点はあるが，障害ゆえに少し無理をする，あるいは方向転換ができないなどの特性も加わって，より強いストレス状況に至ったりする．これらへの対応は医療的な課題というより，障害をもちながら生き抜いていくことなので外来で話すことではないかもしれないが，患者がストレス状況をうまく乗り越える，あるいはかわして生きていく，ひいては再発再燃に至らないようにする，という意味では診療内容にも関係する．入院患者ではこのようなストレス状況は相対的には少ない．

　純医療的には疾患を理解してもらい，特に治療の継続が大切なことはいくら強調しても強調しすぎることはない．それほどに服薬中断による再燃が多いからである．先にも述べたが，再燃により周囲に過度の負担や不安を与えると，それまでの地域生活が送れなくなるので，医療的対応はいつでもできる状態でなければならない．筆者がいつも強調するように，「地域は病院，家庭は病室，町中開放病棟」なのである[15]．この言葉を聴いた患者から，地域に出てまで病院に管理してもらいたくない，口を出してほしくないと言われたことがあるが，それは違う．あくまでも主体は当事者で，当事者が病院機能を利用するのである．病院機能の特徴は，患者のゆれる状況にいつでも迅速に，責任をもって，継続的に対応する[16]ということである．極端に皮肉な表現をすると，このゆれる状況に24時間365日迅速に対応できるシステムがないなら，地域に出ないで入院していたほうが幸せかもしれないと考えている．

　筆者は精神保健法の施行以来，前述した4つの要素を自分の病院に整備してきた．入院はもちろんであるが，多くは外来，デイケア，訪問看護を含めたアウトリーチなどの医療と，福祉系のサービスである．福祉にも取り組んでいるのは，むしろ医療を医療として特化するために行ったことだ．これは「医療内福祉」と非難されてきたが，最近「多機能垂直統合型」[17]という言葉を使って厚生労働省も後押しするようになった．入院か通常の外来かだけではない，オーダーメイドでサービスの組み合わせをすることで，入院基準が変わることのお墨付きをもらえたと思っている．

● 文献
1) 澤 温：精神保健と福祉―社会復帰施設と福祉．日精協誌 14：24-30, 1995
2) 澤 温, 田邉 昇：対談 統合失調症と自動車運転．Talk Schizophrenia Issue 30：2-6, 2014
3) Leff J, Vaughn C：Expressed emotion in families：its significance for mental illness. The Guilford Press, New York, 1985
4) Bleuler M：Krankheitsverlauf, Persönlichkeit und Verwandtschaft schizophrener und ihre gegenseitigen Beziehungen, Georg Thieme Verlag, Leipzig, 1941
5) Bleuler M：Die schizophrenen Geistesstörungen im Lichte vieljähriger Kranken und Familiengeschichten. Georg Thieme Verlag, Stuttgart, 1972
6) Taylor D, Paton C, Kapur S：The Maudsley Prescribing Guidelines in Psychiatry 11th Edition. John Wiley & Sons, Ltd, UK, 2012
7) Duncan GE, Miyamoto S, Leipzig JN, et al：Comparison of the effects of clozapine, risperidone, and olanzapine on ketamine-induced alterations in regional brain metabolism. J Pharmacol Exp Ther 293：8-14, 2000
8) Wing JK, Brown GW：Institutionalism and Schizophrenia：A Comparative Study of Three Mental Hospitals 1960-1968. Cambridge University Press, London, 1970

9) 澤 温：相談支援事業について．日精協誌 25：61-70, 2006
10) 澤 温, 木下秀夫, 黒田健治, 他：1年以上地域生活を送る精神障害者と1年以上入院を続ける精神障害者についての「生活障害評価」の有用性．日精協誌 32：183-189, 2013
11) Weiden PJ, Kozma C, Grogg A, et al：Partial compliance and risk of rehospitalization among California Medicaid patients with schizophrenia. Psychiatr Serv 55：886-891, 2004
12) 渡邊衡一郎, 澤田法英：患者とデシジョンメイキングを行うに際し必要な評価とは―Shared Decision Making はどこまで臨床応用可能か．臨床精神薬理 15：161-169, 2012
13) 上島国利：精神分裂病治療における drug compliance．神経精神薬理 5：403-410, 1983
14) 澤 温：精神科入院診療の特徴．武田雅俊, 鹿島晴雄(編)：POCKET 精神科 改訂2版, pp337-343, 金芳堂, 2014
15) 澤 温：外来精神医療の拡大で入院医療がどう変わるか．外来精神医療 3：7-16, 2004
16) 澤 温：社会的ニーズに対応する精神科病院．乾 正, 滝本優子(編)：変わりゆく精神保健・医療・福祉―精神障害の理解と援助, pp98-120, 医学書林, 1999
17) 福田祐典：精神疾患と心理学．精神医学 56：564-565, 2014

（澤 温）

第 5 章

再発予防─外来維持療法の要点

はじめに

　精神科医師が外来で統合失調症患者を診療する際には，生活の改善やリカバリーを目指しつつ，再発や再入院の防止にも気を配る．患者から「就職が決まった」という話を聞けば，一緒に喜びつつ，それが再発・再入院のきっかけにならぬよう，それとなく気を配るのが常であろう．ところが統合失調症の軽症化が指摘され，「外来統合失調症」[1]という言葉も生まれている．精神科病院への入院という治療形態をとることなく，ほとんどその経過の全体を外来通院治療で終始できるような軽症統合失調症があるという指摘である．確かにそういうケースは存在するだろうが，全体として統合失調症をもつ患者の新規入院は減っているのか，昔ほど再発予防に気を配る必要はなくなっているのだろうか．

　そのことを確かめるため，厚生労働省が毎年6月30日に実施している実態調査（通称「630調査」）[2]を調べてみた．2011年6月の1カ月間に新規に入院した統合失調症，統合失調症型障害および妄想性障害（以下「統合失調症圏」）患者は12,288人で，全入院患者33,049人の37.2％を占め，第2位の気分（感情）障害7,289人（全体の22％）を引き離して第1位であった．630調査に基づき作成された資料[3]によると，統合失調症圏入院患者は10年前の2001年には10,607人であったので，10年間に16％増加したことになる．なお，全入院患者数はこの間に27,959人から33,049人に18％増加したので，入院患者数の増加は統合失調症だけでなく全体の傾向ということになる．

　より軽症の患者も受診するようになり，統合失調症患者の（重症度からみた）裾野が広がっていることが考えられる一方で，入院が必要となる統合失調症患者数は年ごとに徐々に増加していることがわかった．それではこれらの新入院患者のうち，再発による入院の割合はどの程度になるであろうか．

　上記の630調査とは調査方法や対象が異なるが，全国の精神病床を有する病院に1年以上在院している患者から10％を無作為に抽出した調査が2013年2月に行われた[4]．1,618施設のうち663施設（40.9％）から4,978患者の回答が得られた．対象患者の入院日における主たる入院理由の回答で，最も多かったのは「精神症状増悪のため（幻覚・妄想，抑うつ症状など）」で63.9％を占めていた．次に多かったのは「問題行動のため（自傷・他害，解体行動，迷惑・不潔行為など）」で19.5％であった．その他の

理由としては「身体合併症治療のため」は 2.1%，「日常生活機能障害のため（陰性症状，意欲低下など）」は 8.3%，その他は 6.2% であった．これらの患者の入院日における入院形態は，医療保護入院 42.3%，任意入院 51.2% であった．入院理由が日常生活機能障害は少数で，精神症状増悪と問題行動が多く，これらの 2 者を合計すると 83.4% になった．医療保護入院は 42.3% であったので，これらのすべてが再発とは言えないかもしれないが，精神症状増悪あるいは問題行動を入院理由とする患者の中には再発によるものが多かったことが推測される．

以上より，軽症の統合失調症患者の存在が指摘される一方で，統合失調症患者の年間の新入院患者数は 10 年間で 16% 増加していた．新入院患者のうち入院理由が再発である患者がどの程度存在するかについて，長期在院患者の入院時の調査では精神症状増悪と問題行動が大部分を占めていた．これらにより，統合失調症患者の外来治療においては依然として再発予防が重要な課題であることが確認された．

そこで，再発予防をめぐる実践的手がかりを明らかにするために，①統合失調症の経過と再発問題，②再発を引き起こしやすい要因にはどのようなものがあるか，③再発しかかっていることをどうやって見つけだすか，④再発防止の対策，について検討する．

統合失調症の経過と再発問題

1 | 再発の定義

再発（relapse）の定義については，今から 40 年以上前に，高い感情表出（高 expressed emotion；高 EE）研究において Brown GW ら[5]はタイプⅠ再発とタイプⅡ再発を定義した．タイプⅠは正常であったり統合失調症症状を呈していない状態から明確な統合失調症症状が出現してくるものである．タイプⅡはもともと統合失調症の症状があった状態から顕著な増悪が認められるものである．タイプⅠが狭い意味での再発に，タイプⅡが再燃に相当するであろう．これらの再発の基準は Hogarty GE らの研究[6]でも用いられた．

その後，さまざまな定義が試みられたが広く認められた再発の定義は存在しない．そこで，Olivares JM ら[7]は統合失調症の再発に関連する 150 文献を調査したところ，87 文献で再発が定義されていたが，それらのうち 62% は入院を再発に相当する定義として，または再発を構成する要素として用いていた．たとえば，「入院が必要になるような症状の悪化」というような定義である．入院以外には，陽性・陰性症状評価尺度（Positive and Negative Syndrome Scale；PANSS）や CGI（Clinical Global Impressions），簡易精神症状評価尺度（Brief Psychiatric Rating Scale；BPRS）などの評価尺度で定義しているものもあった．このように，再発は「入院」によって，または「入院を要するような症状の悪化」，あるいは特定の評価尺度で示される症状の悪化によって定義されることが多い．

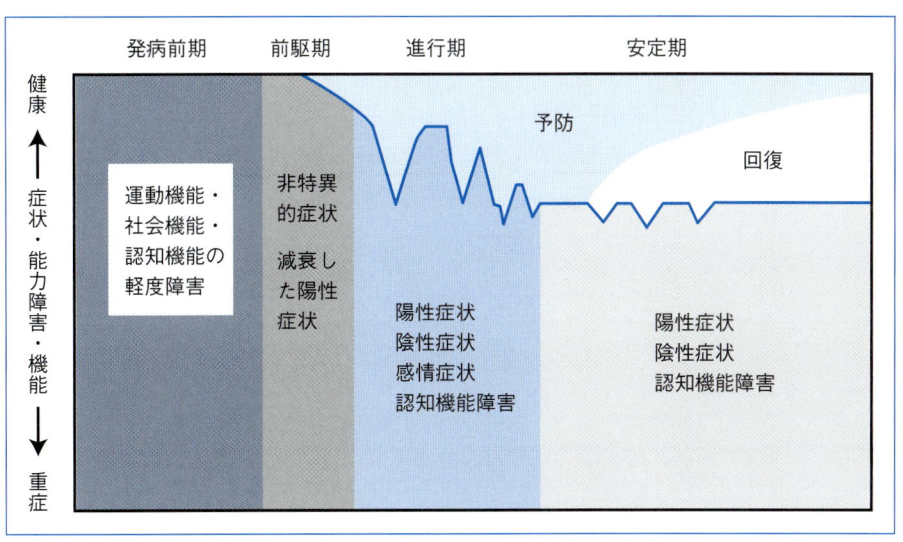

図4-2 統合失調症患者の臨床的および脳の病理的・生理的経過
(Lieberman JA, et al：The early stages of schizophrenia：speculations on pathogenesis, pathophysiology, and therapeutic approaches. Biol Psychiatry 50：884-897, 2001 より改変)

2｜統合失調症の経過と再発

　統合失調症の経過については，「発症しやすさ（脆弱性）と心理社会的ストレスとの相互作用で発病すると考えられており，回復するが再発しやすく，慢性に経過することが多い．経過と転帰は多様で，その多くが再発を繰り返し，10ないし15％は重篤な精神病状態が長期にわたり持続する」[8]とされる．

　図4-2はLieberman JAら[9]の図を簡略化して示したものである．病前（premorbid）から軽度の認知機能や社会的障害が認められることがある．前駆期（prodromal）の症状が出てから診断・治療に至るまでに通常1〜3年かかるとされる．いったん発症しても多くの患者は症状が回復して寛解期を迎えるが，多くは再発を繰り返すうちに完全には回復しなくなり，残遺症状や持続症状を残して慢性化する経過が示されている．こうした障害を生じさせないため，治療の必要な患者を早期に見出して治療に結びつけ，再発を防止して慢性化を防ぐことが課題となる．

　再発・再燃を繰り返して機能低下に至る程度はさまざまであるが，こうしたプロセスは発症後5〜10年の間に生じることが知られており，この期間を臨界期（critical period）と呼ぶ．

再発を引き起こしやすい要因にはどのようなものがあるか

　Olivares JMら[7]は再発に関連した150文献を基に，再発を引き起こしたと考えられる要因を調査した．その結果，最も多く取りあげられていたのはアドヒアランスの問題（21件）で，ストレス・抑うつ・抑うつ症状・神経症症状（11件），物質乱用（9

件)がそれらにつづいていた．

　Alvarez-Jimenez Mら[10]は初発の統合失調症患者の経過について，29文献を選択してメタ解析を行った．その結果，再発に影響した要因は，影響が大きかった順に，服薬アドヒアランスの悪さ，持続的な物質乱用，ケア担当者の批判的言辞，病前適応の悪さであった．

　Caseiro Oら[11]の調査では，初発の統合失調症患者140人を3年間追跡したところ，91人(65%)に再発を認めたが，再発に関連した要因はアドヒアランスの悪さのみであった．

　アドヒアランスなどと比べるとエビデンスは弱いが，生活上の出来事(life events)と再発との関連についての研究も行われている．Brown GWら[12]は，統合失調症患者では再発前3週間以内にストレスになるような生活上の出来事が多く認められたと報告した．

　中込ら[13]はデイケア通院中の統合失調症患者(DSM-Ⅲに合致)49人について，デイケア終了後5年間の再発状況を調査した．再発を認めた31人のうち，再発に先立つ5時点(3カ月前，1カ月前，1週間前，再発時，再発1週間後)の評価が得られた28人について再発に先立つ症状と生活上の変化をカルテから調査したところ，再発1週間前に何らかの前駆症状を認めたものは22人(79%)であった．再発に先立つ生活上の変化を評価したところ，31人中26人に再発のきっかけと考えられる生活上の変化を認めた．うち18人(69%)は職場に関連した出来事であった．出現率が高かった前駆症状は，緊張(41%)，不安(41%)，身体の病気または不調へのこだわり(36%)，作業効率の低下(36%)などであった．これらの結果に基づき，再発予防の指針として，①緊張や不安などの非特異的症状にも注意すること，②再発1週間前までに仕事に関することなど何らかの生活上の変化を体験している場合が多いこと，③前駆症状が出現するのは再発の直前であることが多いので早期に治療的対処をすること，④事前に家族との協力体制を作っておくこと，⑤患者のおかれている環境要因に注目し職場の理解と協力を促すこと，をあげている．

再発しかかっていることをどうやって見つけだすか

　Herz MIら[14]はDSM-Ⅲの統合失調症の基準に合致する82人の患者を，再発防止プログラム群(以下「プログラム群」)と通常治療群に無作為に振り分けて18カ月の追跡調査を実施した．プログラム群では，再発前駆症状の質問紙を作成し，毎週面接を行って前駆症状をチェックし，もし前駆症状が認められれば抗精神病薬増量などの再発防止の対策を講じた．その結果，通常治療群では14人(34%)が再発し16人(39%)が入院したのに対し，プログラム群では再発は7人(17%)で入院は9人(22%)で通常群より有意に少なかった．

　このように，再発に先立つ前駆症状を見出して，本格的な再発に至る前に，面接を行って本人と環境の双方のアセスメントを行い，必要なら環境側に働きかけてストレ

スを減らすなどの対策を講じるとともに，本人が変化に気づいて周囲に援助を求めることができれば再発を減らせる可能性がある．

こうした考えに基づき，Liberman RP[15]は症状自己管理モジュールを作成した．これは統合失調症などの再発性の精神疾患をもつ人が，病気を上手に管理しながら自立した生活を送れるように支援する学習プログラム（モジュール）で，社会生活技能訓練（social skills training；SST）のやり方を用いて小グループで実施する．ビデオ教材とマニュアル・ワークブックがある．症状自己管理モジュールは，次の4つの技能領域から構成される．

① 再発の注意サイン（前駆症状）を見つける：再発の早期介入の有効性を学び，自分に固有の再発の前駆症状を治療者の協力も得ながら同定する
② 注意サインを管理する：注意サインを自分でモニターし，必要時にはすぐに医療関係者と連携する方法を練習する
③ 持続症状に対処する：適切に服薬していても持続する精神病症状に対処する技能を練習する
④ アルコールや覚醒剤・麻薬などの使用を避ける：薬物乱用に代わる建設的な活動のレパートリーを広げる練習や，適切な断り方の練習をする．

およそ1回1時間，約20セッションが標準となっている．

再発防止の対策

1 | アドヒアランスを高める SDM

上記のように再発防止のためにアドヒアランスを高めることが重要であるが，そのために従来のインフォームド・コンセントを一歩進めた shared decision making（SDM）が注目されている[16]．これは患者自身の好みや意見と医師の経験や情報・意見を出し合い，お互いの意見を取り入れながら，患者と医師が同等の立場で治療方針を決めていく方法である．患者がSDMの対象となるかどうかに関しては，疾患や治療への理解，SDMに意欲的なこと，陰性症状やコミュニケーション障害，認知機能障害の程度，重症度から判断され，スタッフにおいては，SDMに取り組む意欲とコミュニケーションスキルが求められるという．

2 | 服薬自己管理モジュールと症状自己管理モジュール，退院準備プログラム

Liberman RP によるモジュール[15]を原案として，わが国の状況に合わせた日本版のモジュールが作成されている．服薬自己管理について6回のシリーズで学習するコンパクトなプログラム[17]と，服薬自己管理，症状自己管理，基本会話モジュール[18]（それぞれ10〜20回）がある．さらに，退院して病気をうまく管理しながら自立した地域生活ができるように支援する退院準備プログラム（17回程度）も作成されている．

池淵ら[19]は，服薬自己管理モジュールおよび症状自己管理モジュールを用いた心理教育の効果について報告している．デイケアに通院中でDSM-Ⅳにより統合失調症と診断された患者のうち，服薬自己管理モジュールに参加することに同意した8人と症状自己管理モジュールに参加することに同意した8人を対象に，14回のセッションの前後でロールプレイ・テストを実施して対人的技能の評価を行った．その結果，服薬自己管理モジュールの群では実施後に有意に受信-処理技能と総合得点が改善していた．症状自己管理モジュールでは有意に非言語的技能と総合得点の改善を認めた．

退院準備プログラム[20,21]については，国立病院7病院の多施設共同研究[22,23]が実施され，53人の患者を無作為にプログラム群と対照群に振り分けてプログラム終了後6カ月までの転帰を追跡した．その結果，退院患者数は対照群25人中2人(8%)と比べて参加群は28人中6人(21%)と退院率が高かったが有意ではなかった(Fisher $p=0.256$)．本プログラムに参加した全患者150人の転帰を1年まで追跡すると，82人(55%)が退院していた．平均在院年数約10年の患者が1年以内に半数以上が退院に至ったことは本プログラムの効果を表していると考えられた．

3 | 家族心理教育

心理教育的家族療法は，家族への心理教育的なアプローチにより高い感情表出(高EE)を変化させることで再発防止を目指す介入研究が行われ，良好な結果が報告されてきた．現在では心理教育的家族療法が再発予防に及ぼす効果は確立しており，再発率をほぼ半減させるといわれる[8]．特に長期的な再発防止の効果を考える際には，家族が治療協力者であり続け，協力関係を維持していくことが必要である．その際には，家族成員自身がストレスを抱えることになるので，家族の負担軽減を図るような取り組みも求められている[24]．

おわりに

厚生労働省は改革ビジョンや指針などを通じて「入院医療中心から地域生活中心」への軸の転換を打ち出している．従来なら入院していた患者や，すでに長期在院となっている患者も地域生活に移行させ，地域生活を支えることが求められるようになっているが，統合失調症患者においては，社会生活機能水準の低下とともに再発のしやすさの問題をもっているので，地域の支援力を高めることが必要になる．その1つの焦点が再発防止ということになるであろう．

精神科医だけでこの課題に対応することは難しいので，適切な情報提供に基づく心理教育などにより，患者と家族，治療者との連携を密にし，協働で再発防止に取り組むことが必要になるであろう．その際にはSDMに基づく適切な抗精神病薬の使用を前提として，環境と個人との関わりに気を配りつつ，再発を引き起こしやすい状況や

再発前駆症状(注意サイン)についてあらかじめ話し合って合意し，もし前駆症状が生じたときの連絡や対処方法を具体化しておくなど，個別的でテーラーメイドの危機対処計画(クライシスプラン)を合意しておくことができれば再発防止に役立つのではなかろうか．

統合失調症治療においてはリカバリー(回復)が重要な課題になっているが，Lieberman RP[25]が述べているように，リカバリーには症状の寛解と社会的機能水準の長期的維持が不可欠となる．再発予防のための現場での工夫がますます重要になるであろう．

● 文献

1) 笠原 嘉：外来統合失調症のこと—精神科外来クリニックからの1報告．Progress in Medicine 32：2301-2304, 2012
2) 厚生労働省社会・援護局障害保健福祉部精神・障害保健課：精神保健福祉資料—平成24年度6月30日調査の概要．
 http://www.ncnp.go.jp/nimh/keikaku/vision/pdf/data_h24/h24_630_sasshitai.pdf （2015年4月アクセス）
3) 国立精神・神経医療研究センター精神保健研究所 精神保健計画研究部「改革ビジョン研究ホームページ」事務局：目でみる精神保健医療福祉．p26.
 http://www.ncnp.go.jp/nimh/keikaku/vision/pdf/medemiru7.pdf （2015年4月アクセス）
4) 安西信雄(研究代表)：新しい精神科地域医療体制とその評価のあり方に関する研究(追加報告書)．平成24年度厚生労働科学研究費補助金 障害者対策総合研究事業，p29, 2013
5) Brown GW, Birley JL, Wing JK：Influence of family life on the course of schizophrenic disorders：a replication. Br J Psychiatry 121：241-258, 1972
6) Hogarty GE, Anderson CM, Reiss DJ, et al：Family psychoeducation, social skills training, and maintenance chemotherapy in the aftercare treatment of schizophrenia. I. One-year effects of a controlled study on relapse and expressed emotion. Arch Gen Psychiatry 43：633-642, 1986
7) Olivares JM, Sermon J, Hemels M, et al：Definitions and drivers of relapse in patients with schizophrenia：a systematic literature review. Ann Gen Psychiatry 12：32, 2013
8) 精神医学講座担当者会議(監)，佐藤光源，丹羽真一，井上新平(編)：統合失調症治療ガイドライン，第2版．医学書院，2008
9) Lieberman JA, Perkins D, Belger A, et al：The early stages of schizophrenia：speculations on pathogenesis, pathophysiology, and therapeutic approaches. Biol Psychiatry 50：884-897, 2001
10) Alvarez-Jimenez M, Priede A, Hetrick SE, et al：Risk factors for relapse following treatment for first episode psychosis：a systematic review and meta-analysis of longitudinal studies. Schizophr Res 139：116-128, 2012
11) Caseiro O, Pérez-Iglesias R, Mata I, et al：Predicting relapse after a first episode of non-affective psychosis：a three-year follow-up study. J Psychiatr Res 46：1099-1105, 2012
12) Brown GW, Harris TO, Peto J：Life events and psychiatric disorders. 2. Nature of causal link. Psychol Med 3：159-176, 1973
13) 中込和幸，染矢俊幸，安西信雄，他：精神分裂病の再発における前駆症状と生活上の変化—再発予防の指針を求めて．精神科治療学1：535-544, 1986
14) Herz MI, Lamberti JS, Mintz J, et al：A program for relapse prevention in schizophrenia：a controlled study. Arch Gen Psychiatry 57：277-283, 2000
15) Liberman RP：Social and Independent Living Skills；Symptom Management Module. Camarillo, Psychiatric Rehabilitation Consultants, 1988〔川室 優(監訳)：症状自己管理モジュール日本語版．安西信雄，池淵恵美(総監修)：自立生活技能(SILS)プログラム日本語版，丸善，1994〕
16) 渡邊衡一郎，澤田法英：患者とデシジョンメイキングを行うに際し必要な評価とは—Shared Decision Makingはどこまで臨床応用可能か．臨床精神薬理15：161-169, 2012
17) 丹羽真一(シリーズ監修)，小山徹平，佐藤喬二，山本佳子(監修・指導)：福島医大版 症状自己管理プログラム．中島映像教材出版，2010

18) 池淵恵美, 安西信雄, 佐藤珠江(総監修)：日本版 SILS 自立生活技能プログラム(DVD 全3巻). 丸善出版, 2013
19) 池淵恵美, 納戸昌子, 吉田久恵, 他：服薬及び症状自己管理モジュールを用いた心理教育の効果. 精神医学 40：543-546, 1998
20) 井上新平, 安西信雄, 池淵恵美(監)：精神障害を持つ人の退院準備プログラム(DVD). 丸善出版, 2006
21) 井上新平, 安西信雄, 池淵恵美(編)：精神科退院支援ハンドブック-ガイドラインと実践的アプローチ. 医学書院, 2011
22) 安西信雄, 井上新平, 池淵恵美, 他：18 指-1 精神科在院患者の地域移行, 定着, 再入院防止のための技術開発と普及に関する研究. 平成 18-20 年度厚生労働省精神・神経疾患研究委託費総括研究報告書. 2009
23) 安西信雄：長期在院患者はどのような人たちか, 集中的リハビリテーションは退院促進にどう役立つか—退院促進研究班の経験から明らかになったこと. 精神科臨床サービス 9：340-340, 2009
24) 後藤雅博：家族心理教育から地域精神保健福祉まで. 金剛出版, 2012
25) Liberman RP, Kopelowicz A：Recovery from schizophrenia：a concept in search of research. Psychiatr Serv 56：735-742, 2005

（安西信雄）

第6章

慢性化例・難治例への対応

いわゆる難治例とはどのような状態か

　2012年6月に，厚労労働省「精神科医療の機能分化と質の向上等に関する検討会」[1]は入院患者を1年未満の者と1年以上の者に分けた．そして，入院1年以上の難治例を「重度かつ慢性」と定義したが，そのなかには，さまざまな患者が混在している．難治例の一部はクロザピンや修正型電気痙攣療法などの専門的な治療によって精神症状を安定させることができ，包括型地域生活支援や訪問看護・診療などの支援体制があれば地域生活への移行も可能であると考えられる．現在，「重度かつ慢性」の定義を巡った議論が始まっているが，どのようにすれば「重度かつ慢性」となることを予防できるのか．また「重度かつ慢性」と診断されたのちにも回復を促進し地域移行・地域生活の維持ができるのかが大きな課題である．

　筆者の所属する岡山県精神科医療センターは，24時間精神科救急を受け入れる基幹病院であり，県内休日・夜間行政救急の70%以上に対応している．重度の精神疾患を診療する拠点施設でもあり，他院で対応困難な患者の紹介も受け入れている．そのような施設の特性のため，重度の患者の比率が他院に比べ高くなっており，1年を超える入院患者のうち約8割が統合失調症患者である．このような長期入院の統合失調症患者が，いわゆる入院患者における「慢性化例・難治例」といえる．前段で述べたとおり，これらの患者をいかに回復させ，地域での生活を可能とし，1人ひとりの満足度を上げることができるかが問われている．

　外来患者にも多くの困難を抱えた方がいる．幻聴や妄想に圧倒されながらも，自宅にひきこもり何とか生活を送っている人，家族らの献身的支援によりかろうじて地域生活を維持している人，急性増悪のため繰り返して入退院している人，就労や通学を望みながらも手掛かりを得ることができないでいる人などである．筆者はこれら患者について外来における「慢性化例・難治例」といってよいのでないかと考える．これら患者の外来治療の強化による回復促進は大切な課題である．外来治療を診察室での面接に加えて訪問看護，地域関係機関との連携，疾病受容や疾病とのコーピングを強めるためのデイケアなどを行い，チーム医療を外来患者にも実践することにより実現は可能であると考える．また，精神病症状のために家族の負担感が強く家族の不和が生じている事例など地域支援の拡充による家族らの負担軽減が必要である．

表 4-4　治療抵抗性統合失調症の日本での定義

反応性不良	耐容性不良
● 2 種類以上の抗精神病薬 　　CP 換算で 600 mg/日以上 　　1 種類以上は新規抗精神病薬 ● 十分な期間の投与 　　抗精神病薬は 4 週間以上 　　従来薬は 1 年以上の治療歴* ● 反応が認められない 　　GAF が 41 以上にならない	● 2 種類以上の新規抗精神病薬で治療 　　単剤治療 ● 中等度以上の遅発性症候群 　　DIEPSS 3 以上の遅発性ジスキネジア 　　DIEPSS 3 以上の遅発性ジストニア ● コントロール不良のパーキンソン症候群 　　常用量上限の抗パーキンソン薬を含む治療 　　DIEPSS で歩行・動作緩慢・筋強剛・振戦で 3 点以上が 　　1 項目または 2 点以上が 2 項目以上 ● コントロール不良のアカシジア ● コントロール不良の急性ジストニア 　　常用量上限の抗パーキンソン薬を含む治療 　　DIEPSS で 3 点以上

*CP 換算 600 mg/日以上 4 週間以上を含む.
GAF：global assessment of functioning. DIEPSS：drug-induced extrapyramidal symptoms scale.
この定義は，従来の抗精神病薬では効果がないか，部分反応しか得られないことを示している．GAF 40 以下とは，現実検討か意思伝達にいくらかの欠陥があるか，仕事や学校，家族関係，判断，思考または気分，など多くの面での粗大な欠陥がある状態である．

　いわゆる難治例といったとき，治療抵抗性統合失調症の定義を抑えておくことは有用である(表 4-4)[2]．これは，後述するクロザピンの導入にあたり，クロザリル適正使用委員会が示した基準である．

　岡山県精神科医療センターでは，病棟の機能分化を進め，「重度かつ慢性」患者を治療する病棟を 1 単位(55 床)有している．病院を建て替え，個室率は 50％を超えるなどアメニティは向上し，中庭や作業療法スペースと隣接させることができた．しかしハード面をととのえるだけでは患者の回復は思わしくなかった．建て替え直後の 2004 年には「重度かつ慢性」病棟に 275 人/年の入院患者を受け入れることができたが，長期の入院となる患者が累積し，2009 年には 83 人/年となった．このまま経過すれば 2012 年には，0 人/年となり，病院が施設化していくことが現実的なものとなっていた．そこで当院では，ボトルネックとなっている同病棟の看護配置を，15 対 1 から 10 対 1 以上へと採算を度外視して引き上げ，専任コメディカルを配置したところ，退院し地域移行していく患者は明らかに増えた．そして同じ時期に訪問看護チームの設置と拡充を行い，デイケアを機能分化させ，地域支援を強化することにより安定した地域定着を実現することができた．これらの結果，2013 年には 193 人/年の入院を受け入れることのできる病棟に回復した(図 4-3)．これらの経験から，「重度かつ慢性」，「難治例」は相対的な概念であり，人的配置の拡充によるチーム医療の強化や専門治療の導入により，回復可能な患者であることを実感した．

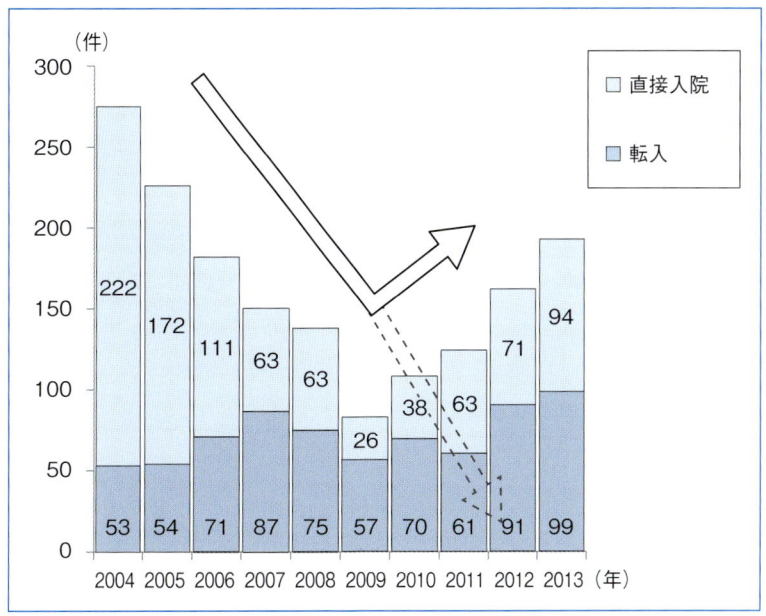

図 4-3 「重度かつ慢性」病棟 (55 床) の 10 年間の受け入れ件数の年次推移
長期入院患者が累積し受け入れ患者の現状が深刻化したが，人的加配などにより V 字回復した．

難治例の治療

　「難治例」の概念を 2 つの視点に整理して議論したい．1 つ目は薬物療法の立場から定義づけられた治療抵抗性統合失調症である．これは 2 剤以上の抗精神病薬が無効であった事例を指し，クロザピン投与を確実に行うことが課題である．

　2 つ目は，生活や社会機能など複合的な問題による「難治例」である．事例には個別性があり，必要とされる支援は多様である．「難治例」は診察室での精神科面接と薬物療法だけで支えることは困難であり，患者に必要な支援をタイムリーに行うためには，多職種チーム医療が必要となる．具体的には，訪問看護など患者の生活の場での支援，生活支援型デイケアなど生活を支える支援，保健福祉機関や職域など関係機関との連携支援である．そしてこれらがケースマネージメントにより連動して行われることが必要である．

1│クロザピン

　クロザピンはわが国ではその承認が長く待ち望まれていた．そして 2009 年に処方が可能になったが，世界的な再評価から 20 年遅れての導入だった．

　わが国でのクロザピン処方は，2014 年 12 月末時点で登録医療機関は 313，登録患者数は 2,973 と徐々に増えてきているが，統合失調症患者のおよそ 0.38％ にしか用いられていない．クロザピン先進国，たとえばニュージーランドでは統合失調症患者の

33%にクロザピンが用いられており[3]，わが国の現状はきわめて少ないといえる．しかしクロザピンを必要とする患者は，統合失調症患者の少なくとも35〜40%といわれている[4]．

クロザピンの導入に先人の多大な努力と時間とを要した理由は，約1%の割合で生じる無顆粒球症の発生など特異的かつ重篤な有害事象のためである．そこでわが国ではクロザピン（クロザリル）患者モニタリングサービス（Clozaril Patient Monitoring Service；CPMS）が導入されており，ガイドラインに基づいた血液検査などを行い処方が行われるようにシステムが構築されている．そして無顆粒球症をはじめとする副作用の発現の早期発見早期対応に効果を上げている．

クロザピン処方の詳細は他書に詳しい[2]．本項では当院での処方の実際について触れ，クロザピンの適応患者とその効果について具体的なイメージを広げたい．クロザピンは，2種類の抗精神病薬が無効ないし十分な効果がなかったときに適応となる薬である．統合失調症での重篤な症状に対して，医療者はあきらめずに，少しでも回復をもたらすことが使命と考えて積極的に用いたい．

読売新聞「医療ルネサンス・統合失調症特集」で，クロザピン治療を受けた当事者へのインタビューが掲載されている[5]．そこでは19歳から20年間，幻聴などの影響で長いひきこもり生活を余儀なくされていた患者のクロザピン治療による回復が紹介されている．この事例は当事者はもちろん，医療者にも勇気を与えてくれる．このように，辛うじて外来には通院ができているが，症状に強く影響を受け，生活がきわめて限定的となっている事例は，クロザピンの対象患者である．これはGAF 40以下で，苦悩の中でふんばっている人たちである．当院では外来患者に対して積極的にクロザピン治療を提案している．

次に入院患者では，幻覚・妄想などの陽性症状が慢性化し，対人関係や情動が不安定で，退院・地域移行に結びつかない事例がクロザピンの適応となる．暴力や自殺企図を生じる事例，物質乱用を併存している事例には特に処方を考慮すべきとの報告[6]もあり，参考になる．また，水中毒を併存している事例にも有効であるとの報告[7]がある．基本的には，クロザリル適正使用委員会で定められた「治療抵抗性」の定義を満たす事例は，外来であれ入院であれ，クロザピン適応となると考えられる．当院での処方の状況を，図4-4, 4-5に示す．

クロザピンの使用に際しては，重篤な副作用への懸念があることは事実だが，これは前述のCPMS治療ガイドラインが示されているため，安全に処方を続けることが可能である．また，クロザピンは統合失調症患者の生命予後を延ばす[8]（図4-6）とともに，治療継続率[9]や入院期間の減少[10]にも寄与するとの報告がある．処方による利益不利益を十分に考慮しつつ，クロザピン処方を患者・家族に積極的に提案することが望まれる．

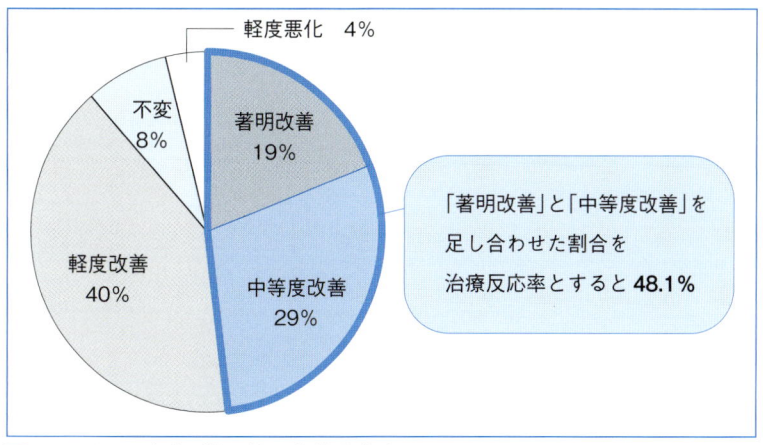

図 4-4　クロザピン導入後の症状改善度
継続例，6 カ月時点．*n*=79．
Clinical Global Impression of Change（CGI-C）による評価．1：著明悪化，2：中等度悪化，3：軽度悪化，4：不変，5：軽度改善，6：中等度改善，7：著明改善．

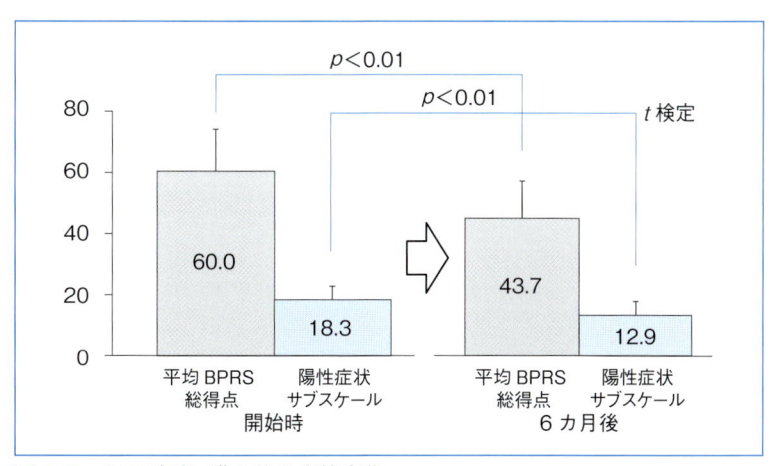

「著明改善」と「中等度改善」を足し合わせた割合を治療反応率とすると **48.1%**

- 著明改善 19%
- 中等度改善 29%
- 軽度改善 40%
- 不変 8%
- 軽度悪化 4%

図 4-5　クロザピン導入後の症状変化
BPRS での前後比較，*n*=79．
陽性症状サブスケールは，①概念の統合障害，②幻覚による行動，③不自然な思考内容，④猜疑心である．
開始時のベースラインを分母とする BPRS 総得点改善率は平均 25.3%，改善率 20%以上は 58.2%と，有意なスコア改善がみられた．

開始時：平均 BPRS 総得点 60.0，陽性症状サブスケール 18.3
6 カ月後：平均 BPRS 総得点 43.7，陽性症状サブスケール 12.9
$p<0.01$，t 検定

2　外来での多職種チーム医療・機関連携支援

　外来の診察室だけでできることは限られている．薬物療法や精神科面接だけでは，「難治例」治療は現状維持が精いっぱいであり，それすら困難となることも多い．個別性のある包括ケアを，個別の事情などに合わせて行うことが望ましい．これはどのような方法で具体化が可能であろうか．
　1 つにはアウトリーチ支援がある．包括型地域生活支援（Assertive Community

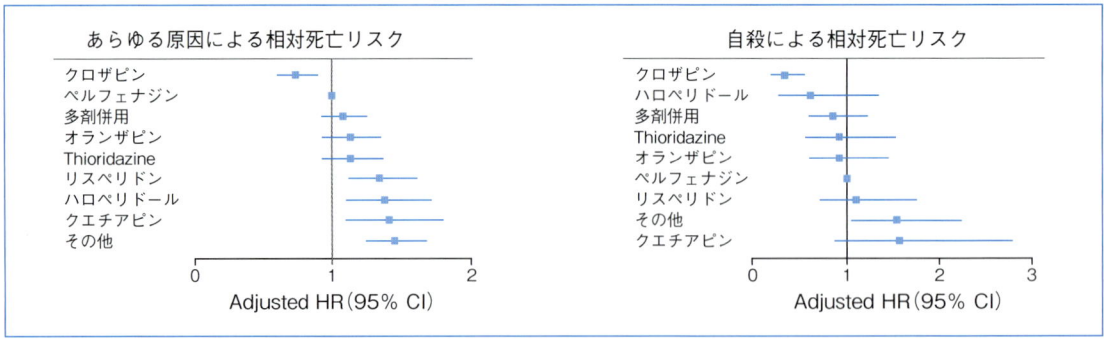

図4-6 統合失調症患者の抗精神病薬ごとに比較した相対死亡リスク比較
対象・方法：フィンランド全土の登録システムから得た1996～2006年の統合失調症患者と全人口の死因別死亡率を比較し，そのデータを11年間の特定の抗精神病薬の使用と死亡率にリンクさせた．そのうち，ペルフェナジンを基準とし，フィンランドで最もよく使用されている6つの抗精神病薬の死亡率を比較した．
死亡率：unadjusted absolute risk per 1000 person-years. HR：hazard ratio. その他：rarely used antipsychotic drugs.
〔Tiihonen J, et al：11-year follow-up of mortality in patients with schizophrenia：a population-based cohort study(FIN11 study). Lancet 374：620-627, 2009 より〕

Treatment：ACT)は日本に導入されて以降各地に広がっており，重要な機能を果たしている．一方でアウトリーチのあり方にもさまざまな形があり，当院ではケースマネージメント機能を有した訪問看護を導入して効果を上げている．訪問看護のなかで，家族内で起きている困難，経済的事情，実現したいことへの伴走など，個別性の高い多様な問題についても相談を受け，解決に向けて専門機関と連携して支援を行うことが必要である．

具体的には，服薬確認や病状確認といった業務の枠を超えて，たとえば本人が外出したいという気持ちをもった場合に，寄り添って一緒に外出するなどの訪問リハビリテーション機能が期待される．すなわち患者の生活安定を支援しつつ，回復に伴って生じる個別のニーズに応じたケースマネージメントが重要である．こうした実践を積み重ねることで，さまざまな社会資源につなげていくことができ，回復に向けた個別性の高い地域生活支援を形づくっていくことになるだろう．

デイケアも個別性の高い支援モデルへと変化しつつあると考えられる．疾病教育や認知リハビリテーション，生活機能訓練，集団認知行動療法，クライシスプラン作りなど個別性に応じたプログラムを用いつつ，個別のライフイベントに寄り添いながら問題を一緒に解決するようなケースマネージメント機能を持つことが大切である．これらにより患者の回復力を引き出すデイケアが可能となり，「難治例」の患者であっても，回復していけるという実感をもっている．

また，複合的な課題を抱えた患者を地域でサポートし回復を支援するには，病院だけでなく地域支援が統合された連携支援が必要である．このことは最近，Balanced Care Modelと呼ばれており，これからの鍵概念になると考えられる[11]．

外来で難治例をみることは可能なのか

入院治療で行われているものと同等以上の治療を外来でどう行っていくか,が重要であると筆者は考える.その一番の鍵となるのはチーム医療である.多職種が連携し,患者の回復したいという気持ちに寄り添いながら治療を行うことが重要である.

● 文献

1) 【政府情報】精神科医療の機能分化と質の向上等に関する検討会とりまとめの公表について(平成24年6月29日) 2012/06/29
  http://h-crisis.niph.go.jp/?p=54055 (2015年4月アクセス)
2) 藤井康男(編):クロザピン100のQ&A.星和書店,2014
3) Wheeler AJ:Treatment pathway and patterns of clozapine prescribing for schizophrenia in New Zealand. Ann Pharmacother 42:852-860, 2008
4) Meltzer HY:Clozapine:balancing safety with superior antipsychotic efficacy. Clin Schizophr Relat Psychoses 6:134-144, 2012
5) 読売新聞 医療ルネサンス:統合失調症(5)新薬 症状が劇的に改善.2012年3月23日.
6) Moore TA, Buchanan RW, Buckley PF, et al:The Texas Medication Algorithm Project antipsychotic algorithm for schizophrenia:2006 update. J Clin Psychiatry 68:1751-1762, 2007
7) Bersani G, Pesaresi L, Orlandi V, et al:Atypical antipsychotics and polydipsia:a cause or a treatment? Hum Psychopharmacol 22:103-107, 2007
8) Tiihonen J, Lönnqvist J, Wahlbeck K, et al:11-year follow-up of mortality in patients with schizophrenia:a population-based cohort study (FIN11 study). Lancet 374:620-627, 2009
9) McEvoy JP, Lieberman JA, Stroup TS, et al:Effectiveness of clozapine versus olanzapine, quetiapine, and risperidone in patients with chronic schizophrenia who did not respond to prior atypical antipsychotic treatment. Am J Psychiatry 163:600-610, 2006
10) Tiihonen J, Haukka J, Taylor M, et al:A nationwide cohort study of oral and depot antipsychotics after first hospitalization for schizophrenia. Am J Psychiatry 168:603-609, 2011
11) 野口正行,守屋 昭,藤田健三:統合失調症が地域で生きる—急性期病院と地域アウトリーチ機関との連携.日本社会精神医学会雑誌 22:539-544, 2013

〈来住由樹〉

第7章

就労・就学支援

はじめに

　就労支援というと，本人の就業能力を高め，職場を開拓し，職場に出向いてジョブコーチのような人的支援を行い，障害者雇用に関して企業に助言するといったイメージが強いかもしれない．しかし，このような支援はいわゆる就労支援機関が中心になって行うことが一般的である．本書の主な対象が医療機関で精神科臨床に従事している人であることを考えると，限られた紙面の中でこれらの支援ノウハウを紹介してもあまり意味はないように思われる．興味のある方は，末尾の Further reading をお読みいただくこととし，ここでは近年の精神障害者雇用の変化と，医療機関で臨床に従事している人が踏まえてほしい就労支援の視点について述べる．

　また，働くことと同様，学ぶことは人生において重要な位置を占めており，就学支援についても触れる．

精神障害者の就職状況

　長い間，統合失調症をはじめとした精神障害のある人たちの就労は難しいと思われてきた．しかし，ハローワーク障害者窓口における精神障害者の就職件数は，1999年の1,384件から2013年の29,404件に増加し，初めて身体障害者の就職件数を上回った(図4-7)．なお，2008年7〜10月の4カ月間，全国110カ所のハローワークを対象に，障害者窓口から就職したすべての精神障害者の状況を把握した調査[1]によると，診断名別の内訳は，統合失調症47％，気分障害27％，てんかん8％，その他14％で，統合失調症のある人は精神障害者の就労支援における主要な対象者であることがわかる．

　一方，上記の追跡調査[2]によると，ハローワーク障害者窓口から一般企業に就職した精神障害者の4割近くが3カ月未満で離職していた(図4-8)．

　また，就職後3カ月，1年，3年の各時点で，定着群と離職群を比較したところ，いずれの時点でも，精神障害者保健福祉手帳の有無や等級，診断名では定着率に差はみられなかったが，職業紹介時の適切なマッチングや就職後のフォローアップ，企業の配慮などに関連する変数で有意差がみられた．

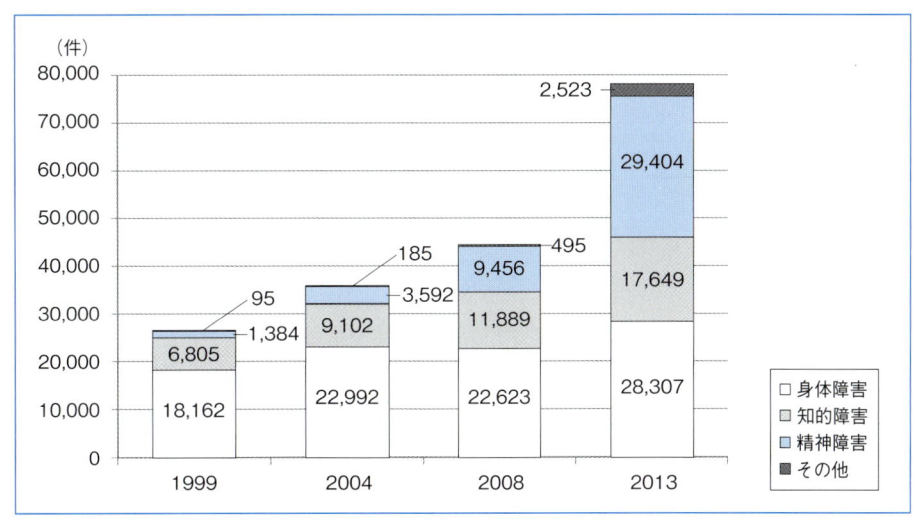

図 4-7　ハローワーク障害者窓口での紹介就職件数
(厚生労働省：平成 25 年度・障害者の職業紹介状況等，及び平成 18 年度における障害者の職業紹介状況より)

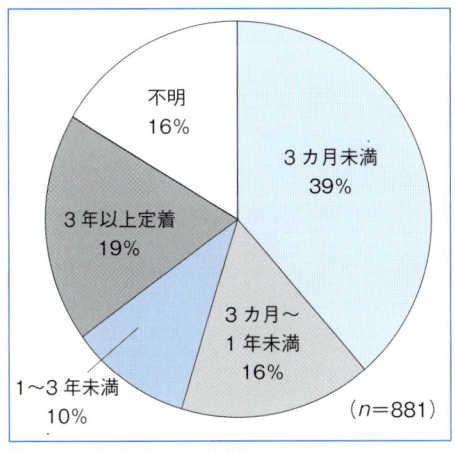

図 4-8　就職者の定着期間
(相澤欽一，他：調査研究報告書 No.117—精神障害者の職場定着及び支援の状況に関する研究．障害者職業総合センター，2014 より改変)

　以上の結果からは，精神障害者の就労支援では，就職までの支援だけでなく，職場定着や職業生活の継続を意識した支援が求められる状況にあることと，本人の障害状況もさることながら，本人の障害状況に応じて職場環境の調整を含めた適切な支援が求められていることがわかる．

障害者雇用制度の基礎

　精神障害者の就職件数が急増した背景には，精神障害者に対する近年の雇用施策の充実がある．

1 | 雇用率制度への適用

「障害者の雇用の促進等に関する法律」(障害者雇用促進法)では，事業主に対し従業員数の一定割合以上の障害者雇用を義務付けており，この一定割合を障害者雇用率(以下，法定雇用率)という．民間企業の法定雇用率は現在 2.0％であり，たとえば，従業員 1,000 人の企業では 20 人の障害者雇用が求められる．また，従業員に占める障害者の割合(以下，実雇用率)が法定雇用率を下回る企業は，不足する障害者 1 人につき月 5 万円の納付金が徴収される．なお，これまで納付金の徴収は従業員 200 人を超える企業に限られていた(従業員 200 人以下の企業は法定雇用率が未達成でも納付金は徴収されなかった)が，2015 年 4 月から納付金の徴収対象が従業員 100 人を超える企業に拡大される．このため，中小企業における障害者雇用の取り組みがこれまで以上に求められることになる．

障害者雇用促進法の前身である身体障害者雇用促進法の制定時(1960 年)から雇用率制度はあったが，精神障害者への適用は長いこと見送られてきた．2006 年にようやく精神障害者保健福祉手帳(以下，精神手帳)所持者が実雇用率の算定対象になり，精神障害者の雇用を進める大きな要因となった．

雇用義務の対象は，いまだに身体障害者と知的障害者のみだが，2018 年 4 月から精神手帳所持者も雇用義務の対象になる．精神手帳所持者の雇用義務化により，身体障害者や知的障害者との制度的な差がようやく解消される．法定雇用率は，常用労働者と失業者の総数に占める雇用義務対象である障害者の常用労働者と失業者の割合で算出される〔大雑把にいうと，法定雇用率＝(雇用義務対象障害者の常用労働者数＋雇用義務対象障害者の失業者数)÷(常用労働者＋失業者)〕．この計算式からもわかるように，これまでの雇用義務対象である身体障害者と知的障害者に精神手帳所持者が加わることで，法定雇用率のアップも想定される．

2 | その他の支援制度

徴収された納付金を財源に，実雇用率が法定雇用率を上回る企業に調整金が支給され，障害者雇用に伴う施設整備や人的支援を行う企業には各種助成金が支給される．また，障害者雇用促進法では，職業リハビリテーションの実施機関として，ハローワークや障害者職業センター，障害者就業・生活支援センターの役割を規定している．精神障害者の就労支援は，障害者雇用促進法で規定されているこれらの機関，障害者総合支援法で規定される就労移行支援事業所などの福祉機関，そして，医療保健機関での取り組みにより実施されることになる．

また，障害者雇用促進法に規定される制度以外にも，ハローワーク紹介で障害者を雇用した企業に賃金の一部を助成する特定求職者雇用開発助成金(中小企業が精神障害者を雇用した場合は 2 年間で 240 万円を支給)など，さまざまな雇用支援制度がある．

3 | 障害者雇用促進法上の精神障害者の範囲

障害者雇用促進法では，精神障害者を，①精神手帳の交付を受けている者，②統合失調症，そううつ病（そう病およびうつ病を含む）またはてんかんにかかっている者，のいずれかで，症状が安定し就労が可能な状態にあるものとしている．

ただし，雇用率や納付金の徴収，調整金の支給などは①のみに適用され，各種助成金やトライアル雇用，職業リハビリテーションサービスなどは①②の両者に適用される．また，上記①②のいずれにも該当しない場合，精神科に通院し職業生活に相当の困難を抱えていても，障害者雇用促進法上の精神障害者とはみなされないが，ハローワークなど職業リハビリテーション機関での相談・支援は受けられる．

4 | 差別禁止と合理的配慮の影響

国連の障害者権利条約の関連で，日本政府は障害者差別解消法の制定など国内法の整備を進めている．雇用面の差別禁止と合理的配慮の提供義務は障害者雇用促進法で定め，具体的運用は政令で規定することになっており，2014年12月現在，政令の2016年施行に向け審議会などで検討中である．想定される差別としては，障害を理由とした，採用拒否，賃金格差，研修を受講させないなどが，合理的配慮では，採用試験の点訳，通勤ラッシュ回避の勤務時間変更，口頭だけでなくわかりやすい文書や絵図での説明，休憩室の設置などが一例として考えられる．

雇用率制度は障害者雇用の量的確保の面では有効だが，障害者雇用の質的向上の面では不十分なところがあるといわれていた．差別禁止と合理的配慮の導入は，障害者雇用の質的向上を促すことが期待される．

就学支援の現状

発病による教育の中断はその後の職業生活や人生に大きな影響を及ぼす一方，適切な支援により，学びの継続や新たな学びの場への参入ができれば，本人の回復に大きく寄与する可能性がある．しかし，わが国では，就労支援のように法律で規定された障害者の就学支援の専門機関はなく，一部の医療機関やNPO法人などが先駆的な取り組みを行っているのが現状である．

日本学生支援機構の調査[3]によると，2014年度の全国すべての大学・大学院，短期大学，高等専門学校（計1,185校）に在籍する障害学生は14,127人，うち発達障害を除いた精神疾患・精神障害（以下，精神障害）のある学生は2,826人，学生総数に占める精神障害のある学生の割合は0.09％，精神障害のある学生が1人以上在籍している学校の割合は約4割であった．ただし，この調査は学校側が精神手帳もしくは医師の診断書で障害を確認した者のみを把握したものであり，精神障害のある学生は調査結果より多い可能性が高い．また，精神障害のある学生が在籍している学校の約6割が精

神障害のある学生に対して何らかの支援を行っており，精神障害のある学生のうち学校の支援を受けている学生は約5割であった．支援の内容は，①休憩室の確保，②教室内座席配慮，③試験時間延長・別室受験，④実技・実習配慮，⑤注意事項等文書伝達，⑥使用教室配慮，⑦解答方法配慮，⑧講義内容録音許可，⑨チューターまたはティーチング・アシスタントの活用などとなっていた．

障害者権利条約との関連で，文部科学省では学校における合理的配慮のあり方について報告書[4]をとりまとめ，障害のある学生に対する，入学，履修，進路指導(就職支援)，支援体制の構築など，さまざまな視点から望まれる対応を示しているが，学校側の支援体制は不十分であり，特に精神障害については医療機関など外部の専門機関からの助言・援助が求められる．

医療機関に求められる就労・就学支援の視点

1 | 就労・就学支援における医療機関の役割

障害のある人が職業生活を継続するためには，セルフケア(本人の対処)，ラインケア(職場での配慮)，インフォーマルケア(家族や友人などの支え)が関わってくる．そして，これらだけでは職業生活の継続が困難な場合に，専門家の支援が必要になる．

統合失調症のある人の場合，病気と障害が併存している，状態像が変動する，周囲の環境に影響を受けやすい，障害がみえにくいなどの特徴のほかに社会的な偏見などの問題もあり，周囲の人はもちろん，本人自身も，病気や障害を理解し，その対処法を身につけるのは簡単なことではない．このため，病気や障害を踏まえたセルフケアやラインケアのあり方を検討することが重要であり，疾病管理面での専門的な支援は欠かせない．

中川[5]は，就労支援を行う際の疾病管理に必要な諸要素として，薬物療法や心理面接以外に，疾病教育(病気の理解，服薬，生活障害の認識，仕事と障害や病気との関係など)，生活相談・生活指導(食生活，睡眠，休養，余暇など)，家族への心理教育などをあげている．仕事と障害との関係整理では就労支援機関が，生活相談・生活指導では生活支援機関が関わってくるが，中川が指摘している要素の多くは，医療機関での関わりが中心になる．

中川が指摘するような取り組みにより，精神障害のある人が，自分自身の病気や障害を理解し，健康を維持するための工夫や，周囲(職場や家族や支援者など)に求めるべき配慮について整理できれば，職業生活の継続はスムーズとなる．同様のことは，就学の場面においても言えるであろう．

2 | 本人の主体性・能動性を前提にした取り組み

就労・就学支援で求められる疾病管理では，特に自己理解に基づくセルフケアの向

上が重要になる．

　当たり前のことだが，「働くのは本人」である．支援者がいくら支援をすると言っても，本人の代わりに働くことはできない．どのような仕事に就こうとするのか，どんな支援を受けるのか，仕事を続けるのか辞めるのか，いずれも本人が決めることである．もちろん，障害があってもなくても，思いどおりの職業生活を送れることはまれで，与えられた条件と折合いをつけて選択するしかないが，選択した結果を背負うのもやはり本人である．このように，就労支援では，本人の主体性や能動性が前提になる．

　「働く」という言葉を，「学ぶ」や「生きる」に変えても，同様のことが言える．支援者は本人の代わりに生きることはできず，本人にとってのよりよい生活，よりよい仕事，よりよい学業を，本人自身が考えていけるよう支援することが重要になる．

　このため，就労・就学支援のアセスメントでは，支援者が本人の現状を一方的に把握するのではなく，本人が自分自身のニーズや現状をより深く理解できるよう支援者が協力するという視点が欠かせない．また，プランニングでは，本人の目標と目標達成の道筋を支援者が一方的に示すのではなく，それらを本人が自ら考え選択できるよう支援者が協力するという視点が求められる．

　このことは，疾病管理の支援においても同様である．もし，本人のニーズや現状認識を踏まえずに，病気に関する説明を行い，症状を消すことだけに焦点を当てて投薬したとしても，セルフケアの向上はあまり期待できないし，ラインケアをはじめ周囲にどのような配慮を求めたらよいかの理解も深まらないだろう．本人の話に耳を傾け，これからどうしたいと思っているのか，本人が現状をどうみているのかを把握し，本人の希望や困り感に寄り添って，本人と一緒に現状を整理することで，本人の自己理解を支援しながら疾病管理の仕方を検討することが望まれる．

　本人の自己理解を支援するためには，まず本人の話を素直に聞くことから始まるが，本人の話を聞くのはそれほど簡単ではない．たとえば，本人が「営業職で就職したい」と言ってくると，支援者は「デイケアに通えるようになってから就職を考えたら」「違う仕事を考えたら」など，本人の話を掘り下げる前に何らかの助言をしてしまいがちである．しかし，「営業職で就職したい」という話だけでは，支援者は本人が具体的にどんな仕事をイメージしているかわからないはずである．家一軒売るのも営業なら，ルートセールスのように決まったところに配達や注文を取りに行くのも営業である．「営業職って，どんな仕事内容」「就業時間や給料の具体的な希望は」「なぜそう思う」などの質問をして，本人が希望する営業職の具体的なイメージを共有しないと，「営業職で就職したい」という言葉の中身は理解できない．相手が言っていることを話半分で聞き，支援者が勝手にイメージしたことを「本人の希望」ととらえ，それに基づき，さまざまな助言や指導をしてしまうと，適切なコミュニケーションができなくなる．実は本人もぼんやりとしかイメージできていないのに，焦りや不安のために取りあえず1つの考えに固執していることもある（たとえば，精神障害者というだけで清掃やスーパーのバックヤードの仕事といった単純作業しか紹介されない→30代の男

性として一人前に扱ってほしい→思いが言語化されず頭の中でモヤモヤ→「営業で就職したい」）．そのような場合に，いきなり頭ごなしの指導や助言をされると，自分のイメージを深められなくなってしまうことが多い．支援者がじっくりと話を聞いていれば，固執していたことから少しずつ自由になり，本当に希望していることに，本人自身が気づくこともある．

　診察室でこのような話題が出ることは少ないだろう．しかし，病気や障害について，本人の自己理解を支援しようと思えば，ここで指摘したことと基本的には変わらない対応が求められると考える．その際，限られた診察時間で上記のような対応をすることは難しいかもしれないが，主治医と精神保健福祉士（psychiatric social worker；PSW）などの他の職種との役割分担を工夫し，本人の自己理解の支援が適切に行われることを期待したい．

3 | 企業や学校を支援する

　安定した職業生活を継続するためには，基本的労働習慣，対人技能，日常生活や健康面の自己管理などが重要になる．このため，就職に必要な準備性を向上させるための訓練が就労支援の中でも大きな役割を占めてきた．しかし，訓練で学んだことを実際の職場で応用することが苦手な人や，環境変化に対応することが苦手な人は，「訓練してから就職」よりも，「まず働く場に入り，継続的な支援を受ける」ことが効果的な場合も多い．また，前述の自己理解に関しても，実際に働いてみて初めて気づくこともある．このような考え方に基づき，米国では1980年代から援助付き雇用が実施されている．わが国では2002年に地域障害者職業センターにジョブコーチ支援事業が導入され，2005年には社会福祉法人などの就労支援を行う組織や企業（事業主）が自らジョブコーチを配置し，ジョブコーチ支援を行う仕組みもできた．

　ジョブコーチ支援では，障害のある人を支援するだけではなく，会社の上司や同僚が，障害のある人との関係を築き，適切な配慮が提供できるよう支援することが重要になる．企業が雇用管理上どのような配慮をするかで，障害のある従業員の職業生活の質や職場定着の状況は異なってくる．

　統合失調症のある人に対する雇用管理上の配慮としては，認知機能障害を踏まえ，仕事を標準化し必要に応じてマニュアルを整備する，特定の指導者を配置する，わかりやすく・根気よく指導する，過重な負担を求めない，といったことがあげられる．また，不安感が強く，自信がない人も多いことから，成功体験を積んで達成感をもたせる，叱責ではなく具体的な助言をする，悩みごとには迅速に対応する，定期的な相談の場を設ける，同じ職場の仲間として迎え入れる，などの対応も望まれる．ただ，このような対応は，新入社員など職場や仕事に馴染んでいない人をはじめ障害のない人にも必要なことが多く，程度の差はあれ，統合失調症のある人にだけ適用されるものではないことを，企業の人だけでなく，支援者も認識しておく必要がある．

　一方，健康管理面の配慮については，休憩場所の設置など一般的に考えられる対応

もあるが，望ましい対処については1人ひとり異なることも多く，企業だけで対処していくには限界がある．就労支援機関と医療機関が連携を取りながら，企業が適切な雇用管理を行えるよう支援していくことが求められる．

学校での教育上の配慮でも，成功体験を積んで達成感をもたせる，悩みごとに迅速に対応する，同じ仲間として対応する，健康管理面の留意点は1人ひとり異なるので学校が適切な配慮を行えるよう医療機関などが学校を支援するなど，同様のことが言える．

統合失調症のように，対人関係や社会生活のあり方から大きな影響を受ける病気の場合には，医学的な治療によって回復するだけではなく，支援者が企業や学校を支援することにより，企業や学校が変わり，企業や学校と統合失調症に悩む人との関係が変わることで，回復に繋がっていくという視点が大切になる．

なお，障害に対する具体的な配慮を企業や学校に求める場合，障害を企業や学校に伝えることになる．障害を伝えるか伝えないかは本人が決めることだが，それを適切に決められるよう支援することが重要である．その際，支援者はなるべく企業や学校の情報を収集し，具体的な情報を基に，本人と以下のことについて検討するとよい．すなわち，現在の本人の状況がどのようなものか，企業や学校の環境条件はどのようなものか，本人が希望する職業生活や学校生活を送るためにどのようなセルフケアや周囲（企業や学校や支援者）のケアが望まれるか，企業や学校に障害のことを伝えない場合，セルフケアと支援者のケアだけでどの程度の対応ができるのかなどである．また，障害を伏せて職業生活や学校生活を送る場合は，就労・就学中もモニタリングを行い，必要に応じ企業や学校のケアの必要性について再検討することが望まれる．

4 連携の問題

就労支援では，医療機関と就労支援機関の連携が望まれるが，ハローワーク障害者窓口から就職した精神障害者のうち，ハローワークと医療機関が連携した事例は3.6％のみという調査結果[1]がある．ハローワークでは，精神障害者が求職登録を行う際に，「主治医の意見書」という様式を本人に渡し，主治医に記載してもらうことが多いが，上記の調査結果からは，記載してもらった内容に対する質問やその他の助言を医療機関に求めることがほとんどなされていないことがうかがえる．その一因として，ハローワークが医療機関の敷居を高く感じ，協働で支援する視点を十分にもてないでいることがあるように思われる．医療機関からも，ハローワークをはじめとした就労支援機関に対し，支援状況を医療機関に情報提供することや，協働で支援することの必要性を伝えていただけると幸いである．

障害者雇用では，納付金対象企業の拡大（2015年），雇用場面における差別禁止と合理的配慮の提供（2016年），精神手帳所持者の雇用義務化（2018年）など，重要な制度改正が矢継ぎ早に実施される．現在，急激に変化している精神障害者の就職状況は，今後の制度改正でさらに大きな変化を迎える可能性が高い．医療機関と就労支援

機関の協働により，今後の変化が，精神障害のある人にとっても，企業にとっても，よりよいものになることを期待したい．

● 文献
1) 相澤欽一，岩永可奈子，村山奈美子，他：精神障害者の雇用促進のための就業状況等に関する調査研究．障害者職業総合センター，2010
2) 相澤欽一，加賀信寛，武澤友宏，他：精神障害者の職場定着及び支援の状況に関する研究．障害者職業総合センター，2014
3) 独立行政法人日本学生支援機構：平成 26 年度(2014 年度)大学，短期大学及び高等専門学校における障害のある学生の修学支援に関する実態調査結果報告書．2015
4) 障がいのある学生の修学支援に関する検討会：障がいのある学生の修学支援に関する検討会報告(第一次まとめ)．文部科学省，2012
   http://www.mext.go.jp/b_menu/houdou/24/12/1329295.htm　(2015 年 2 月閲覧)
5) 中川正俊：疾病の管理．野中 猛，松為信雄(編)：精神障害者のための就労支援ガイドブック，pp85-91，金剛出版，1998

● Further reading
① 相澤欽一：精神障害者雇用支援ハンドブック．金剛出版，2007
② 日本職業リハビリテーション学会(編)：職業リハビリテーションの基礎と実践―障害のある人の就労支援のために．中央法規出版，2012
- 就労支援のためのアセスメント，職場とのマッチング，職場定着，ジョブコーチ，企業支援などの具体的な支援ノウハウと，法制度などについて，①は精神障害者に特化し，②はすべての障害に関連して記述している．

(相澤欽一)

第 5 部

外来診療における新たな視点

第 1 章 統合失調症の予防と教育

はじめに

　近年の地域における精神科サービスの進展により，統合失調症の治療も入院治療から外来治療へとその軸足を移しつつある．しかしこれは，統合失調症の患者の多くが地域における自立生活が可能になったことを必ずしも意味するものではない．いまだ多くの患者が，精神症状が安定した後も残存する障害のために就労が困難であったり，日常生活上の援助が必要であったりする．障害があってもその人らしい生活ができるような社会をつくっていくことこそが重要であり，そのためには精神科サービスのさらなる充実が急務であることは言うまでもない．しかし同時に，当事者とその支援者の長期にわたる負担をより軽減するためには，統合失調症による障害を生じさせない，あるいは障害をより軽度に留める，さらには，顕在発症を予防するための取り組みを広めていく必要がある．

統合失調症の「予防」とは

　広く知られているように，予防的介入には，疾患の発症自体を予防するために発症前に介入する1次予防，疾患の早期発見・早期治療を意味する2次予防，再発予防としての3次予防がある．ここでは1次予防を全般的予防（universal prevention），選択的予防（selective prevention），指標的予防（indicated prevention）の3段階に分けて考える（図5-1）[1]．

　全般的予防においては，地域のすべての人を対象に介入が行われる．予防接種などはこれにあたる．選択的予防では，その疾患に罹患するリスクが高いが現時点では無症状である人々が介入の対象とされる．乳がんの家族歴のある女性に対する定期的なマンモグラフィー検査などが例としてあげられる．統合失調症は，発症に関連する心理社会的要因や脆弱性を構成する生物学的因子についての知見が積み重ねられているとはいえ，その発症にはそれらの生物・心理・社会的要因が複雑に絡みあう多因子疾患である．このため統合失調症に関しては，全般的予防，選択的予防のための介入ができる段階ではないと言わざるをえない．

　指標的予防とは，たとえば一過性脳虚血発作を呈した患者に脳梗塞を予防する目的

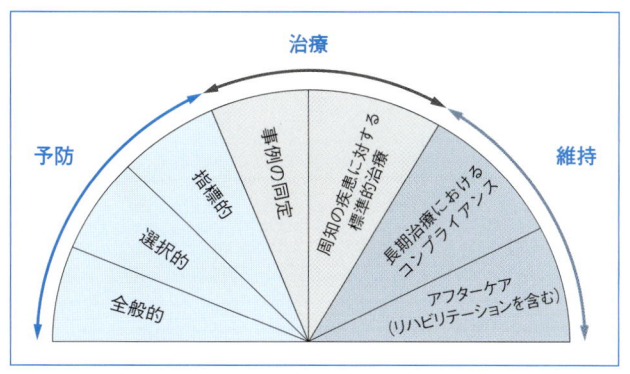

図 5-1　精神保健における予防
〔水野雅文，他（監訳）：精神疾患早期介入の実際—早期精神病治療サービスガイド．金剛出版，2003 より改変〕

で抗血小板薬を投与するといった，対象疾患の発症リスクがより切迫している場合の介入である．統合失調症に代表される精神病性障害の指標に基づく予防としては，精神病発症危険状態(at risk mental state；ARMS)を対象とした介入が知られている．指標として国際的に広く用いられているのは，ARMSのなかでも特に発症危険性が高いとされる，超ハイリスク(ultra high risk；UHR)基準である．これは，①短期間の間欠的な精神病症状，②減弱精神病症候群(準精神病症候群)，③遺伝的素因と機能低下の3条件のうち1つを満たすことを要件としている[2]．実際の介入にあたっては，何らかの援助希求行動をとった人に対してまず臨床的かつ主観的な治療の必要性が確認され，次いでUHR基準を確認するという方法がとられている．この3条件のうち最も高頻度に認められる「減弱精神病症候群(準精神病症候群)」は，「今後の研究のための病態」の1つとしてDSM-5に掲載されている．この段階での介入は，従来の予防医学概念における1次予防よりもむしろ2次予防に近いが，狭義の2次予防とも異なる，いわば1.5次予防とも呼ぶべき位置づけである[3]．

統合失調症の2次予防においては，まず明らかな精神病症状の出現から精神科専門治療を開始するまでの期間，すなわち精神病未治療期間(duration of untreated psychosis；DUP)の短縮を目指すことになる．近年のメタ解析の結果からは，DUPの長期化は全般的な臨床症状と機能の不良，QOLや寛解率の低さと関連することが示唆されており[4]，2次予防を適切に実施することで全般的な予後の改善が期待できる．

思春期や青年期という成長発達に重要な時期を精神病状態のまま経過することの心理社会的な悪影響はきわめて大きく，特に自殺，物質使用などの問題は深刻である．統合失調症と診断された人の約1割が初診時にすでに自殺未遂の既往があるとの報告もある[5]．精神病状態が引き起こすこのような悪影響は，DUPを短縮させることにより軽減できる可能性がある．しかし予防的介入とは受診に結び付けるまでの対応のみを指すのではない．むしろ初診から先の継続的なフォローアップにつなげてこそ「予防」の意味がある．初回エピソード統合失調症は治療の反応性がよいと同時に，治療から脱落する率も高い．治療アドヒアランスの獲得，適切な支援体制の構築までを

含めての2次予防を考えるべきであろう．

予防的介入の試み

1 | 海外での取り組み

　統合失調症をはじめとする精神病性障害への予防的介入，すなわち早期発見・早期介入のプログラムは1990年代より豪州および西欧諸国を中心に発展してきたが，アジア圏でも2000年代から同様のプログラムが展開されつつある．ここではシンガポールのEPIP(Early Psychosis Intervention Programme)を紹介する．

　EPIPは，2001年4月に開始された多職種チームによる包括的な早期支援プログラムである．EPIPが開始される前のシンガポールのDUPは平均32.6カ月（中央値12カ月）であり[6]，欧米諸国のDUPと比較してかなり長かったことがEPIP立ち上げの推進力となった．EPIPでは次の4つを目標として掲げている．

- 精神病の早期徴候の周知
- 精神病に関連するスティグマを減らすこと
- 精神病の発見とマネジメント，紹介システムにおいて，プライマリケアサービスの提供者と協力できる連携体制を構築すること
- 患者の予後を改善し，家族の負担を軽減すること

　これらの目標を達成するために，一般市民への啓発教育とゲートキーパーや家庭医などへの教育，EPIPへの紹介経路の整備を行うと同時に，患者とその家族に対してストレングスモデルを重視した治療プログラムを提供できる体制を構築した．またスクールカウンセラーや教員などの教育関係者のみならず，警察関係者，伝統的治療家（ヒーラー）に対する教育も実施されており，定期的な研修会でEPIPへの紹介方法の周知を徹底させている．教育現場を含む地域全体のリテラシーを高め，相互に連携できる仕組みの構築に力を入れていることが特徴である．

　EPIPの対象は，16～40歳の初回エピソード精神病の診断を受けた患者である．多職種チームによりサービスが提供され，担当ケースマネージャー(CM)がサービス全体をコーディネートする．提供されるサービスは，入院治療，外来治療，アウトリーチサービス，危機介入，作業療法，就労支援，家族支援など多岐にわたる．サービス提供期間は最大3年であり，プログラム終了後は，各患者の状態に応じて，経過観察のみ，家庭医への紹介，一般的な精神科治療への移行などが検討される．EPIP開始後は，DUPは平均14.6カ月（中央値6カ月）に短縮し，2年間の追跡調査が可能であったEPIP利用者284名のうち202名(71.1%)は寛解状態に至り，76.5%(358名中274名)は学校に戻るか収入のある職に就いている[7]．

　EPIPに引き続き，2008年にはARMSと診断された16～30歳の若者を対象とした心理社会的治療を中心としたサービスを提供するSWAP(Support for Wellness Achievement Programme)が開始され[8]，2009年には若者の一般的な心理的問題にも

対応する CHAT（Community Health Assessment Team）によるサービスも始まっている[9]．CHAT は，若者をターゲットとしたショップや映画館などが入る繁華街のビルの一角に CHAT-hub と称するガラス張りのコミュニティスペースを設置し，若者が抵抗なく利用できるよう工夫されている．必要に応じて，CHAT から SWAP もしくは EPIP に紹介されるという仕組みである．

2 ｜ わが国の取り組みと課題

　わが国においても，早期介入の取り組みは徐々に広がりつつある．富山県では，富山大学附属病院の「こころのリスク外来」と県の精神保健福祉センター（富山県心の健康センター）の「こころのリスク相談」との共同事業として，ARMS および早期精神病の若者へのサービス活動が実施されている[10]．また三重県では，三重県立こころの医療センターに早期介入の拠点となる「ユース・メンタルサポート MIE」を設置し，地域および学校へのアプローチを含む，ハイリスク者や早期精神病の若者の同定と支援，啓発活動などを行っている[11]．東邦大学医療センター大森病院では，ARMS の若者を対象とした専門外来である「ユースクリニック」を設置し，ARMS や初回エピソード統合失調症の若年患者を対象とした早期精神病ユニット「イル ボスコ」において積極的な心理社会的介入が実施され[12]，近隣の学校との連携も開始された．

　これらの取り組みに共通していることとして，

①学校・地域と連携し，啓発活動および精神科専門治療への紹介ルートが確保されていること
②積極的な心理社会的介入を中心とした，エビデンスに基づく包括的・集中的なサービスの提供
③多職種協働によるケースマネジメントを重視した個別支援の実施
④サービス利用者が若者であることに配慮した治療環境の設定
⑤定期的なアウトカム評価の実施

があげられる（図 5-2）[13]．

　学校との連携は早期にハイリスク者を同定するためにも，就学を継続させるためにも重要である．しかし精神障害へのスティグマの影響もあり，学校への積極的な介入

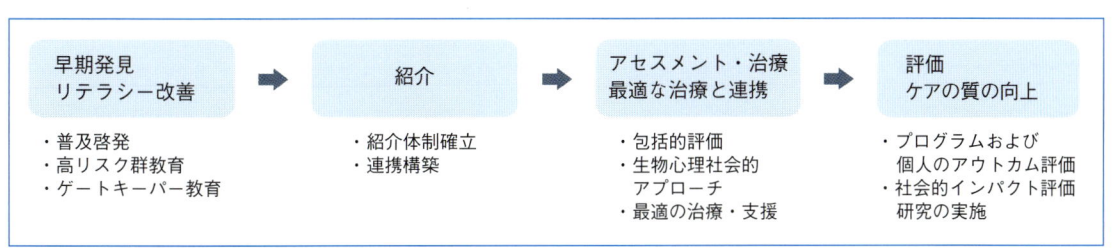

早期発見 リテラシー改善	→	紹介	→	アセスメント・治療 最適な治療と連携	→	評価 ケアの質の向上
・普及啓発 ・高リスク群教育 ・ゲートキーパー教育		・紹介体制確立 ・連携構築		・包括的評価 ・生物心理社会的アプローチ ・最適の治療・支援		・プログラムおよび個人のアウトカム評価 ・社会的インパクト評価研究の実施

図 5-2 早期発見・早期介入の骨格
〔Ehmann T, et al (eds)：Best care in early psychosis intervention：global perspectives. CRC Press, London, 2004 より改変〕

は困難なことも多い．わが国では，1970年代後半以降，中学・高校で使用される保健体育の教科書から精神障害に関する記載が姿を消しており[14]，統合失調症の好発年齢である若者が精神障害について正しい知識を得る機会が限られていることも問題である．すなわち今の若者の親世代，さらには教員の多くも，精神障害について学ぶことなく現在に至っているのである．知識・情報の不足は，精神障害や精神障害のある人への恐怖感や偏見につながる可能性がある．未成年の受診には親の同意と理解が不可欠であるが，筆者の経験でも，精神障害や精神科への誤った認識のため，生徒の親が受診に同意しないという状況は少なくない．

学習指導要領の改訂により，精神保健に関して正しく理解できるような教育をすべきという議論は，教育界においても開始されている．筆者らが高校教諭208名に対して行った調査[15]でも，85.1%の教諭が生徒に対する精神保健の授業が「必要・どちらかといえば必要」と回答している．また，自身も精神保健の知識が「必要・どちらかといえば必要」であると回答した教員は97.1%にのぼった．生徒の精神的な問題を察知した場合の対応については，複数回答にもかかわらず「医療機関に相談する」と答えた教員は11.1%にとどまったのに対し，83.2%の教員は「養護教諭に相談する」としており，養護教諭を介した教育現場への働きかけは早期介入のキーポイントのひとつとなりそうである．

通常の精神科外来でできること

前述のように，予防的介入の取り組みには積極的な心理社会的治療と学校や地域との連携が必要であり，一般的な精神科治療と比較して多くの人的資源と時間を要する．わが国でこのようなサービスを提供できるのは，一部の大学病院や自治体病院に限られているのが現状である．一方で，若者が初めて精神科を受診する場合，一般的に交通の便がよく心理的にも抵抗が少ないのは，「心療内科」も標榜しているような個人の診療所や総合病院精神科などであろう．しかしこれらの精神科医療機関の多くは慢性的なマンパワー不足である．そのような状況では，ARMSあるいは発症早期の統合失調症に対する「ベストプラクティス」を提供することは困難なことも多いが，限られた時間と資源の中で「ベター」な治療を提供するための工夫は必要である．統合失調症の予防的介入においては，以下に示すようなことに留意したい．

(1) 受診できたことを褒める

初診時に「よく相談しに来てくれた」「相談するのは勇気のいることだ」といった言葉かけにより，受診という行為に肯定的な評価を与えることで治療継続の動機付けをする．たとえ受診できない時期があっても，再開した際には「また来られるようになってよかった」と受診再開を褒めることである．

(2) 本人の辛さに添いつつ，精神病症状を見極める

この時期の精神病症状は概して微細であるため，患者が自分の言葉で説明するのは難しいことも多い．本人の辛さに寄り添いつつ，適宜の具体的な質問により精神症状の言語化を促していく．具体的なアセスメントについては，本書の第2部(⇒28頁)を参照いただきたい．

(3) 診断の不確かさを容認し，本人・家族と共有する

早期であればあるほど確定診断は困難であり，診断名がつけられない，あるいは診断が変更になる場合も少なくないことを踏まえた対応が必要である．本人や家族には，病気の初期には典型的な症状が出そろわないため診断が確定しづらいが，辛い症状や生活上の困りごとへの対処をし，辛さを軽くすることは可能であることを丁寧に伝える．継続受診の必要はないと判断した場合でも，「今は大丈夫だが，心配なことがあればまた相談に来るように」と伝えることが重要である．「一度受診したけど大丈夫と言われたから」と，2回目の受診をためらうケースは意外に多い．

(4) 「薬を処方しない」という選択肢も念頭におく

攻撃性が著しく他者に危険が及ぶ可能性があるような緊急の場合を除いては，良好な医師-患者関係が構築される前の段階では薬物療法(特に抗精神病薬)の開始を差し控えるほうがよいこともある．時間をかけた認知行動療法(cognitive-behavioral therapy；CBT)は困難であっても，生活記録をつけてもらって生活リズムをチェックする，症状に対する対処行動を促しその効果を話し合う，パンフレットを用いた心理教育といった薬物療法以外のアプローチは，薬物療法を行う場合においても併せて実施する必要がある．

(5) 本人の強み(ストレングス)に着目する

本人の症状や生活上の困難のみに着目するのではなく，本人の強みを見出すよう努める．家族もしばしば本人の病的な部分にのみ着目しがちであり，家族の視点の変換を促すことによって本人への対応に余裕がもてるようになることもある．家族への心理教育とサポートは必須である．

(6) 院外の資源を活用する

地域差はあるものの，精神障害のある若者が利用できる社会資源は増えつつある．保健所や精神保健福祉センターなどを通じて情報を収集しておきたい．患者が学生であれば，学校は重要な社会資源のひとつでもある．養護教諭などと連絡をとり，具体的な対応を依頼すればCBT的な関わりをしてもらえることも少なくない．学校側からも，「修学旅行に連れて行っていいか」「定期試験は別室で受けさせるべきか」といった具体的な指示を求められることが多いが，的確な指示を出すためには学校・家族からの情報が不可欠である．本人の了解を得て，電話や同行受診により意思疎通を図る

ことが重要である．

おわりに

　精神科への受診は，多くの患者および家族にとって一大イベントであり，初めての精神科での体験がその後の治療アドヒアランスに大きく影響することを意識した対応を心掛けたい．

●文献

1) Edwards J, McGorry PD：Implementing early intervention in psychosis：a guide to establishing early psychosis services. Martin Dunitz, London, 2002〔水野雅文，村上雅昭（監訳）：精神疾患早期介入の実際―早期精神病治療サービスガイド．金剛出版，2003〕
2) Yung AR, McGorry PD, McFarlane CA, et al：Monitoring and care of young people at incipient risk of psychosis. Schizophr Bull 22：283-303, 1996
3) 水野雅文：1.5次予防のメンタルヘルスケア．精神医学 49：4-5, 2007
4) Marshall M, Lewis S, Lockwood A, et al：Association between duration of untreated psychosis and outcome in cohorts of first-episode patients：a systematic review. Arch Gen Psychiatry 62：975-983, 2005
5) 水野雅文（研究代表者）：厚生労働省科学研究費補助金（障害者対策統合研究事業）―統合失調症の未治療期間とその予後に関する疫学的研究．平成20-22年度総合研究報告書，pp7-34, 2004
6) Chong SA, Mythily, Lum A, et al：Determinants of duration of untreated psychosis and the pathway to care in Singapore. Int J Soc Psychiatry 51：55-62, 2005
7) Verma S, Poon LY, Subramanian M, et al：The Singapore Early Psychosis Intervention Programme（EPIP）：A programme evaluation. Asian J Psychiatr 5：63-67, 2012
8) Tay SA, Yuen S, Lim LK, et al：Support for Wellness Achievement Programme（SWAP）：clinical and demographic characteristics of young people with at-risk mental state in Singapore. Early Interv Psychiatry, 2014 doi：10.1111/eip.12176.［Epub ahead of print］
9) Poon LY, Tay E, Lee YP, et al：Making in-roads across the youth mental health landscape in Singapore：the Community Health Assessment Team（CHAT）. Early Interv Psychiatry, 2014 doi：10.1111/eip.12192.［Epub ahead of print］
10) 西山志満子，川崎康弘，住吉太幹，他：統合失調症の早期発見・介入の試み 特殊外来の現状と課題 ARMSを対象とした早期介入の実践 CAST．精神科 3：230-235, 2010
11) 原田雅典，足立孝子，岩佐貴史，他：三重県立こころの医療センターにおける早期介入の試み．精神経誌 115：160-167, 2013
12) Mizuno M, Suzuki M, Matsumoto K, et al：Clinical practice and research activities for early psychiatric intervention at Japanese leading centres. Early Interv Psychiatry 3：5-9, 2009
13) Ehmann T, Honer WG, MacEwan B（eds）：Best care in early psychosis intervention：global perspectives. CRC Press, London, 2004
14) 中根允文，三根真理子：精神障害に係るAnti-stigmaの研究 教科書に見るメンタルヘルス教育 中学校・高等学校の教科書における記載を通して（1950～2002年までの「保健体育」教科書調査から）．日社精医誌 22：452-473, 2013
15) 服部　功，藤井千代，福澤文子：高校生におけるこころの健康状態調査とこころの問題に関する生徒および教諭の意識調査．精神経誌 115：831-846, 2013

（藤井千代）

第 2 章

多機能型精神科診療所の役割と可能性

はじめに

　　入院医療中心から地域生活中心へ，とのスローガンが掲げられてから 10 年が経つ．わが国の地域精神保健医療福祉の転換点は，1987 年の精神衛生法改正にある．名称が変更され 1988 年に施行された精神保健法により，地域での活動が規定され本格的な地域精神保健医療福祉への取り組みが開始された．それは諸外国から 20 年ほど遅れてのことであった．しかしながらその取り組みは遅々として進まず，2004 年に上記のスローガンが掲げられたのである．精神科病床は現在もおよそ 33 万床あり，精神科病院の病床削減は進まず，精神科病院の医療はいまだに入院治療が中心であるといえる．

　　そうしたなかで近年，精神科診療所が増加している．精神科診療所にはさまざまな特徴を有する多様な診療所がある（表 5-1）．女性だけを診る診療所，アルコール依存や嗜癖を診る診療所，認知症を診る診療所，児童思春期を専門に診る診療所などなどである．また 9 時 5 時診療所といわれる診療所から，24 時間対応型の診療所，外来機能だけの診療所から，精神科デイケア，往診，訪問医療，訪問看護などのアウトリーチ活動に取り組んでいる診療所などもある．2006 年の障害者自立支援法施行後は，自立支援法の事業所を併設し，医療と福祉を融合した取り組みをする診療所もある．

表 5-1　精神科診療所の類型

多機能型診療所	●デイケア・デイナイトケア・ナイトケア ●往診，訪問看護，訪問医療 ●多職種ミーティング ●自立支援事業所を運営または連携
大都市型診療所	●ビル診が一戸建てより多い ●少人数スタッフで運営 ●臨床心理士と連携
中小都市型診療所	●ビル診より一戸建が多い地域もある ●内科を併設して地域の家庭医的役割をもつこともある
在宅・訪問型診療所	●日本型 ACT ●訪問看護ステーションとの連携

全国的にみると，わが国の精神科診療所は3,743カ所で，そのおよそ一割に当たる372カ所(2012年6月30日，630調査)で精神科デイケアが行われている．また374カ所の精神科診療所で精神科訪問看護が行われている．

筆者らは，外来機能に加えて，精神科デイケアや訪問医療，往診，訪問看護などのアウトリーチ活動と，多職種による院内のミーティングや院内外でのケース会議を定期的に行って，多職種の連携と地域連携を取っている診療所を多機能型精神科診療所と呼んでいる．

多機能型精神科診療所のなかで，障害者総合支援法事業所(以前は自立支援法)や介護保険事業所を直接運営している精神科診療所を多機能垂直統合型精神科診療所と呼び，他法人や他事業所との連携のもとに運営しているところを多機能水平統合型精神科診療所と呼んでいる．

本項では，多機能垂直統合型精神科診療所の位置づけ，役割，可能性について記す．

多機能型精神科診療所とは

わが国の精神保健医療福祉の焦眉の課題が，入院医療中心から地域生活中心への転換であることは明らかである．これを実現するには，精神科医療施設の役割の明確化，強制入院を担う医療機関と自発的入院を担う医療機関の役割の整理，精神科病院のダウンサイジングと外来精神科医療の強化と地域生活支援体制の整備が一体となって進められなければならないことも明らかである．それに伴って，人的資源の再配置も重要な課題である．これらはわが国の精神保健医療福祉の負の遺産である．それらは確かに重要な問題ではあるが，現状は精神病院しかなかった時代から，全国に3,700強の精神科診療所が身近な精神保健医療を担う時代になり，その精神科診療所のなかに多機能型精神科診療所が育ち，重度の精神疾患をもつ患者，多問題を抱える患者などの治療と生活支援を地域ベースで複合的に行える時代になったのである．

確かに重度の精神疾患をもつ患者の地域移行・地域定着は重要な課題である．重度の精神疾患をもつ患者の地域生活には多職種によるチームでの包括的な精神科医療が欠かせない．また，重度の精神疾患を抱える患者，ダブルディアグノーシスの患者，多問題を抱える患者，長期に入院生活を強いられてきた患者にとって，治療を受けながら地域でのさまざまな社会資源を利用できることが必須である．どちらのサービスも密接な連携のもとに提供される必要があるにもかかわらず，現状は医療サービスと福祉サービスは別の制度になっており，運営主体も違っているので，実態的にも制度上も連携が取りにくい状況にあり，福祉サービスだけでは，重度の精神疾患を抱える患者らの地域生活支援に困難を生じることがある．

そうしたことから，重度の精神疾患を抱える患者の地域生活支援には，治療と福祉サービスが結び付いた包括的なサービスが必要である．現在，そうしたサービスの1つとして，包括型地域生活支援(assertive community treatment；ACT)への取り組

みがあるが，全国的にみるとまだ取り組みが少ない．ACT の取り組みも重要ではあるが，その取り組みに比較して，精神科デイケアや訪問看護・アウトリーチサービスを行っている精神科診療所は全国各地にある．そうした医療機関が直接または間接的に総合支援法のサービスを取り込んだサービスを提供することによって，シームレスなサービス提供が可能であると考える．

　筆者らが，外来機能以外の機能を包括した診療所を多機能型精神科診療所と定義し，総合支援法のサービスとの連携のあり方によって，垂直統合型と水平統合型と2つの型に分けていることは先に述べた．同一法人が総合支援法などの各サービスを含めて展開している場合を垂直統合型と呼び，関連する他法人との密接な関係のもとに総合支援法などのサービスを提供している場合を水平統合型と呼ぶ．もちろん垂直統合型といえどもすべての患者に自前のサービスを提供するわけではなく，他の法人との連携の下でのサービスの提供も行っている．

　垂直統合型の利点は，同一法人が運営しているので，スタッフ間の理念の共有と統一が図られること，治療と結び付いた支援計画を立てられ，病状の変化に柔軟に対応できること，迅速かつタイムリーな支援が可能になること，各支援プログラムの共有化が図れることなどである（表 5-2）．こうしたことは，多職種によるチームアプローチとチームミーティングによって支えられている．チームアプローチにより，より重症な患者や多問題を抱える患者への対応が可能となり，生活リズムや体力がまだ十分に整わない患者や，一歩踏み出したいが不安のある患者への支援においても，本人の希望に沿った支援計画を立てることにより，ケアミックスが可能になる．

　水平統合型は，各法人の理念の違いやサービスの違いによって，医療と密接な関係をもった支援計画が立てにくく，また迅速性にも欠けるためにケアの質と量の面での問題を抱えている．連携の難しさでもある．

表 5-2　垂直統合で取り組むメリット

- スタッフ間の理念の共有と統一
- 医療と福祉の理念の統一
- 治療と結びついた支援計画
- 病状の変化に柔軟に対応
- タイムリーな介入
- ネットワークと社会資源の活用
  - プログラムの共有化とチャレンジできる工夫
  - 利用所の相互交流と成功体験の共有
- 迅速かつタイムリーな支援
  - 制度に縛られない支援
  - 柔軟な支援

なぜ多機能型精神科診療所なのか

1 | 精神科診療所の理念

　精神科診療所の最大の特徴は，病床をもたないことである．そのため，治療は患者との契約のもとでなされる．したがって，治療者の方向性と患者の意見が一致しなければ治療が進まない．治療者はおのずから同意を得るために最大限の努力をする．患者の意見を尊重して治療が進められる．そうした基本理念が精神科診療所にはある．精神科病院との大きな違いである．精神科病院は医療保護入院（強制治療）が可能な病床を背景にした治療を基本にしているので，患者の側からみると強制力が背景にあるように感じ取られる．とりわけ重度の精神疾患を抱え，何度か病院に入院した経験をもつ患者にとって，病床を背景にした関わりはストレスの強いものである．精神科病院のなかにはその地域に多種な施設を運営しているところもある．病床のほかに相談支援事業所，地域生活支援センター，就労系総合支援法サービスやグループホームなどを運営している精神科病院もある．しかしながら，地域生活中心というスローガンが精神科病院の力の及ぶ範囲内の生活を意味するものであってはならないのは当然のことである．先にも述べたように，精神科の病床は強制施設の一面をもっているし，一部の病院では過去にさまざまな問題を起こしたこともある．それと同様のリスクをいつも抱えているといっても過言ではない．

　精神科診療所には，そうした収容主義的治療への批判と反省から先に述べたような理念が根付いている．そうした意味から精神科診療所は元来地域に根差した当たり前の医療を原点にしている．

2 | 多機能型精神科診療所をハブとした地域生活支援ネットワークの構築を目指す

　33万床を有している日本の精神科医療はどこかに歪なものをもっていることは明らかである．それは精神疾患に対しての偏見や差別を増強する構造を支えるものでもあり，強制入院を支える構造にもなっていると言える．その構造は医療費の面にも表れている．一般診療医療費では入院医療費と外来医療費がほぼ半々なのに対して，精神科医療費は入院費がおよそ75％を占めている（図 5-3）．精神科医療においては，病床1床当たりの年間医療費442万円（33万床として），外来1人あたりの年間医療費17万9千円（外来数280万人として）となっている．こうした状況の変化を差し置いては，外来治療の強化を望むことはできず，入院治療から地域生活中心へと言っても，地域生活を支える医療体制の構築が困難な状況である．外来医療の強化に医療費をシフトし人的資源を再配分していかなければ，入院医療から地域生活中心への基本理念の達成はあり得ないのである．

　現在精神科診療所は，全国で3,700カ所程度ある．ほとんどが小規模な診療所であ

一般診療医療費 (272,228億円)	入院 51.8%(140,908億円)	入院外 48.2%(131,320億円)

精神科医療費 (19,591億円)	入院 74.5%(14,593億円)	入院外 25.5% (4,998億円)

図5-3　精神科医療費構成

注1：一般診療医療費，精神科医療費については，平成22年度国民医療費による(歯科診療医療費，薬局調剤医療費，入院時食事・生活医療費，訪問看護医療費を含まない).

注2：精神科医療費については，「精神及び行動の障害」に係るもの(精神遅滞を含み，てんかん，アルツハイマー病は含まない).

(内閣府：障害者白書平成25年版．2013より)

る．小規模な診療所においても，地域連携が図れ地域生活支援ができるような，また小規模な集団療法ができるような仕組みがあれば，地域生活支援は力強く前進する．たとえば各診療所に最低1人の専門家を配置するための費用は，およそ200億円である．この200億円でできるネットワークは地域生活支援を大きく変える可能性をもっている．小規模な精神科診療所にネットワーク機能を付与することで，地域の福祉サービスやハローワーク，医療機関との結びつきが強くなる．多機能型精神科診療所はそのネットワークのハブ機能としての役割を果たすことで，全体の機能が高まり，より重度の精神疾患を抱える患者を地域でケアすることができるようになる．

諸外国に比較して，日本の優れている点は地域に多くの専門家が存在し，いつでも必要なときに専門家に直接診察を受けられることにある．しかしながら地域ケアと連携が欠けているために，それぞれの専門家がネットワークで結ばれていないといった弱点がある．地域ケアと連携の専門家を小規模な精神科診療所に配置し，多機能型精神科診療所がそのハブとなったネットワークを作ることによって日本の地域ケアをダイナミックに変革することが可能である．

3 | 精神保健福祉センター的役割

イタリアでの実践，欧米諸国での取り組みなどをみると，最小限の精神科病床を総合病院精神科に配置し，公的機関が運営している．地域生活を支える仕組みとしては，諸外国では精神保健センターが中心になっている．精神保健センターを核に，クラブハウス，就労支援プログラムやグループホームなどで作る地域ケアネットワークが精神に障害をもつ人々の地域生活をサポートしている．

わが国では，精神保健福祉センターが全国に69カ所しか存在していない．保健所は490カ所程度ある．しかしながら保健所には地域ケアをマネージメントする力はない．630調査から，わが国にはおよそ400カ所程度のデイケアや訪問看護を実施して

いる精神科診療所がある．これらの精神科診療所に精神保健センター的役割を付与することで，地域生活をサポートする拠点になり，地域の身近な存在として，気軽に利用できる民営の精神保健福祉センターができる可能性がある．民営の精神保健福祉センター部門は，緩やかなキャッチメントエリアをもち，退院促進・地域定着活動，ひきこもりや未治療，治療中断者に対してのアウトリーチ活動，アウトリーチ活動と結びついた電話相談，就労就学支援，生活相談，地域住民に対しての精神保健啓発活動など多岐にわたる活動を展開できうる．アウトリーチ活動と結びついた電話相談は，その敷居の低さから，早期の相談を可能にし，相談者への精神保健専門家によるアウトリーチ活動により自死の予防，重症化の予防と早期の治療に繋げられる．退院促進・地域定着，早期受診による重症化の防止，治療中断の防止，自死予防などによる医療費の削減効果は多大なものがあり，人的喪失の防止は地域社会への大きな貢献になる．

多機能型精神科診療所をどう運営するのか

多くの事例をみると，多機能型精神科診療所は一夜にしてできたわけではない．各診療所の医師が，年月をかけ徐々に機能を拡張し現在の姿になっている．必要性に応じて機能を付加した結果でもある．さまざまな制度がその後押しにもなっている．筆者の診療所も初めは事務員とパートの薬剤師から始まった．徐々に小集団活動を始め，その後精神科小規模デイケアを開始した．精神科デイケアを始めるまで，開院からおよそ4年が必要であった．

1 | 精神科デイケア

開院時に地域ケアをやろうとの思いだけが強く，それが実現するには時間を要した．開院時には，医療の充実と拡充，本人主体，家族もチームの一員，チームによる医療と福祉の展開などを目標にした（図 5-4）．そのなかでも精神科デイケアは，多機能型精神科診療所の核になる活動である．精神科デイケアは，医療中断や再発を防止し，新規入院を抑止する効果がある．安心できる場での交流によりメンバーの QOL を改善し，社会参加を促し，家族の治療への参加を促し家族関係が改善するなどの効果もある．

医療面では，精神科デイケアの特徴は，多職種によるチーム医療であり，多様な治療プログラムをもっている点である．当院の精神科デイケアの職種は，看護師，作業療法士，精神保健福祉士，ケースワーカーからなっており，そのチームがケース会議や運営のためのミーティングをもち，一人ひとりのメンバーへの支援計画を策定していく．また臨床心理士が，心理検査のデータや面接を通したアセスメントを行い，メンバーのストレングスや特徴をシェアする．各々の職種がさまざまな視点からアセスメントすることによって，多面的にメンバーの支援計画を作成することができ，きめ細かい関わりが可能になる．当然，デイケアスタッフは法人内外のスタッフとの情報

医療の充実と拡充	・デイケア・ナイトケアによる治療の多様性 ・通いやすい精神科のイメージづくり ・入院中心の医療から，地域での生活をサポートする医療 ・早期に医療を受けられる体制の整備 ・訪問医療の充実
本人主体 家族もチームの一員	・本人が治療の中心 ・家族も治療チームの一員 ・心理教育・学習会 ・患者会・家族会の育成
チーム医療福祉	・多職種チームによる関わり ・地域でのネットワーク形成 ・連携，他機関とのつながり

図 5-4 原クリニック開院時の目標

共有による支援とアウトリーチによる支援も行っている．そうした活動によって，メンバーの希望する社会参加を可能にしている．

2 | 地域医療部

また，当院には地域医療部がある．地域医療部には，看護師と精神保健福祉士が所属し，法人内の他の部署と連携しアウトリーチによる支援を行っている．外来通院者の就労支援や生活への支援，年金や障害者手帳，ヘルパー利用などの福祉サービスの調整なども幅広く行っている．また精神科デイケアに入れない患者を対象にしたミニグループ活動も行っている．

3 | 家族支援

そのほかに家族支援，家族調整など家族が治療に参加するための支援も重要な点である．ひきこもりを続ける患者をもつ家族のストレスは，大きなものがある．ひきこもりの患者への支援の重要な柱は，家族支援である．孤立している家族が多いなかで，情報の提供や家族自身の社会参加を促すことにより，問題が解決の方向に向かう場合もある．

4 | 障害者総合支援法の各種サービス

多機能垂直統合型精神科診療所の，もうひとつの柱は障害者総合支援法の各種サービスの展開である．諸外国では医療サービスと福祉サービスが分かれて提供されることはなく，シームレスな関係にある．とりわけ重度の精神疾患を抱える患者にとって，それらのサービスが切り離されていることは地域生活を送るうえでは大きな支障

になる．

　わが国では，医療保険と障害者総合支援法，介護保険と制度が複雑に絡みあいお金の出所が違っているために，それぞれのサービスを提供する主体が違ってくるという問題が生じてくる．多機能垂直統合型精神科診療所は，各サービスを同一法人のもとで提供することによって，シームレスなサービス提供をタイムリーに行うことができる．たとえば，障害者総合支援法のホームヘルプサービスを利用するには，障害支援区分を申請してから最低でも1カ月はかかる．介護保険のホームヘルプサービスでも，同様である．時には，初診で来た患者が，今すぐにも介護保険や，障害者総合支援法のサービスを利用しなければならない状態の場合もある．そうした状況には，現在の制度ではタイムリーなサービスを提供できない．そういった場合でも，訪問看護でその期間をカバーすることが可能である．訪問看護ステーションに依頼しても，特に医療情報共有の困難さから，タイムリーな連携は取りにくい．そのほか就労に関しても，他機関との連携には情報の共有の面で限界がある．

　そうしたことから，より重度な患者の地域ケアには，多機能垂直統合型が必要になる．多機能水平統合型は，連携に工夫が必要である．

おわりに─多機能型精神科診療所の可能性

　わが国が，本格的に地域ケアにシフトするには，根本的な体制の変革が必要である．民間病院が精神科病床のおよそ8割を占める現状を変え，地域ケア中心の体制にするには，公的病院を中心にした病床の再編が必要である．現在民間病院が担っている強制医療を公的病院に移し，民間病院は任意入院を中心にした体制に変換する必要がある．そうすることで，強制医療を徐々に縮小していき，自発的入院を中心にした治療関係の構築をしていく必要がある．同時に病院の病床削減に伴い，人的資源を地

医療の充実と拡充	・入院患者33万人の削減，地域生活中心 ・デイケア実施施設は1,500程度，うち診療所は400程度 ・偏見のために通いにくい精神科のイメージ ・入院中心の医療から，地域での生活をサポートする医療 ・早期に医療を受けられる体制の整備 ・訪問医療の充実
本人主体 家族もチームの一員	・本人が治療の中心への転換，リカバリー重視 ・家族も治療チームの一員 ・心理教育・学習会 ・患者会・家族会の育成
チーム医療福祉	・多職種チームによる関わり ・地域でのネットワーク形成 ・連携，他機関とのつながり

図 5-5　日本の精神科医療・福祉の今後の方向性

域に再配置し，地域でのケア体制を強化する必要がある(図 5-5)．これらは，わが国の精神保健医療福祉の負の遺産であり，われわれはこの負の遺産の整理と，この 30 年余りのなかで成長してきた精神科診療所という，本来地域ベースの活動に依拠して，新たな体制の整備を考えることが重要なことである．精神科診療所の歴史のなかで，多機能型精神科診療所は成長し，多職種チームで医療とリハビリテーションそして生活支援を行いうる存在になっている．多機能型精神科診療所の実践のなかで，重度の精神疾患を抱える患者が入院することなく地域生活が送れることが明らかになってきている．チームによる医療とリハビリテーション，生活支援を複合したサポートによって，重度の精神疾患を抱える患者の地域移行・地域生活定着支援が可能になる．

　わが国の地域精神保健医療福祉を地域に根付いたものにしていくには，さまざまなレベルでのネットワークの形成が必要である．全国に 3,700 カ所程度ある診療所に地域生活を支えるネットワークを形成する人的配置をし，多機能型精神科診療所とのネットワークを強固なものにすることで包括的地域ケアが可能となる．

（原　敬造）

鼎談

当事者・支援者の視点でみる これからの統合失調症診療

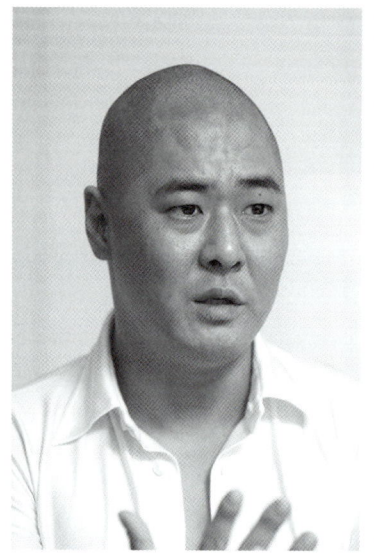

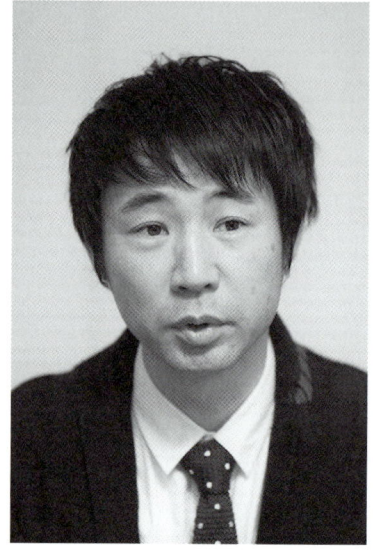

ハウス加賀谷氏（松本ハウス）　　松本キック氏（松本ハウス）　　水野雅文氏

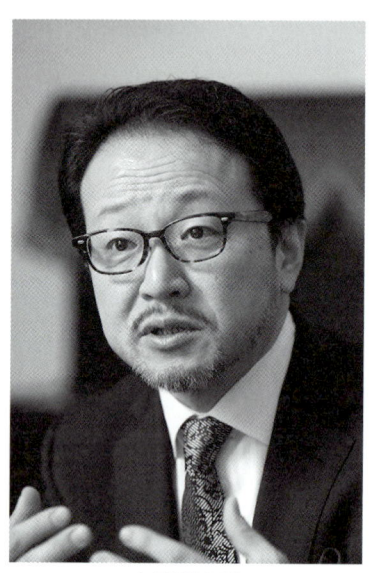

「第5部　外来診療における新たな視点」の最後は，当事者・支援者を代表して松本ハウスと編集の水野雅文氏の鼎談の模様を紹介する．

松本ハウスは，ハウス加賀谷氏と松本キック氏からなるお笑いコンビである．加賀谷氏は中学生時代から統合失調症の症状に苦しみながらも，松本氏とコンビを組み数々のバラエティー番組で活躍した．しかし，加賀谷氏の病状悪化により1999年末に活動を休止．その後10年の闘病を経て2009年にコンビを復活し，現在はお笑い芸人としての活動のほか，統合失調症の理解を広めるための講演会なども行っている．

加賀谷氏の体験から，統合失調症を早期発見・治療するために医療や社会に求められること，また外来で体調を維持していくために医療者，当事者・支援者の双方に必要とされる工夫について議論を展開した．

水野　お2人とは，2013年の年末にNHKの「あさイチ」というテレビ番組の統合失調症特集で，互いにゲストとして招かれてご一緒しましたが，あれから1年が経ちました．お2人ともお元気で，しかもお忙しくお仕事をしていらっしゃるようですね．私のほうは相変わらず統合失調症に注目して診療を続けているところですが，お2人の活躍もあって，ますますいろんな意味で統合失調症

について注目が集まっています．先日は，日本で国際早期精神病学会という学会も開かれました．

早期発見，早期治療が望ましいことは，サイエンスのレベルではわかってきたけれども，なかなか実現できていません．精神疾患に限らず生活習慣病もそうですが，皆「わかっちゃいるけど…」という問題がある．ですから，地域のなかで精神疾患に気づけるシステムや，患者自身が早めに相談しやすい仕組みを作ることが大事だということは世界中の人が認識しており，今回の国際学会も，"To the New Horizon" というテーマを掲げて行いました．ただ統合失調症を予防しよう，早期発見しようといってもなかなか難しいので，もっと広く軽症のうつや不安，不眠などの予兆の段階で拾い上げることが大事ではないかと思います．

そこで今回，『外来で診る 統合失調症』という本を企画しました．悪化してから入院して治療するより，早期発見し，学校や仕事も休まずに何とか外来で治療を続けていけるような医療を進めたいというのがこの本の1つの目標です．この鼎談でも，統合失調症の外来診療の望ましい姿を模索すべく，お2人からお話を伺いたいと思います．

統合失調症と診断されるまで

● 理由のわからない不調

水野 それではまず，加賀谷さんが統合失調症を発症した頃のことを少し伺ってみたいと思います．

加賀谷 僕は中学生のときにまず自己臭恐怖が出ました．授業中，友達が僕のことを臭いという声が聴こえてくるんです．最初は学校の中だけだったのが，次第に街中でも聴こえるようになりました．たまりかねて母親に「僕，皆に臭いって言われるんだけど」と相談しても，母親は「いや，ぜんぜん臭くないよ」と答えるので，ずっと話が噛み合いませんでしたね．

松本 情報がまったくなかったから，「臭い」という周囲の声が幻聴や妄想だという発想が一切なかったんですね．加賀谷にとっては本当にすべて現実のものだし，お母さんもお母さんで息子は何を言ってるんだろうと混乱するし，会話が平行線ですよね．少しでも知識があれば，その段階で「ちょっと病院に行ってみようか」となったのかもしれませんが．

水野 不調を不調とは思いながらも，どこの誰に，どう相談したらいいかということがわからなかったのですね．

加賀谷 高校に進学したものの，幻聴も続いているし，ほとんど登校できずにいました．そんなとき，母親が探してきてくれた思春期精神科を受診し，初めて抗精神病薬が処方されました．

松本 初めて薬を飲んだときはどう思った？

加賀谷 そのときはですね，とにかく母親が主導で，自分にはっきりとした病識はありませんでした．でも薬は処方されているので，母親は「飲みなさい」と．僕は「飲みたくない」と思っていたけれど，仕方なくという感じですね．

松本 自分のなかでは「そんなんじゃないんだけど」と思っていたの？

加賀谷 そうそう．薬も，「飲まないよ，こんなの」と言って突っぱねたら，僕は本名が潤というのですが，母親が食卓に「潤の薬」というコーナーを作って．それでも飲まなかったら，「お食事のなかに混ぜるわよ！」と言うので，「そこまですることないから飲むよ」と．ちょうどその頃に幻覚も見るようになり，グループホームに入ることになりました．

松本 加賀谷はグループホームにいたときにお笑いを志して事務所に入り，僕とコンビを組みました．最初は事務所にも病気のことを隠していましたが，挙動不審だったり，遅刻が多かったり…後から薬を飲んでいることがわかって「そうか」と納得しましたね．

● 統合失調症って栄養失調ですか？

水野 統合失調症という病名を最初に告げられたときのことを覚えていらっしゃいますか？

加賀谷 覚えています．初めて統合失調症と言われたのは，1999年に病気が悪化して芸人を廃業し，保護室に入院することになったときの初診でした．

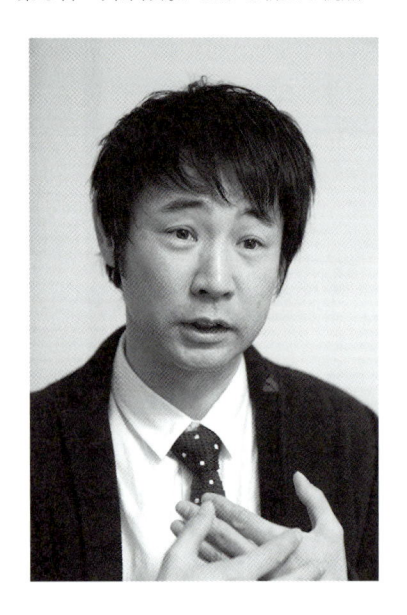

「そのとき，落ち込みましたか？」という質問をよくされるのですが，実はすでにその前の段階でものすごく落ち込んでいたんです．入院する直前の2か月間，母親が僕の住んでいたマンションに来てくれてつきっきりで世話してくれたのですが，来た初日に「もう入院したほうがいい」と言われました．でも僕は「お笑い芸人のハウス加賀谷だから，僕なんだ」と強く思っていて，唯一の居場所である芸人を手放すことがとても怖かった．そのため入院に強硬に反対したのですが，結局よくならず自分も疲れ果て，母親の説得に応じて入院しました．キックさんには結局事後報告になってしまいました．

水野 それはいつ？ ご自身が伝えたのですか．

松本 お母さんと2人で入院すると報告に来ました．加賀谷一人ではもう動くことも難しい状態だったので．

水野 松本さんは統合失調症と聞いてすぐピンときましたか？

松本 いえ，まったく．栄養失調かなと思いました(笑)．

加賀谷 僕も統合失調症と言われたときは，「なんですか，それ？」と言いました．「昔の精神分裂病ですよ」と言われて合点がいきました．

水野 合点がいきましたか．ああ，やっぱりこの体験は，そういうことだったんだなと．

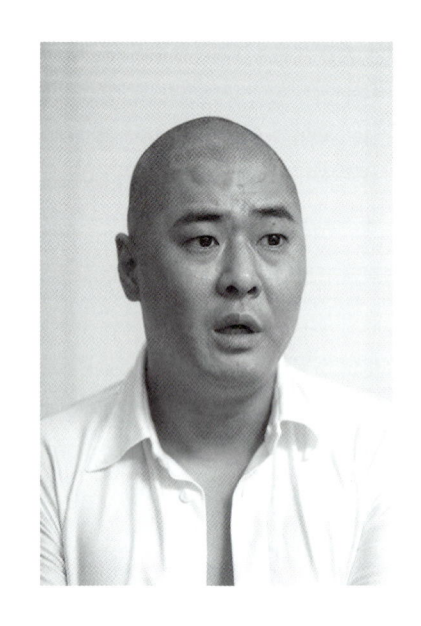

加賀谷 「やっぱり，やっぱりそうなんだな」と思いました．精神疾患だとはずっと思っていたので．

早期受診を促すために

• 学校で精神疾患を教えられるのか

水野 先ほど，加賀谷さんは中学生時代に現れ始めた不調の理由がわからなくて辛い思いをされたと話してくださいました．いま，学校の保健の授業などで統合失調症について習うことはありませんよね．

加賀谷 ないですね．僕は保健体育とか，学校の成績はよかったのですけど，教科書などには載っていないことなので知りませんでした．

水野 実は文部科学省の学習指導要領では，精神疾患の病名をきちんと教えるようにとは定められていないのです．教育の専門家からは，もし学校でメンタルヘルスについて教えるとしたら，いつ頃どんなことを教えたらいいかということと，知識を教えたら早期受診が実現できるようになるのかということを，質問されます．

加賀谷 なるほど．

水野 例えば乳がんのキャンペーンと同じで，キャンペーンとしては賑やかして成功ですが，それで受診率が上がるのかというところが問題なの

です．われわれとしては，そのような質問を受けても「やってみないとわからない」と答えるしかないのですが，当事者の実感としては，教育の効果をどう思われますか？

松本 子どもたちに教育するためには，まず大人の教育も課題ですよね．半年ほど前，中学校・高校の保健室の先生を対象にした講演会をさせていただいたことがありました．全国から500人くらい集まってくださったと思います．

水野 いわゆる養護教諭の先生方ですね．

松本 最初は，養護教諭の先生が統合失調症についてちゃんと理解していてくれたら心強いと思いましたが，講演をして気づいたのは，養護教諭の先生方は勉強することが多くて大変だということ．ケガや風邪，健康診断…．当然ですが精神疾患のことだけ考えていればいいわけじゃない．

加賀谷 担任の先生も親も，精神疾患についてはわからないことだらけで迷っていると思います．急に全部を理解してもらおうとするのは無理ですよね．でも今後少しずつ教育現場に精神疾患の話題が取り入れられていけば，その先の世代は，徐々に理解が増していくんじゃないかと思っています．

水野 教育の効果は速効性があるものではなく，世代を経て知識が受け継がれていくなかで広がっていくということですね．

加賀谷 そうですね．何十年もかかるかもしれませんが，地道な努力が必要なんだと思います．

松本 それと自分が中学生や高校生の頃を思い出すと，子どもが学校で教えられたことを素直に受け入れるかどうかも考えないといけませんよね．だから学校以外の，例えばメディアでも，統合失調症の特集をしてくれたりすると，相乗効果があるのではないかと思います．

• **社会の力を借りる**

水野 メディアを含めた社会の力で，メンタルヘルスの問題の正しい理解を広げていくためにはどのような努力をすればよいでしょうか．

松本 テレビのトーク番組に出演すると，収録の前は「どんどん病気のことを話してもらって構いません」と言われるのですが，いざオンエアされると統合失調症という病名がカットされていることがよくあります．何か精神的な疾患をもちながら活動しているのかな，というのが伝わる程度で，結局何のことかよくわからない．それに対して腹は立っていないけれど，テレビというのは世相を反映するものなので，それがいまの世間の現状なのかなと．それがわかっただけでもまだいいかなと思っています．何とかそこをこじ開けていかないと．

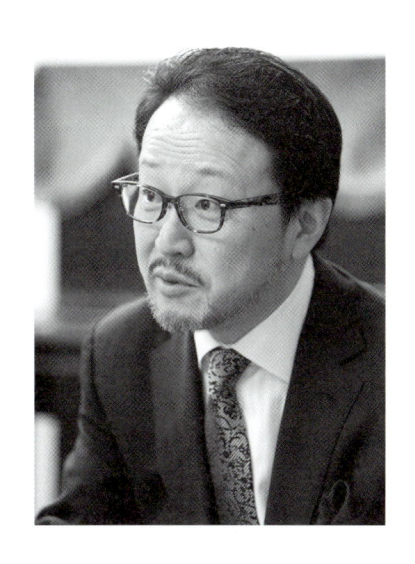

加賀谷 そうなんですよね．社会の壁は，結構強固なものがあると思います．

松本 メディアの仕事のときによく言わせてもらうのは，伝え方が極端になっていますよということです．メディアは2つのことしか伝えていない．1つは，統合失調症イコール犯罪，怖いというイメージ．もう1つはドラマとか映画のピュアというイメージ．そういう両極端のことしか伝えていないなという感じがするんですよね．そうではなくて，普通に生活している人たちなんだ，100人に1人がかかる病気，身近な病気なんだ，ということをわかってほしい．そして，正しい病気の知識を誰もが受け取れるようにして，病識のない人をどう治療につなげるかということが重要ですよね．

加賀谷 本人だけでなく，親御さんなど周囲の人

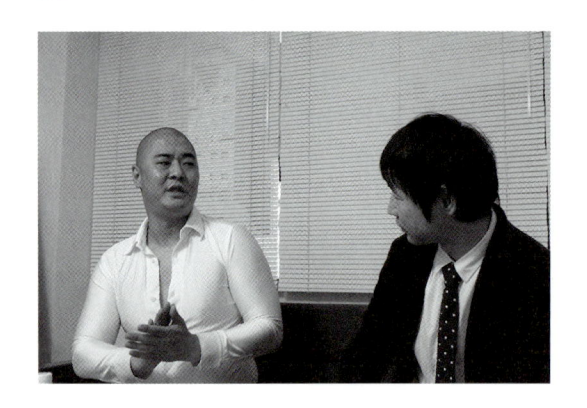

も知識がないと困りますものね．
水野 おっしゃる通りですね．
松本 どうしても病気の大変な面，酷い面を取り上げたほうがキャッチーなので，メディアではそれが先行してしまうのですが，ちゃんと治療を受ければ回復していけるんだということも知らせていかないと．笑って暮らしている人も沢山いるんだということを社会に伝える必要があります．

精神科あるある

加賀谷 さっきも言いましたが，精神科について皆さんがもっているイメージは結構強固だなと感じます．例えば僕の父親のように，ある年代以上の方は，精神科に行きづらいという気持ちをかなり強くもっていますよね．実は精神科の敷居を高くしているのは，患者自身かもしれません．正直言うと，「あなたが精神科に行こうと行くまいと世間は何も思ってないので，行ったほうがいいですよ」と思うんですけどね．
松本 病院も今，変わってきているじゃないですか．昔の保護室は刑務所のように鉄格子がありましたが，それもなくなってきている．世間の人には昔の暗いイメージしかないけれど．
水野 でも確かに一般の方からはまだまだ近寄りがたい存在で，施設も何となく暗くて硬いという印象かもしれませんね．ですから私も，よい面もしっかり伝えなければと思っています．
松本 この間，松本ハウスの復活5周年ライブがあったのですが，そこで僕は加賀谷に「精神科あるある」というネタを作ってきてくれと頼みました．怒る人もいるかもしれないけれど，精神科でこんなことがある，あんなことがある，と…．来場者の何人かからは「あるある！」「共感した」というコメントをいただきました．

そういうネタを通して，もうちょっと精神科が身近になればいいと思います．しんどいなと感じたときに，「先生に1回診てもらおうかな」と思えるようになればいいのかなという意味で，「精神科あるある」をやってみたんです．
水野 具体的にはどんなネタが一番うけたんですか？
加賀谷 僕は入院経験があるので，その体験談を．
松本 例えば身分制度がある（笑）．
水野 身分が違う？
加賀谷 病棟のなかだと，具合の悪いほうが偉いという妙な患者制度があって（笑）．
松本 よくある不幸自慢と一緒なんですよ．あるとき加賀谷が喫煙所に行ったら「俺なんか，○病棟にいるからよ」と偉そうにしている人がいたらしいんです．その人にからまれて，「おい，お前どこの病棟なんだ」と聞かれた．「僕，△病棟です」と言ったら，「すみませんでした」と（笑）．加賀谷のほうが上だった．
加賀谷 彼の病棟は閉鎖病棟だけど男女一緒なんですよ．僕は急性期だったので男性だけの閉鎖病棟で．
松本 悪い高校でもね，やっぱり男子校のほうが…（笑）．
加賀谷 そうなの，そうなの．そういうのがあるんです．それはもう本当に笑い話として紹介したんですよ．僕らの活動で，精神科のネガティブなイメージが和らぐといいなと思っています．

働くことが回復に果たす意義

ちょっとバイトでもしなよ

水野 加賀谷さんにとってお笑い芸人の仕事に復帰されることは格別の意味があったようですね．芸人を再開される前には，いろいろなアルバイトもされていたようですが，働くことのもつ力は大きいですか？

加賀谷 僕の場合は，保護室に入院した当初から「お笑い芸人に戻りたい！」という気持ちがあって，炎のように小さくなったり，消えそうになったりしながらも，ずっと心に灯っていました．それが，エビリファイ®という新薬と出会って一気にボッと燃え盛ったんですね．

そのときに自分で決めたんです．お笑い芸人に戻るんだ，そのときの糧となるように毎日を過ごそう，いろんなことを経験しようと思いました．

退院後は保健所のデイケアに通っていましたが，社会的な活動といえばそれぐらいでした．普通はそこから作業所に通って慣らしたりするのでしょうけれど，僕はお笑い芸人に戻るために最短の道を選びたかった．主治医の先生の勧めもあったので，直接アルバイトをしてみようと思いました．

松本 いきなり実社会に出たわけだね．

加賀谷 そうですね．僕，けっこう開き直っているところがあって，実社会で失敗しても辞めればいいだけで，殺されはしないだろうと．でも僕がアルバイトをすると言ったとき，親は止めたんですよ．「いや，そこまでまだいいんじゃない」「やる必要ないよ．家で休んでいたほうがいいよ」という感じでした．

松本 実家に住んでいるので余計にね．

加賀谷 そう．親はとにかく心配性で…，こういう状態なので心配するのかもしれないですけれど．

水野 いや，多くのご家庭や，ことによると主治医の先生も「いや，まあまあまあ」と言うほうが多いんですよね．私自身も，患者さんがどうなったら復職を勧めていいよということをあんまり習ったことがないんですよ．

加賀谷 精神科医の教育としてですか？

水野 そうです．薬を飲んで，明らかな陽性症状がとれ，うつが回復しますよね．そうしたら当然，患者さんは地域に戻る，復学・復職ということになりますが，どのタイミングで勧めればいいのか，ということを私の世代ではあまり習った覚えがないのです．とにかく再発さえしなければよし，という考えがあったのだと思います．加賀谷さんはアルバイトを始めたとき，不安はなかったですか？

加賀谷 退院してからはずっと引きこもっていて5〜6年経っていましたから，もちろん最初は実社会が怖かったですよ．しかも17歳でお笑いの世界に入っているので，アルバイト自体もほぼしたことがなかったですし．

水野 主治医の先生は，よくなってきたからそろそろ働いてみたら，というふうに積極的に背中を押してくれたんですか？　それとも加賀谷さんのほうから，そろそろ働いていいですかという質問をしたのですか？

加賀谷 僕の先生はちょっと無責任なぐらいで，退院してしばらくしたら「ちょっとバイトでもしなよぉ．コンビニとかいいじゃん」と言う先生だったんです．

水野 それはよかったですね．

加賀谷 周りの健常者の友人にそのことを言ったんですよ．「コンビニのバイト，先生に勧められているんだけど」と言うと，「絶対にやめたほうがいい，覚えることが多すぎるから」と忠告されました．

松本 普通でも嫌がるバイトですからね．

加賀谷 そこで，自分はお笑いをやっていたので，接客は得意なんじゃないかと思いました．社会性もなかったので，それを補えるアルバイトとして最初に喫茶店のウェイターをやったんです．求人情報誌で探したんですよ．当時32〜33歳だったのですが，「30歳ぐらいまで」と書いてある求人でしたが，まあ，「ぐらい」の範囲だろうと思って．

働く日数は「週2日2時間より」と書いてあったので，本当にその下限から始めました．もちろん一生懸命仕事はして，失敗もたくさんしましたが，当時は復帰のための肩慣らしというか，お笑い芸人に戻るために，とにかくいろいろ経験しないと…という感じでした．

松本 その喫茶店でもまず店長の理解があったんですよね．

加賀谷 僕はどのアルバイトでも履歴書に病気のことは書きませんでしたが，面接で「ハウス加賀

谷だよね」と言われるんです.「ハウス加賀谷」でインターネットを検索すると,すぐ「統合失調症」と出るので,履歴書に書かなくてもわかってしまうんですね.面接で「加賀谷か」と尋ねられたら否定はせず,働かせてもらえるかどうかの判断は雇用者の方に任せていました.

水野 検索で出るということは,かなり早い段階で病気を公表していたということですか.

加賀谷 それはネットの噂でバーッと広がっていましたね.

水野 その頃は松本さんのほうから「早く仕事しようよ」と言うこともなく,仕事に関してはあえて触れていなかったと伺っていますけども.

松本 そうですね.僕は,加賀谷が退院して,自宅療養している間は,最初は3か月に1回ぐらいの電話しかしませんでした.5~6年ぐらいは本人もなかなか外に出てこられないような状態だったので.また芸人に戻りたいだろうなという気持ちはわかっていたけれど,だからといって僕が頻繁に「大丈夫か」と連絡すると焦ると思ったんですね.だから,季節が替わったぐらいに「どうしてるんや」と電話して,「こっち,こんな感じだよ」って5分ぐらい話をしていました.

水野 失礼ですが,その間松本さんはお仕事は何をしてらっしゃったんですか.

松本 僕は芸人でいうところのピンでやったり,舞台で役者やったりとかして.実はコンビを復活した直後のほうが,経済的には相当打撃を受けました(笑).

加賀谷 加賀谷君を抱え込んだばっかりに(笑).

- **緊張するのはよくなっている証拠**

水野 昨年,テレビ番組でご一緒させていただいたときのことを思いましたが,芸人の方は本番が始まった時のテンションの上げ方というのが半端じゃありませんね.

松本 そうですね,戦(いくさ)が始まるような感じです(笑).

水野 見ていると,別の人格になるような感じですよね.しかもトーク番組はシナリオがあってないようなもので,臨機応変な対応が求められる.ある意味一番難しい仕事だと思いますが,そこに戻ろうというのは,ともすると….

加賀谷 そうなんですよ.精神科の先生は,お笑い芸人は否定するんですよ.

松本 たぶん,偏見ですね!(笑)それは冗談ですが,復帰後の仕事として適切ではないという判断だろうと思います.

僕は最近,加賀谷とコンビ復活して思いますが,普通は相方が精神疾患になったら「お笑いの現場で臨機応変に対応するのはもう無理だろう」と思うじゃないですか.でも,実はそっちのほうがやりやすいんですよ,加賀谷に関しては.お笑いのネタとかをきっちり決めたほうがボロボロになるんです.

加賀谷 すごく緊張しまして.

松本 マニュアルがしっかりあるほうが,間違えちゃいけないということでガッチガチになって,焦っちゃって失敗するんですよ.何にもない,好きにやってというほうが,問題なく終わることが多いですね.

水野 以前より緊張はしやすくなりましたか?それともむしろ緊張しない?

加賀谷 緊張はありますね.あるとき,講演先で知り合った精神科医の先生に「以前は全く緊張せず舞台に立てたのに,いまはすごく緊張するんですが,どういうことなのでしょうか」と質問したら,「それは加賀谷君,よくなってるってことじゃないの」って.「えっ,なんでですか?」と聞いたら,「いや,誰だって緊張するのが普通だもん」って言われたことがあって,この先生,イケてるなあと思いました(笑).

支援者の心構え

- **加賀谷の不調は加賀谷から教えてもらう**

水野 思い切って質問してしまいますが,相方の松本さんでも自分のことをわかってもらえてないなとか,何か通じないなと思うときはありますか?

加賀谷 特にないですね.やっぱりビジネスパートナーですので(笑).

松本　割り切った関係か（笑）．

加賀谷　いやいや，そんなわけじゃないんですけど，何ていえばいいんですかね．キックさんはぜんぜん変わらないんですよ．僕が初めて会った22歳の頃からずっとこうなんで．

松本　そうですね．変に気を使いすぎないですね．

水野　私もこの前お会いしたときに，どうして松本さんはこんなに"わかって"いるんだろうということがすごく不思議だったんです．

松本　"わかって"いるわけじゃないのかもしれません．僕のなかでは統合失調症の加賀谷と付き合っているのではなくて，仲間の加賀谷が統合失調症になった．人を前に見ているんですね．だから加賀谷の不調を加賀谷から教えてもらうのは自然なことです．今はインターネットなどで統合失調症についての情報がいくらでも手に入りますよね．でも，その知識を詰め込んで，加賀谷に当てはめ「さあ，対応するぞ」ということはしないようにしています．

水野　なるほど．その感じがきっと，変わらないということなんですね．

加賀谷　そうなんです．

松本　僕の理想としては人と人とのイーブンな関係を築きたいんです．僕自身も疲れることがあるじゃないですか．だから，「俺が調子悪いときは言うから，お前も言えよ」と加賀谷に言ってます．たとえば40℃近い熱があるときとか，「今日，ちょっとしんどいから頼むよ」と言って，加賀谷にぽんと預けたりするようにしていますね．

加賀谷　先日，僕がピンでドラマに出て，そのPRのために大阪と東京をはしごして記者会見をしたんです．でも次の日はネタをやらなければならない日だったので，キックさんに「夜，練習どうしますか」と聞いたら，「昼も夜も会見で大変だったみたいだから今日はいいや」と．

松本　普通に考えても，疲れているときに練習しても身になりませんよね．だったら次の日ちょっと早く集まってやったほうがいい．

加賀谷　こういうときのキックさんの「今日はいいや」は，「病気だから今日はもう無理だよ」というのではなくて，普通に「疲れたときにやっても伸びないから」という感じで言っているのかなというのが伝わってくるんですよ．

外来で統合失調症を治療するために

● 服薬コンプライアンスを守ることが大切

水野　加賀谷さんは，いったんは保護室へ入院するほど病状が悪化しましたが復帰され，現在は外来での通院治療を続けておられます．ご自身の治療体験を通じて，外来で統合失調症を治療するときに重要なことは何だと感じますか？

加賀谷　僕が入院を経て変わったのは，まず服薬コンプライアンスは絶対だという認識です．

水野　薬の問題は，重要ですね．

　心の病は，熱が出たとか，できものができたとかというのとは違って，健常と病気の境目が非常にあいまいですよね．薬なんか飲まなくても，いいもの食べて，ちょっと気分転換したらよくなるんじゃないのという見方は，いまだに人々の中に根強く残っている．感覚的にはわからなくもないのですが，一方で治療対象の病気であり，薬を飲めばよくなるのは明らかな事実です．これを患者さん，あるいは患者さんを取り巻く周囲の人たちに，きちんと理解してもらうにはどうすればよいのでしょうか．

松本　僕らが活動を休止する前，加賀谷は処方された薬の量を自分で勝手に調整してしまって，急激に病状が悪化しました．お笑い芸人として人気が出て，状態も一見よくなっていた．本人もこのまま徐々に薬を減らしていけば治るんじゃないかと感じていたようです．それで，調子のいい日は薬を飲まなかったり，反動で辛い日には大量に服薬したり…．それに，周囲にも，気合いでなんとかなるとか，薬なんかに頼るんじゃねえとか言う人がいたので，影響された部分もあると思います．

　外来通院中に，加賀谷のような経緯で病状を悪化させてしまう患者さんは多いのではないかと思います．その現状をどう変えていくか．まずしっかり薬を飲むことが大事だということをどうやっ

て理解してもらうかは，本当に難しいですよね．
加賀谷 そうですよね．そこ，すごく難しいですね．うーん．
松本 服薬を始める段階で，しっかりした病識をもつことが必要になってきますものね．
加賀谷 僕は，服薬指導を守らなかったからお笑いを続けられなかったという記憶が強く刷り込まれていて，それが苦い教訓になって服薬コンプライアンスを徹底するという姿勢になったのですが，そういう大きな経験があるとちょっと違いますね．
水野 もう，「薬止めたほうがいいよ」「止めたらもっと楽になるよ」というようなことを言ってくる人はいないですか．
加賀谷 もはやいないです．
水野 もはやいないですか，なるほどね．
加賀谷 逆に，「薬飲まないとどうなるの？」とか，「僕が飲んだらどうなるの？」とか聞かれますが，「わかんないよ」くらいしか言いませんね．
松本 それは一番最初に議論した「正しい病気の知識を教育する」ということに結びついてくるんじゃないですか．
水野 そうですね．本人への心理教育はもちろんですが，家族を含む周囲の教育，理解も重要ですね．

●「正の力」で頑張る

加賀谷 もうひとつ影響を受けたのは気持ちのもち方です．正の力と負の力でいうと，僕は入院するまでずっと負の力で生きてきました．「中卒だけどこれだけ稼げるようになったぞ，ざまあみろ！」みたいな．青色発光ダイオードの研究でノーベル物理学賞を受賞された中村修二教授も，研究の原動力は怒りの力だったとおっしゃっていますよね．特に若い頃は，負の感情は力が出やすいのだと思います．でも，その負の力は自分に跳ね返ってくる諸刃の剣だと気づきました．

僕，いつも思うんですけども，周りの人に恵まれてるんですよ．それは僕の人徳なんですけど（笑）．あ，それは冗談ですけど，あ，ホントなんですけど（笑）．それをありがたいなぁという気持ちが正の力．いまは「周囲の人を楽しませられるような芸人になれればいいな」と思っていて．それが一番変わりましたね．
松本 正の力，わかりやすくいうと人に感謝するという，そういう気持ちですね．
水野 そういう気分でいられたらさぞ安定感があるでしょうね．

私も患者さんの話を聞いていて，他人との関わりの問題で心が動揺すると，かなり堪えるんじゃないかと思うときがあります．けれど何かそうした芯があると揺らぎませんよね．お2人は目指す方向や，普段のあり方の視点に定まったものがそれぞれにあって，それがまた2人でかみ合っている感じがいいですよね．

●再発しそうになったら

水野 復帰した後は一度も不調，いわゆる再発とか再燃をうかがわせるような心配事はなかったですか．
加賀谷 再発まではなかったですけれども，復活してから，僕が何もできなくてやっぱりうまくいかないんですよ．そうすると妄想が強く出ることがありましたね．

他の芸人と楽屋にいるとすると，皆が「加賀谷，10年経ったら，ぜんぜんつまんねぇじゃないか」「なんで戻ってきたんだよ」とか思っているんじゃないかと考えて，いたたまれない気持ちになったりするときがあります．
水野 そういうときはどうするんですか？
加賀谷 そういうときは，開き直るようにします．どうせ皆がそんなふうに思っていて，しかも僕は芸人としてカミングアウトしていて，ちょっと自分自身もおっちょこちょいである．それならもう別にどう思われようと，そんなに構う必要ないじゃないかと，その場でゴローンと横になります．「もう疲れちゃったよぉ」みたいな感じで．

復帰はしましたが，絵に描いたように健常者バリバリというわけじゃないですから．波があるときは普通に休んで，ボケーッとして，それでいいんだと思います．

運動の意義

水野 エビリファイ®を服薬するようになって劇的に症状が改善したと伺っていますが，ほかに外来での通院を続けるなかで，有効だと感じている治療はありますか？

加賀谷 精神科の治療ではありませんが，体を動かすことですね．

水野 ああ，それは大事なんですよ．

加賀谷 以前は後輩とウェイトトレーニングとかをやっていて，今は知り合いの道場が近所にあるので柔道をしています．本当に疲れますけど，終わったあとすごく爽快です．適度な運動が大事ですね．

水野 それは治療のなかで「そろそろ運動したほうがいいよ」と，医師からのアドバイスがあったのですか？

加賀谷 いえ．自分で，運動しないと痩せないな，と思って始めたんです．

松本 僕らはこういう仕事なので，疲れていてももうひと踏ん張りしないといけないタイミングがあるんですね．それを考えて，体力を維持するために運動している部分もあります．

加賀谷 これは僕の感覚なのですが，目や耳から情報がバーッと入ってきて脳が疲れると，この疲れがすっと体に降りてきて動かなくなるイメージがあるんです．だからそうなる前に疲れをグッと止めて，ちょっと動けるぐらいの体力があったほうがいいなと．できる範囲でやってます．

水野 今，運動の意義がすごく強調されています．特に統合失調症は若くして発病する方が多いので，身体の健康維持ということをもっともっと強調しないと，精神の回復を待っている間に，体のほうが調子悪くなっちゃうので，身体面のケアの重要性が強調されています．

松本 なるほど．僕らが講演で回った施設でも，フットサルや野球など，いろいろなスポーツを楽しんでいるところがありましたね．心身ともにリフレッシュできて，とてもよい効果がありそうですね．

当事者から医療者に伝えたいこと

「いい先生」はどんな先生か

松本 当事者の方と会う機会があると，最近はよく精神科医療に期待することを尋ねるんですよ．そうするとやはり，医師と信頼関係を築きたい，それから話を聞いてほしい，という言葉が一番多く出てきますね．皆さん，診療時間が短いという気持ちをもっているみたい．

あとは，いい先生はどうやって見つければいいですかというのもあります．それを聞くと「ああ，そういう悩みがあるんだ」と．水野先生ほどいい先生を探すのは難しいのかなと（笑）．

加賀谷 患者にとって都合のいい先生はいい先生とは限らないと思うんですね．僕は何人か担当医の先生が替わっているのですが，あるときちょっと若めの細面の先生が担当になってくれました．最初は「ああ，清潔感のあるいい先生じゃない？」と言っていたのですが，僕が診察室に入っていくと，何というか頼りないんですよ．例えば「頓服の量増やしてください」と言うと，「ああ，ほんと？ じゃあ，そうしましょうか」という返事．そういう先生は逆によくないと思います．最初の印象が，「この先生やりやすいぜ」というのがいい先生とは思わないですね．医師が患者を診察するのと同様に，患者も最初はこの先生，どんな先生なんだろうと観察して，そこから関係が始まるのだと思います．

信頼関係がよい治療関係をつくる

水野 逆に，アルバイトを勧めてくれた先生とは，相性があっていましたか？

加賀谷 そうですね，10年以上診てもらってすごく信頼関係がありました．でも最初に会ったときは，「おお，加賀谷君どうしたの」みたいな感じで，フランクすぎるんですね．ムカッときて，何度も衝突しました．それでも，そういうことを経てやっと信頼できる関係になったんですよね．

さっきキックさんが，当事者は診療時間が短いという不満があると言っていましたが，僕も限られた診療時間では伝えたいことが全部伝えられな

いので，この先生との面接のときは，いつもメモ用紙に言いたいことを箇条書きにして持参していました．最初は診察中に読みあげたりしていましたが，あるとき先生が，「加賀谷君，それちょうだいよ」と言ったことがあって，それからメモを渡すようにしました．この方法はよかったですね．

　患者のほうも決して頭が悪いわけではないので，医師が「じゃあ，お薬は」と言ったら，「ああ，そろそろ終わりの時間だ，エンドロールが流れてきた」と思うわけです．患者は医師をよく見ていますよ．電子カルテになってから，「ふんふん，ふんふん．で？　ふんふん」という感じの，カルテばかり見て相槌を打つような面接をする先生が多くなったように思うのですが，やっぱり診療の基本は人対人だと思います．あまりコミュニケーションが得意じゃない先生もいらっしゃると思いますが，やはり衝突があっても…逆に衝突があったぐらいのほうが，和が深まるといいますか，後々信頼できるようになってくるんだろうなというのは，その先生のときに学んだことです．だから歩み寄るというのを大切にしたい．患者はもちろん歩み寄りたいわけですから，先生も患者のことを知りたがってほしいと思います．

水野　信頼関係がよい治療関係の基本ですよね．今日は貴重なお話をありがとうございました．

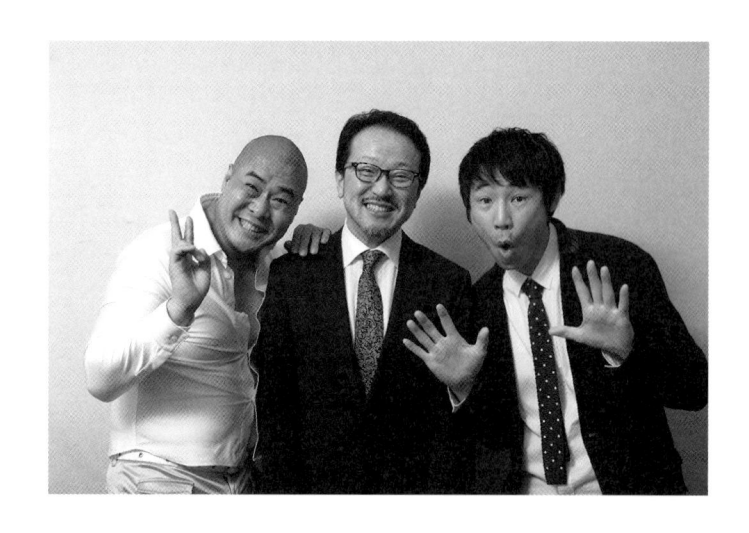

■索引

和文

●あ

アウトリーチ支援　157
アスペルガー症候群　73
アルコール性認知症　104
アルツハイマー病(AD)　102

●い

インターネット依存症　82
　──と注意欠如・多動症/注意欠如・多動性障害の併存　84
　──と統合失調症　85
インターネットゲーム障害　82
インフォーマルケア　164
インフォームド・コンセント　127
医師患者関係,服薬開始における　127
意欲・発動性の低下　118
一次性のひきこもり　90
一次妄想　33
一級症状　3,35
陰性症状　7
　──とうつ病の鑑別　62

●う

うつ病　60
　──と陰性症状の鑑別　62
　──と精神病性障害の鑑別　68
　──と双極性障害の鑑別　68
　──と統合失調症の鑑別　60
　──の診断　65
　──の治療　71
運転　139

●え・お

疫学からみた軽症化　10
援助付き雇用　166

オミッション・エラー　74

●か

家族が表出する感情(EE)　134
家族から家族の教育プログラム　136
家族支援　132
　──,外来での　134
家族心理教育　114,115,136,150
家族病因論　133
家族面談,ひきこもりの　94
家族療法　133
過剰診断　38
回復遷延　117
階層原則　3
解体型　7
外在化　114
外来治療の意義　138
外来での家族支援　134
外来での心理社会的治療　109
外来での精神療法　113
外来統合失調症　145
学校における精神保健　173
完全寛解後の再発　38
寛解率　11
感情鈍麻　2
環境支援　119
眼球運動,統合失調症の臨床検査　51

●き

気分障害　60
気分変調症　71
機械学習　50
機能の全体的評定尺度(GAF)　45
近赤外線スペクトロスコピー,統合失調症の臨床検査　52
緊張型　2
緊張病状態の鑑別　64

●く

クライシスプラン　151
クロイツフェルト・ヤコブ病　103
クロザピン　122,155
クロザリル患者モニタリングサービス　156
クロルプロマジン　122

●け

ケアラー　132
軽症化の傾向,統合失調症の　10,141
血管性認知症　103
結婚　139
幻覚,器質性疾患による　99
幻覚の治療,認知症　105
幻覚の評価　34
現在症診察表　5
減弱精神病症候群(準精神病症候群)　8,18,31,171
減弱精神病症状　30

●こ

コミッション・エラー　74
コルサコフ脳症　104
抗NMDA受容体脳炎　65
抗精神病薬　122,141
　──と身体的モニタリング　129
　──の変遷　122
　──の変薬　129
　──の薬理作用　123
　──の用量設定　128
国際生活機能分類　42

●さ

再発
　──,完全寛解後の　38
　──,タイプⅠ　146
　──,タイプⅡ　146
　──の早期発見　148
　──の定義　146
　──の要因　147
　──への備え　117
再発脆弱性　119
再発防止　141,149

再発予防　145, 194
再燃　146

● し

ジョブコーチ支援　166
支援者　192
死別反応との鑑別，うつ病の診断
　　　　68
思考障害　75
指標的予防　170
自己理解の支援　165
自動車運転　139
自閉　2, 73
自閉症　73
自閉スペクトラム症/自閉症スペクトラム障害　73
　──と統合失調症の鑑別　78
　──と統合失調症の併存　76
　──の治療　80
事象関連電位，統合失調症の臨床検査　51
持続性抑うつ障害　71
疾病管理　164
社会機能の評価　44
社会機能評価尺度（SFS）　44
社会的興味の消失　118
社会的ひきこもり　90
就学支援　163
就職件数　160
就労支援　139, 160
重症度評価　41
出産　139
準精神病症候群　18
初回エピソード精神病　30
初老期認知症　99
生涯有病率，統合失調症の　29
症状自己管理モジュール　149
障害支援区分　46
障害者雇用促進法　162
障害者雇用率　162
障害者差別解消法　163
状態指標　49
心理教育　114, 115
心理社会の支援　35
心理社会の治療，外来での　109
心理社会の治療と薬物療法　110
身体疾患の除外，うつ病の診断　68
神経心理学的検査，統合失調症の臨床検査　51
神経認知機能障害　118
神経梅毒　103
真性妄想　33

● す・せ

スティグマ　119

セルフケア　164
セントルイスの基準　5
生活支援　108
生活障害評価　141
精神科診療所　177
精神科デイケア　182
精神疾患の臨床検査　48
精神症状の評価　44
精神病院パラダイス論　138
精神病性障害との鑑別，うつ病の診断　68
精神病の"閾値"　32
精神病発症危険状態（ARMS）
　　　　19, 31, 62
精神病未治療期間（DUP）　22, 171
精神保健，学校における　173
精神療法，外来で行う　113
選択的予防　170
潜伏性統合失調症　3
全般的予防　170
前駆期　31
前頭側頭型認知症　102
前頭側頭葉変性症　102

● そ

ソーシャルネットワーキングサービスへの依存　83
素因指標　49
双極性障害　60
　──との鑑別，統合失調症の診断　63
　──との鑑別，うつ病の診断　68
双方向による意思決定技術（SDM）
　　　　109, 127, 149
早期介入　28
　──のプログラム　172
早期診断　28
早期乳幼児自閉症　73
早期発見・早期介入のプログラム
　　　　172
早発性痴呆　2
躁病エピソードとの鑑別，統合失調症の診断　63
躁病エピソードの診断基準　69

● た

多機能型精神科診療所　178
対人過敏　118
退院準備プログラム　149
第一世代抗精神病薬　122, 141
第二世代抗精神病薬　122, 141
単純統合失調症　3
短期間欠性精神病症状　31
短期精神病性障害　6

● ち

治療，うつ病の　71
治療，難治例の　155
治療，認知症の幻覚・妄想に対する
　　　　104
治療抵抗性統合失調症　154
治療的合意　127
注意欠如・多動症/注意欠如・多動性障害とインターネット依存症の併存　84
超ハイリスク（UHR）基準
　　　　19, 31, 171

● つ・て

通院・在宅精神療法　134

デイケア　113
定型抗精神病薬　122
転帰　11

● と

ドネペジル　105
当事者主体　120
統合失調感情障害　6
統合失調症　2
　──, 治療抵抗性　154
　──とインターネット依存症　85
　──とうつ病の鑑別　60
　──と自閉スペクトラム症/自閉スペクトラム障害の鑑別　78
　──と双極性障害の鑑別　63
　──と躁病エピソードの鑑別　63
　──とひきこもり　95
　──の軽症化　10
　──の重症度評価　41
　──のバイオマーカー　53
　──の発症率　12
　──の臨床検査　50
統合失調症認知機能簡易評価尺度（BACS）　43
統合失調症反応　4
統合失調症様障害　6
特定求職者雇用開発助成金　162

● な・に

難治例　153
　──の治療　155

二次妄想　33
入院治療　112
入院必要性　138
認知機能の評価　43
認知機能評価尺度（CAI）　43

認知機能リハビリテーション 118
認知行動療法 114, 116
認知症, 初老期 99
認知症疾患の鑑別診断 100
認知症の幻覚・妄想に対する治療
　　　　　　　　　　　　104

● は

ハローワーク 167
ハロペリドール 122
ハンチントン病 104
バイオマーカー, 統合失調症の 53
破瓜型 2
発症指標 49
発症率, 統合失調症 12

● ひ

ピアサポート 112
ひきこもり 78
　──, 一次性の 90
　──, 社会的 90
　──と統合失調症 95
　──の家族面談 94
ひきこもり支援 93
非定型抗精神病薬 122
被害関係妄想 74
被害的傾向 118
光トポグラフィー検査, 統合失調症
　の臨床検査 52
評価
　──, 幻覚の 34
　──, 社会機能の 44
　──, 精神症状の 44
　──, 統合失調症の重症度 41

──, 認知機能の 43
──, 妄想の 33
病識欠如 119
病状指標 49

● ふ

不登校 78
不眠 140
服薬教室 114, 116
服薬コンプライアンス 193
服薬自己管理モジュール 149
復職支援 190

● へ・ほ

弁証法的行動療法 114

保護者制度 133
包括型地域生活支援 157, 178

● ま・も

マインド・リーディング 74
慢性化例 153

妄想, 器質性疾患による 99
妄想型 2
妄想の治療, 認知症 105
妄想の評価 33
妄想様観念 33
問題解決法 114

● や

薬剤性の除外, うつ病の診断 68

薬物選択 127
薬物療法 122, 141
　──と心理社会的治療 110
　──の中断 36

● よ

予防 170
予防的介入のプログラム 172
陽性・陰性症状評価尺度(PANSS)
　　　　　　　　　　　　44
抑うつエピソードの診断基準 65
抑肝散 105

● ら・り

ラインケア 164

リカバリー 120
両価性 2, 75
臨界期 21, 147
臨床検査, 精神疾患の 48
臨床検査, 統合失調症の 50
臨床的全般印象度-重症度(CGI-S)
　　　　　　　　　　　　46
臨床病期分類 22

● れ・ろ

レビー小体型認知症 101
連合弛緩 2

ロールプレイ 116

索引

欧文

数字

1/3 仮説　12
1 次予防　170
2 次予防　171
3 次予防　170
4 つの A　2,4
630 調査　13,145

A

assertive community treatment (ACT)　157,178
at-risk mental state (ARMS)　19,31,62
attenuated positive symptoms state (APS)　19
attenuated psychosis symptoms (APSs)　30,31
attenuated psychosis syndrome (APS)　8,18,31,171

B

Bleuler E　2
brief assessment of cognition in schizophrenia (BACS)　43
brief intermittent psychotic state (BIPS)　19
brief limited intermittent psychotic symptoms (BLIPS)　31

C

CATIE study　124
Clinical Global Impressions-Severity of Illness Scale (CGI-S)　46
clinical high risk　19
clinicopathological staging　22
Clozaril Patient Monitoring Service (CPMS)　156
Cognitive Assessment Interview (CAI)　43
Community Health Assessment Team (CHAT)　173
Comprehensive Assessment of At Risk Mental State (CAARMS)　31,33,34
critical period　21,147

D

dementia praccox　2

DSM-Ⅰ　4
DSM-Ⅱ　4
DSM-Ⅲ　5
DSM-Ⅲ-R　6
DSM-Ⅳ　6
DSM-5　7
――と ICD-10 の異同　8
duration of untreated psychosis (DUP)　22,171

E

early infantile autism　73
Early Psychosis Intervention Programme (EPIP)　172
event-related potential (ERP)　51
expressed emotion (EE)　134

F

Family-to-Family Education Program　136
Feighner の基準　5
first episode psychosis (FEP)　30
frontotemporal lobar degeneration (FTLD)　102

G

genetic risk and deterioration state (GRD)　19
Global Assessment of Functioning Scale (GAF)　45

I

ICD-10 と DSM-5 の異同　8
initial prodromal state　19
International Classification of Functioning, Disability and Health (ICF)　42
international pilot study of schizophrenia (IPSS)　5
internet gaming disorder　82

J・K

Jaspers K　3

Kraepelin E　2

M・N

MRI，統合失調症の臨床検査　50

near-infrared spectroscopy (NIRS)　52

P・R

Positive and Negative Syndrome Scale (PANSS)　44
Present State Examination (PSE)　5
Psychosis-Risk Syndrome　19

research diagnostic criteria (RDC)　5

S

Schizophrenie　2
schizophreno-genic mother　133
Schneider の一級症状　3,35
shared decision making (SDM)　109,127,**149**
single-subject 研究，精神疾患の　50
Social Functioning Scale (SFS)　44
social skills training (SST)　114,116
state marker　49
Support for Wellness Achievement Programme (SWAP)　172
support vector machine (SVM)　50

T・U

the Research Domain Criteria (RDoC)　53
the Structured Interview for Psychosis-Risk Syndromes/the Scale of Psychosis-Risk Symptoms (SIPS/SOPS)　31
trait marker　49

ultra high risk (UHR)　19,**31**,171

V・W

validation　114

WHO Collaborative Study on the Determinants of Outcome of Severe Mental Disorder (DOSMeD)　10
Wing J　5